ビジュアルレクチャー
理学療法基礎評価学

臼田 滋 編

key word　　coffee break　　useful knowledge　　marginal notes　　coffee break

coffee break　　marginal notes　　key word　　useful knowledge　　marginal notes

key word　　useful knowledge　　marginal notes　　coffee break　　useful knowledge

医歯薬出版株式会社

<編 集>
　臼田　　滋　群馬大学大学院保健学研究科保健学専攻リハビリテーション学講座

<執筆者>（執筆順）
　臼田　　滋　群馬大学大学院保健学研究科保健学専攻リハビリテーション学講座
　山路　雄彦　群馬大学大学院保健学研究科保健学専攻リハビリテーション学講座

This book was originally published in Japanese
under the title of :

BIJYUARU REKUCHA–RIGAKURYOUHOUKISOHYOUKAGAKU
(Visual Lecture–Basic Evaluation of Physical Therapy)

Editor :

USUDA, Shigeru
　Professor, Department of Physical Therapy,
　Graduate School of Health Sciences
　Gunma University

© 2014 1st ed.
ISHIYAKU PUBLISHERS, INC.
　7-10, Honkomagome 1 chome, Bunkyo-ku,
　Tokyo 113-8612, Japan

序

　本書『理学療法基礎評価学』は，理学療法評価に関して，15回の講義で概論的な内容から各論に至る範囲についてふれることを章立てのコンセプトとして構成されています．評価に用いられる手法は，臨床実践から研究活動，疾病による専門的な検査・測定項目，介入による特異性，医療機関やセラピストの専門性などを考慮すると，極めて多種・多様です．また医学的知見の新たな発見，介入理論の発展，測定技術の進歩，社会的情勢の変化などにより，日々新しい機器や評価尺度が開発されています．そのようななかで，理学療法の本質をふまえ，主に臨床実践において共通して使用されることの多い検査・測定項目を中心に解説しました．

　理学療法の主要な役割は，対象者が日常の生活，家事，趣味，仕事や社会的活動に復帰し，それらを継続できることを目的に，機能や能力を分析し，効果的な介入方法を提供することです．それらを可能にするためには，種々の主観的・客観的情報を収集し，その結果を統合したうえで，適切な理学療法診断，予後予測，目標設定，介入計画の立案を形成することが必須です．したがって理学療法評価は，検査・測定項目の単なる羅列ではありません．検査・測定を実施し，理学療法評価をすすめることで，対象者の人としての理解が深まり，その結果，個別的な対象者中心の理学療法の提供が期待されるのです．また，提供した理学療法の有効性と対象者の変化を確認し，それに応じて介入内容を適切に修正することも，理学療法評価の大切な目的です．そのため，介入中の対象者の変化を敏感に察知し，評価と介入が密接に結びついていることも必要です．

　本書は，理学療法評価に関する概説に始まり，情報収集と医療面接，バイタルサインを章として取り上げています．そして，一般的な検査・測定項目に加えて，理学療法の介入にも密接に関連するバランス検査，基本動作についても解説しました．また，第3章から第6章と第15章は，臨床経験豊富な群馬大学の山路雄彦先生に執筆をご担当いただき，ビジュアルな資料も丁寧に作成していただきました．

　理学療法評価は臨床における思考過程ですが，実際の検査・測定は適切に遂行される必要があります．不正確な情報からは適切な思考過程は形成できません．そのため基本的臨床技能を繰り返し練習して学習することが求められます．基本的臨床技能の学習には，テキストに記載された文字情報に加えて，教員や先輩のデモンストレーションを観察し，模倣し，技能について自己の振り返りと他者の評価を経て，行動を修正する過程が必要です．本書のビジュアルな資料がその参考となれば幸いです．

　本書が，対象者の生活の改善に効果的な理学療法を発展させるための教育の標準化に貢献できるとともに，学生の皆さんの学習リソースの一つとなることを願っております．

　最後に，発刊にあたり長期間にわたって本書の編集に多大なご協力をいただきました医歯薬出版株式会社編集部に深く感謝申し上げます．

2014年8月

編者　臼田　滋

目次

ビジュアルレクチャー
理学療法基礎評価学

1章 理学療法評価とは

臼田　滋

I. 理学療法臨床実践における評価 …… 2
1. 理学療法評価とは …………………… 2
2. 障害モデルとは ……………………… 3
3. 理学療法評価の実施時期と目的 …… 4
4. 理学療法診断とは …………………… 4
5. 主観的評価と客観的評価 …………… 5

II. 理学療法における臨床意思決定過程 …… 7
1. 面接・情報収集 ……………………… 7
2. スクリーニング ……………………… 7
3. 検査・測定 …………………………… 8
4. 統合と解釈 …………………………… 8
5. 目標設定と介入計画 ………………… 8
6. 介入 …………………………………… 10
7. 帰結評価 ……………………………… 10
8. 推論と仮説形成 ……………………… 10

2章 情報収集

臼田　滋

I. 理学療法に必要な情報収集 …………… 12
1. 情報収集とは ………………………… 12
2. 情報収集にはどのような意味があるのか？ … 12
3. なぜ情報収集が必要なのか？ ……… 13
4. 情報収集で何がわかるのか？ ……… 13

II. 情報収集の実際 ………………………… 14
1. 情報収集の進め方 …………………… 14
2. 情報収集の方法 ……………………… 14
3. 収集する情報の内容 ………………… 15
4. 情報の記録方法 ……………………… 18

3章 医療面接

山路雄彦

I. 理学療法に必要な医療面接 …………… 20
1. 医療面接とは ………………………… 20
2. 医療面接にはどのような意味があるのか？ … 20
3. なぜ医療面接が必要なのか？ ……… 21
4. 医療面接で何がわかるのか？ ……… 22

II. 医療面接の実際 ………………………… 23
1. 医療面接の進め方 …………………… 23
2. 医療面接の方法 ……………………… 24

4章 バイタルサイン測定

山路雄彦

Ⅰ．理学療法に必要なバイタルサイン測定 ……………………………… 32
 1 バイタルサインとは …………………… 32
 2 バイタルサイン測定にはどのような意味があるのか？ ……………………… 32
 3 なぜバイタルサイン測定が必要なのか？ …… 32
 4 バイタルサイン測定で何がわかるのか？ …… 33

Ⅱ．バイタルサイン測定の実際 …………… 34
 1 バイタルサイン測定の進め方 ………… 34
 2 バイタルサイン測定の方法 …………… 34

5章 形態計測

山路雄彦

Ⅰ．理学療法に必要な形態計測 …………… 46
 1 形態計測とは …………………………… 46
 2 形態計測にはどのような意味があるのか？ … 46
 3 なぜ形態計測が必要なのか？ ………… 46
 4 形態計測で何がわかるのか？ ………… 46

Ⅱ．形態計測の実際 ………………………… 48
 1 形態計測の進め方 ……………………… 48
 2 形態計測の方法 ………………………… 49

6章 関節可動域測定

山路雄彦

Ⅰ．理学療法に必要な関節可動域測定 …… 62
 1 関節可動域とは ………………………… 62
 2 関節可動域測定にはどのような意味があるのか？ ……………………… 62
 3 なぜ関節可動域測定が必要なのか？ … 63
 4 関節可動域測定で何がわかるのか？ … 63

Ⅱ．関節可動域測定の実際 ………………… 72
 1 関節可動域測定の進め方 ……………… 72
 2 関節可動域測定の方法 ………………… 74
 3 関節可動域測定の記録方法 …………… 91

7章 筋力測定

臼田 滋

Ⅰ．理学療法に必要な筋力測定 …………… 94
 1 筋力とは ………………………………… 94
 2 筋力測定にはどのような意味があるのか？ … 95
 3 なぜ筋力測定が必要なのか？ ………… 96
 4 筋力測定で何がわかるのか？ ………… 97

Ⅱ．筋力測定の実際 ………………………… 98
 1 筋力測定の進め方 ……………………… 98
 2 筋力測定の方法 ………………………… 98
 3 所見の記録方法 ………………………… 106

8章 感覚検査

臼田 滋

I. 理学療法に必要な感覚検査 ……………… 110
1. 感覚とは ……………………………………… 110
2. 感覚検査にはどのような意味が
   あるのか？ ……………………………………… 111
3. なぜ感覚検査が必要なのか？ ……………… 112
4. 感覚検査で何がわかるのか？ ……………… 113

II. 感覚検査の実際 ……………………………… 115
1. 感覚検査の進め方 …………………………… 115
2. 感覚検査の方法 ……………………………… 116
3. 所見の記録方法 ……………………………… 120
4. 疼痛の評価 …………………………………… 120

9章 反射・筋緊張検査

臼田 滋

I. 理学療法に必要な反射・筋緊張検査 ……… 126
1. 反射・筋緊張とは …………………………… 126
2. 反射・筋緊張検査にはどのような意味が
   あるのか？ ……………………………………… 127
3. なぜ反射・筋緊張検査が必要なのか？ …… 128
4. 反射・筋緊張検査で何がわかるのか？ …… 128

II. 反射・筋緊張検査の実際 …………………… 130
1. 反射・筋緊張検査の進め方 ………………… 130
2. 反射・筋緊張検査の方法 …………………… 130
3. 所見の記録方法 ……………………………… 136

10章 発達検査

臼田 滋

I. 理学療法に必要な発達検査 ………………… 140
1. 発達とは ……………………………………… 140
2. 発達検査にはどのような意味が
   あるのか？ ……………………………………… 141
3. なぜ発達検査が必要なのか？ ……………… 142
4. 発達検査で何がわかるのか？ ……………… 143

II. 発達検査の実際 ……………………………… 144
1. 発達検査の進め方 …………………………… 144
2. 発達検査の方法 ……………………………… 145
3. 所見の記録方法 ……………………………… 151

11章 協調運動機能検査

臼田 滋

I. 理学療法に必要な協調運動機能検査 ……… 154
1. 協調運動機能とは …………………………… 154
2. 協調運動機能検査にはどのような意味が
   あるのか？ ……………………………………… 155
3. なぜ協調運動機能検査が必要なのか？ …… 156
4. 協調運動機能検査で何がわかるのか？ …… 157

II. 協調運動機能検査の実際 …………………… 158
1. 協調運動機能検査の進め方 ………………… 158
2. 協調運動機能検査の方法 …………………… 158
3. 所見の記録方法 ……………………………… 163
4. 上位運動ニューロン障害による運動機能検査
   （Brunnstrom Stage） ………………………… 163

12章　バランス検査

臼田　滋

Ⅰ．理学療法に必要なバランス検査 ……… 168
  1　バランスとは ……………………………… 168
  2　バランス検査にはどのような意味が
    あるのか？ ………………………………… 170
  3　なぜバランス検査が必要なのか？ ……… 172

  4　バランス検査で何がわかるのか？ ……… 173
Ⅱ．バランス検査の実際 …………………… 175
  1　バランス検査の進め方 …………………… 175
  2　バランス検査の方法 ……………………… 176
  3　所見の記録方法 …………………………… 194

13章　基本動作の評価

臼田　滋

Ⅰ．理学療法に必要な基本動作の評価 …… 196
  1　基本動作とは ……………………………… 196
  2　基本動作の評価にはどのような意味が
    あるのか？ ………………………………… 198
  3　なぜ基本動作を評価する必要が
    あるのか？ ………………………………… 199

  4　基本動作の評価で何がわかるのか？ …… 199
Ⅱ．基本動作の評価の実際 ………………… 201
  1　基本動作の評価の進め方 ………………… 201
  2　基本動作の評価の方法 …………………… 202
  3　所見の記録方法 …………………………… 222

14章　日常生活活動・QOLの評価

臼田　滋

**Ⅰ．理学療法に必要なADL・QOLの
評価** ………………………………………… 224
  1　ADL・QOLとは ………………………… 224
  2　ADL・QOLの評価にはどのような意味が
    あるのか？ ………………………………… 225
  3　なぜADL・QOLの評価が必要なのか？ … 226
  4　ADL・QOLの評価で何がわかるのか？ … 226

Ⅱ．ADL・QOLの評価の実際 …………… 227
  1　ADL・QOLの評価の進め方 …………… 227
  2　各動作を評価する際の留意点 …………… 227
  3　ADLの評価の方法 ……………………… 232
  4　QOLの評価の方法 ……………………… 234
  5　所見の記録方法 …………………………… 236

15章　運動耐容能の評価

山路雄彦

**Ⅰ．理学療法に必要な運動耐容能の
評価** ………………………………………… 238
  1　運動耐容能とは …………………………… 238
  2　運動耐容能の評価にはどのような意味が
    あるのか？ ………………………………… 238

  3　なぜ運動耐容能の評価が必要なのか？ … 239
  4　運動耐容能の評価で何がわかるのか？ … 239
Ⅱ．運動耐容能の評価の実際 ……………… 240
  1　運動耐容能の評価の進め方 ……………… 240
  2　運動耐容能の評価の方法 ………………… 240

付章 臨床評価指標

臼田　滋

臨床評価指標 ……………………………………………… 250

コラム目次

1章
- コラム① 臨床推論とは …………………………………… 2
- コラム② 併存疾患と合併症の違い ……………………… 3
- コラム③ 機能的制限（functional limitation）とは …… 4
- コラム④ 正確な検査・測定が実施困難な場合の対応 … 8

2章
- コラム① 国際生活機能分類（ICF）の肯定的側面 …… 12
- コラム② 情報リストを順番に，網羅的に収集しても有効な情報にはなりにくい ……… 13
- コラム③ 病歴と活動や参加の経過に関する情報は重要 …… 13
- コラム④ 主訴とニーズの違い ………………………… 16

3章
- コラム① 教育目標の分類 ……………………………… 20
- コラム② ラポールとは ………………………………… 22
- コラム③ 大切な初回面接 ……………………………… 23
- コラム④ 質問のコツ① ………………………………… 26
- コラム⑤ コミュニケーションのポイント …………… 27
- コラム⑥ 質問のコツ② ………………………………… 28

4章
- コラム① バイタルサインとは ………………………… 32
- コラム② 両側脈拍測定と片側脈拍測定 ……………… 37
- コラム③ 触診法と聴診法 ……………………………… 40
- コラム④ 水銀を用いた機器 …………………………… 41

5章
- コラム① ランドマークとは …………………………… 48
- コラム② 体格指数とは ………………………………… 50
- コラム③ 棘果長と転子果長 …………………………… 52
- コラム④ 膝蓋骨上縁から5cm刻みで計測する意味 … 55
- コラム⑤ 下腿周径とは ………………………………… 56
- コラム⑥ メタボリックシンドロームの診断基準 …… 56
- コラム⑦ 周径計測のコツ ……………………………… 57
- コラム⑧ 体密度と体脂肪率の計算 …………………… 59

6章
- コラム① 角度計の種類 ………………………………… 72
- コラム② 角度計使用時の注意点 ……………………… 73
- コラム③ 肩関節屈曲・外転での測定肢位 …………… 74
- コラム④ 手指・足趾の角度計の使用方法 …………… 82
- コラム⑤ 二関節筋の影響 ……………………………… 82

7章
- コラム① モーメント（トルク）とは ………………… 95
- コラム② 上位運動ニューロン障害に対する筋力測定の適用 ……………………………… 96
- コラム③ 運動麻痺とは ………………………………… 97
- コラム④ extension lag とは ………………………… 103

8章
- コラム① 感覚と知覚の違い …………………………… 110
- コラム② 体性感覚受容器とは ………………………… 110
- コラム③ 識別性触覚と非識別性触覚，意識型深部感覚と非意識型深部感覚 …… 111
- コラム④ 感覚障害の影響 ……………………………… 111
- コラム⑤ ロンベルグ徴候 ……………………………… 112
- コラム⑥ 脊髄損傷や糖尿病では感覚検査が重要 …… 112
- コラム⑦ 感覚解離（解離性感覚障害）とは ………… 114
- コラム⑧ Semmes-Weinstein monofilament（SWM）を用いた触覚検査 …………… 116
- コラム⑨ 異常感覚の感じ方 …………………………… 117
- コラム⑩ 振動覚検査の定量性 ………………………… 118
- コラム⑪ 炎症の4徴候（5徴候） …………………… 120
- コラム⑫ 中枢性疼痛の症状 …………………………… 120
- コラム⑬ Visual Analogue Scale：VAS とは …… 122
- コラム⑭ Numeric Rating Scale：NRS とは …… 123

9章
- コラム① 反射検査のコツは …………………………… 127
- コラム② 上位運動ニューロン障害と下位運動ニューロン障害の違い …………… 127

コラム目次

10章
- コラム① 運動制御，運動学習，運動発達の期間のとらえ方 …… 141
- コラム② 遊びの種類と発達 …… 142
- コラム③ NRT（norm-referenced test）と CRT（criterion-referenced test） …… 143
- コラム④ 運動発達における基本的運動能力 …… 146
- コラム⑤ ランドー反応 …… 146

11章
- コラム① 小脳障害と大脳基底核障害の違い …… 155
- コラム② 運動失調を認めた場合の原因の鑑別 …… 156

12章
- コラム① 支持基底面と安定性限界 …… 169
- コラム② 運動課題と環境の分類 …… 170
- コラム③ フィードフォワード制御とフィードバック制御 …… 171
- コラム④ 運動戦略 …… 172
- コラム⑤ 立ち直り反応と平衡反応 …… 172
- コラム⑥ バランスを低下させる状態や疾患 …… 174
- コラム⑦ 座位での病的な姿勢の傾き …… 178
- コラム⑧ 観察による重心位置の推定 …… 183
- コラム⑨ 壁などの垂直面を触る …… 185
- コラム⑩ 重心動揺計 …… 193

13章
- コラム① 抗重力運動とは …… 196
- コラム② 姿勢変換・起居動作の多様な種類 …… 197
- コラム③ 正常パターンと逸脱運動 …… 200
- コラム④ 片麻痺患者の寝返り動作 …… 204
- コラム⑤ 運動発達の影響 …… 206
- コラム⑥ 多様な姿勢変換の組み合わせ …… 207
- コラム⑦ 他の姿勢変換の組み合わせや環境の調整 …… 210
- コラム⑧ 椅座位からの歩き始め …… 210
- コラム⑨ 運動量戦略と力制御戦略 …… 211
- コラム⑩ 登はん性起立とは …… 214
- コラム⑪ 発達に伴う歩行パターンの変化 …… 216
- コラム⑫ エネルギー消費の効率化のための歩行の決定要因 …… 216
- コラム⑬ 歩き始めのメカニズム …… 220
- コラム⑭ 歩行の加速と減速 …… 220

14章
- コラム① 手段的 ADL（IADL） …… 225
- コラム② 能力と実行状況 …… 225
- コラム③ 進行性疾患における ADL と QOL …… 225
- コラム④ 仕事と教育，レジャーと趣味 …… 228
- コラム⑤ 排尿・排便障害と膀胱直腸障害の種類 …… 230
- コラム⑥ 移動能力における転倒状況の把握 …… 231

15章
- コラム① AT と運動処方 …… 247

コラムマークの見方

 補足説明
関連知識や発展的内容

 用語解説
キーとなる用語をもう一歩ふみこんで解説

 豆知識
知っておくと役に立つ事柄

 コーヒーブレイク
本文に関連した息抜きになる読み物

1章
理学療法評価とは

Ⅰ. 理学療法臨床実践における評価
Ⅱ. 理学療法における臨床意思決定過程

I. 理学療法臨床実践における評価

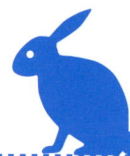

はじめに

理学療法評価で学習するポイントは，以下の3つです．
・国際生活機能分類の活用
・理学療法診断
・理学療法における臨床思考過程

理学療法評価は多様な情報を収集し，それらを解釈することで対象者の理解を深め，どのような理学療法の実践が必要かを決定し，その効果を判定することで介入内容の修正や理学療法の終了を判断する一連の過程です．身体の構造や心身機能，疾病等に関する知識，検査・測定を実践する技能に加えて，問題を解決するための情報処理能力と思考過程が大切です．

1 理学療法評価とは

　理学療法評価は，理学療法の臨床実践のなかで重要であり，特に理学療法の開始時に実施される**初期評価**は最も重要な段階です．理学療法評価は，臨床実践のなかでの**臨床意思決定過程（clinical decision making）**や**臨床推論（clinical reasoning）**のための情報を提供します．また，介入の有効性は適切な評価にもとづいて判断されます．対象者の状況や問題を把握し，対象者中心の目標を設定し，個別的な介入計画を作成するための継続的で連続的な過程が，理学療法評価です．

　理学療法評価では，**検査・測定（test and measurement）**を正確に，迅速に，かつ安全に実施することが必要ですが，それらの結果は情報の一部です．これらに医学的情報や社会的情報，対象者や家族の訴えなどを加えた多様な情報を統合して，状態について解釈することが必要です．

　また，初期評価は重要ですが，理学療法士と対象者間の関係性が浅い時期の情報収集の量や質には限界があります．ある程度の情報をもとに理学療法介入を開始し，少し経過した後に，より詳細

コラム① 臨床推論とは

　臨床実践における思考過程で，観察や医学的情報，対象者の訴えなどの初期情報に対して，複数の仮説を設定し，その仮説を検証することを目的に評価を進めます．それにより仮説を修正，再考し，特定された対象者の問題（診断）に対して介入を実践し，介入後に再評価を行います．問題が解決していない場合には，上記の過程を繰り返して実践し，対象者への理解を深め，問題を解決する過程です．

な検査・測定や情報収集を行い，介入内容を修正することが必要です．特に活動や参加に関する情報や，対象者や家族の真の要望やニーズの把握には時間を要します．

2 障害モデルとは

疾病は，心身機能へ影響するだけでなく，動作や生活の状態，社会的役割の遂行状況，および心理的状態へもさまざまな程度に影響します．また，現在治療中の主要な疾病だけでなく，既往症や**合併症**，**併存疾患**が対象者の生活に影響することも少なくありません．理学療法評価では，このような多面的な障害の状態と，これらに関する本人の要望や周囲からの期待，および環境などの関連要因も含めて，幅広く捉える必要があります．

国際生活機能分類（International Classification of Functioning, Disability and Health：ICF）（**図 1**）を利用すると，対象者の状態を包括的に捉えやすくなります．ICF は，理学療法評価において検査・測定を含む情報収集の基本となる枠組みであり，帰結の評価の基盤にもなります．また ICF は，いわゆる問題となる否定的側面だけでなく，残存機能や能力などの肯定的側面も含むため，目標を設定する際に活用できます．

ⓐ 心身機能・身体構造

心身機能（body functions）：身体系の生理的機能（心理的機能を含む）です．
身体構造（body structures）：器官・肢体とその構成部分などの身体の解剖学的部分です．
機能障害（impairments）：著しい変異や喪失などといった，心身機能または身体構造上の問題です．変形，関節可動域制限，筋力低下，疼痛などが含まれます．

ⓑ 活動

活動（activity）：個人による課題や行為の遂行のことです．寝返り動作，立ち上がり動作，歩行，階段昇降，日常生活活動などが含まれます．
活動制限（activity limitations）：個人が活動を行うときに生じる難しさのことです．

ⓒ 参加

参加（participation）：生活・人生場面（life situation）への関わりのことで，社会的な状態を表します．
参加制約（participation restrictions）：個人が何らかの生活・人生場面に関わるときに経験する難しさのことです．職業・雇用，教育，地域生活，レクリエーションやレジャーなどが含まれます．

> **コラム②　併存疾患と合併症の違い**
>
> 問題となる疾患と同時に存在し，予後や機能に影響する疾患を併存疾患といいます．厳密には互いの関連性がない疾患です．たとえば脳卒中と変形性関節症や，大腿骨頸部骨折と心疾患の場合などです．ある疾患が原因になっておこる別の疾患や病的な状態の場合には，合併症と表現します．

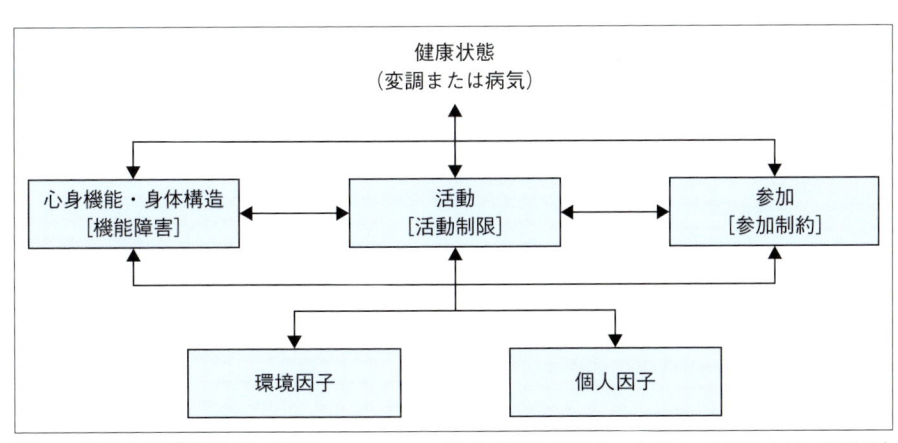

図 1　国際生活機能分類（ICF）　　　（障害者福祉研究会，文献 1，2002 より一部改変）

d 背景因子

環境因子（environmental factors）：人々が生活し，人生を送っている物的な環境や社会的環境，人々の社会的な態度などが含まれます．

個人因子（personal factors）：個人の人生や生活の特別な背景で，健康状態以外のその人の特徴です．年齢，性別，社会的背景，生活経験や生活様式などが含まれます．

3 理学療法評価の実施時期と目的

初期評価は，理学療法開始時に実施される評価で，理学療法開始後にある期間が経過した時点で実施される評価を中間評価，理学療法終了時を最終評価といいます．

初期評価は，理学療法開始時に目標設定や介入計画を立案することが目的のため，重要視されます．中間評価の目的は，短期目標の達成度を確認し，介入内容の効果を検証し，目標や介入内容を修正する必要性を判断することです．最終評価の目的も同様に，目標の達成や効果を検証することですが，加えて，理学療法の継続の必要性の判断が大切です．

4 理学療法診断とは

診断とは，診察や評価の過程そのものと，その過程によって得られた成果の両者を意味します．成果としての診断は，情報の分析による結論であり，問題の性質や原因を具体的に示す診断名です．診断名によって，対象者の他覚所見と自覚症状の原因を推定できる病理や疾病の過程を同定できます．

診断をくだすことは，医師のみの特権とされている部分もありますが，理学療法診断とは，単に診断名・疾患名を決定するということではなく，対象者に検査などを実施し，健康でない状態の原因を分析・判断し，健康状態や状況を解釈することです．

理学療法診断は，疾患名と異なり，すべての医

表1 理学療法診断のための過程

1. 参加制約（今後の可能性も含む） 　対象者の希望する，あるいは求められる役割，仕事，生活の目標は何か 　現在の状態は，これらを妨げているか，あるいは妨げる可能性があるか
2. 活動制限 　現在とこれまでの機能的状態はどうか 　対象者が獲得すべき，あるいは予防すべき重要な機能的活動は何か
3. 機能障害と機能的制限 　なぜ必要とされる機能的活動を遂行できないのか 　機能的制限の原因は何か 　機能障害は機能的制限に影響しているか
4. 健康状態 　医学的診断はさらに明確化できるか 　治癒あるいは改善の段階はどの程度か 　二次的機能障害に発展する可能性があるか 　他の医療専門職に紹介すべきか

 コラム③　機能的制限（functional limitation）とは

日常生活に使用される基本的な身体活動の遂行の制約です．課題遂行の目的を問わずに，ある特定の課題における問題を意味します．起き上がり，立ち上がり，立位保持，歩行，階段昇降，リーチングなどの制約が含まれます．理学療法の評価や介入において，極めて重要な領域です．ICFでは活動制限に含まれています．

療専門職が理解できる定まった名称はありません．評価にもとづいた，機能障害，活動制限，参加制約の状態を含む状況の要約です．また理学療法診断は，統合と解釈の段階で，得られた多くの情報にもとづく臨床的な判断であり，理学療法が対象者にとって有効か否か，どのような介入を必要としているかを判断する際に役立ちます．

理学療法診断のための過程（**表1**）は，参加制約から活動制限，機能障害と機能的制限，健康状態の順に進めます．そして，機能障害と機能的制限，活動制限を中心に対象者の状態を要約します（**表2**）．この過程により，目標設定や介入計画がより具体化されます．

表2 理学療法診断の記載例

状態		理学療法診断
脳卒中	急性期	重度な運動麻痺を伴う右片麻痺を呈し，そのために移動能力と立位バランスの低下を生じている
	慢性期	中等度の運動麻痺を伴う右片麻痺を呈し，右トゥークリアランスの低下のため，屋外歩行時に転倒の危険がある
変形性股関節症による右人工股関節置換術後	急性期	全身の筋力低下があり，歩行能力が低いため，移乗の際に不適切な移動による脱臼などの合併症発生の危険性が高い
	慢性期	長期間に及ぶ股関節の筋力低下と関節可動域制限を示し，習慣的な跛行のため，歩行における持久性の低下と応用動作能力が低下している
慢性閉塞性肺疾患による急性肺炎	急性期	咳嗽能力が低下し，気道分泌物のクリアランスが不十分であり，肺への唾液などの流入や肺炎再燃の可能性を生じている
	慢性期	呼吸コントロールが低下しており，更衣動作などの上肢を使用した機能的活動において持久性が低下している

表3 主観的評価の主な項目

```
個人情報
    氏名，住所，年齢，体重
主訴
要望・期待
現病歴
    発症日，手術日，経過，医学的管理，治療歴，
    検査所見，疼痛
既往歴
    併存疾患などの健康状態，治療歴，福祉用具など
    の使用歴，手術歴，今後への影響
薬歴
社会歴
    居住地，ADL，IADL，教育歴，職歴
移動能力
    全般的な移動能力，屋内歩行，屋外歩行，階段や
    斜面など
転倒の有無
環境
    自宅，職場，趣味
心理社会的状況
    個人因子，生活様式，社会的支援，家族状況
全般的な印象
客観的評価の実施計画
```

表4 客観的評価の主な項目

```
リスク評価
全身観察
    視覚，聴覚，コミュニケーション，認知，外見，
    行動，運動耐容能
機能的活動遂行中の運動の観察と測定
    セルフケア
    基本動作（寝返り，起き上がり，立ち上がり，歩行，
    階段，走行など）
    動作遂行能力の分析
        開始姿勢，動作中の運動，終了姿勢，筋活動
機能的制限や活動制限の原因の分析
    姿勢アライメント，筋緊張，反射，感覚，体幹機能，
    協調性，視覚，関節可動域，疼痛，筋力，バランス，
    認知機能，運動耐容能
帰結評価指標
```

5 主観的評価と客観的評価

主な具体的項目は次節から解説しますが，**主観的評価**と**客観的評価**の概要を説明します．

ⓐ 主観的評価

主観的評価は，現在の状態が対象者にどのように影響しているかを明らかにすることを目的とした，対象者に関する情報の収集です．対象者や家族，介護者との面接や会話，他の医療専門職から，あるいは診療記録などから情報を収集します．主

な項目は**表3**に示します．これらはICFの活動，参加，環境因子，個人因子に含まれます．

対象者や家族が認識している主要な問題を特定し，目標設定の参考にするために主観的評価を実施します．面接や会話は，対象者との人間関係の形成を促進し，主観的評価により得られた情報は，個別的な介入計画の立案を可能にします．

b 客観的評価

客観的評価は，対象者の運動や動作の実行状況や能力を把握し，それらの制限の原因を明らかにすることを目的とした，測定指標や運動分析を用いた運動障害と機能的状態に関する情報の収集です．主な項目を**表4**に示します．これらは，ICFの活動，心身機能と身体構造に含まれます．

客観的に対象者の状態を評価するためには，観察と徒手的操作（ハンドリング）の技能の両者が必要です．臨床的には，評価と治療が一体となって実施されることもあります．また，情報を定量化するために，信頼性や妥当性の備わった評価指標が使用されます．

適切で有効な介入を実施するためには，対象者の運動や動作の問題とその原因を特定し，それに対して特異的な介入を提供することが必要であり，そのために客観的評価が重要になります．また，特に初期評価においては，介入効果を評価するための介入開始時の基準を把握し，介入後に用いる帰結評価指標を決定します．

客観的評価を実施する際は，主観的評価の知見にもとづいてその項目を選択し，実施する優先順位も検討します．客観的評価の実施自体に困難を伴うこともあり，リスク評価とも関係して，対象者の安全性，安楽性に配慮して実施します．実施項目やその順序についても，状況によって柔軟に修正することが求められます．

入院患者においては，多くの場合に運動耐容能の制約があり，数回に分けて実施することが多いでしょう．外来患者においては，以後の受診の時期や頻度を決定する必要もあるため，できるだけ初回で主要な項目は終了させるべきです．

II. 理学療法における臨床意思決定過程

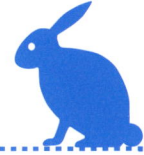

はじめに

　対象者に関する情報収集から，目標設定・介入計画，介入の実施，介入後の帰結評価（再評価）の一連の過程が臨床意思決定過程（**図2**）です．単に順序通りに実施するだけでなく，各段階で得られた情報について，その原因や関連要因を推論し，仮説を形成することが重要で，前の段階に戻って，その仮説を検証することも必要です．これらの段階を繰り返しつつ，対象者の状態を深く理解することが期待されます．

1 面接・情報収集

　対象者や家族に対する面接（問診）や診療記録，医学的検査結果，紹介状，報告書などから，対象者に関する情報を収集します．対象者が**なぜ理学療法を必要としているのか**，対象者や家族，他の医療専門職が**理学療法に何を期待しているのか**，**理学療法によって状況を改善できる可能性がどの程度あるのか**などを考えながら，情報を得るとよいでしょう．医学的情報だけでなく，社会的情報も必要で，全体像を把握するために **ICF** の枠組みで得られた情報を整理します（⇨2章の情報収集，3章の医療面接を参照）．

図2　臨床意思決定過程
（Schenkman M, et al, 文献2, 2006 より一部改変）

2 スクリーニング

　検査・測定を実施する前に，おおまかに正常か否かを判別し，詳細な検査・測定を実施すべきかを判断する段階です．詳細で精密な検査・測定の実施は，対象者の負担にもなり，必要性の低い情報は臨床的な判断や解釈を混乱させる要因にもなります．
　スクリーニングすべきシステムは，**呼吸循環器系（バイタルサイン）**，**外皮系**，**筋骨格系**，**神経系**，**認知系**です（**表5**）．対象者の訴え，観察，簡単な検査・測定などで，概ね正常か否かを判断し，詳細に検査・測定を実施すべきシステムや項目を検討します．疾患や状態によって，影響を受けるシステムがある程度予想できますが，経過や既往歴，併存疾患などの影響もあるため，どの対象者にも，これらのシステムのスクリーニングの実施が推奨されます．

7

表5 スクリーニングすべきシステムと主な項目

システム	主な項目
呼吸循環器系	脈拍，呼吸数，血圧，浮腫，酸素飽和度
外皮系	皮膚の柔軟性，皮膚の色，損傷，瘢痕形成
筋骨格系	粗大関節可動域，粗大筋力，身長，体重，対称性
神経系	粗大協調運動，バランス，姿勢変換や基本動作，感覚・知覚
認知系	意識，注意，見当識，コミュニケーション，行動的反応

3 検査・測定

検査（test） とは，ある基準をもとに，異常の有無やその程度などを調べることです．感覚検査，深部腱反射検査，徒手筋力検査などがあります．

測定（measurement） とは，何らかの測定器具を用いて，機能を測ることです．メジャーや角度計，徒手筋力測定器，重心動揺計などの測定器具を使用します．

実施方法を理解したうえで，正確に実施することが必要です．指示理解が困難な場合や認知機能が低下している場合には，正確な実施が困難なことがあり，他の所見から状態を推測します．

コラム④　正確な検査・測定が実施困難な場合の対応

意識障害，認知機能が低下している場合，言語理解が不十分な場合には，対象者の訴え（主観）を聴取するような検査や，運動や動作に協力を得る必要がある課題の評価を正確に実施することは困難です．その際には，外的刺激に対する表情や姿勢，運動，行動の変化から，その状況を推測する必要があります．皮膚への接触，圧迫，他動運動，介助による姿勢変換などの外的刺激前後の変化を確認します．状態が改善した際には，直ちに詳細な検査・測定を実施します．

4 統合と解釈

臨床意思決定過程のなかで，最も重要な段階です．目標を設定し，その目標を達成するための介入を計画するために，収集できた情報や知見を統合して，対象者の状況を解釈します．ICFの枠組みを基盤に，対象者にとって重要な問題点，生活のなかでの能力と障害，動作の問題を要約します．そして，自然経過や理学療法を含む医学的治療の効果を含めた**予後**を推測し，それにもとづいて目標を設定します．

この段階で，**問題点リスト**を作成することが一般的です．問題点は否定的側面であり，治療や練習によって回復させるべき機能を検討するために重要です．これに加えて，目標を設定する際には，残存機能などの肯定的側面についても十分に把握しておくことが大切です．

また，起居動作や移動動作などの**機能的制限**を中心に全体を把握し，機能障害と機能的制限の関係，機能的制限と活動や参加との関係を分析します．多くの要因の互いの関連性や因果関係を考えることが必要であり，ICFの枠組みにもとづいて情報を整理し，さらに関連図を作成してみると，目標設定や介入計画に役立ちます．

5 目標設定と介入計画

目標を設定し，介入内容を計画する際には，対象者やその家族の要望も十分に考慮し，対象者に**特異的**で，その状況に**密接に関連**し，生活において**有意義**な**対象者中心の目標**を設定します．

適切に目標を設定するためには，次の3点が必

表6 目標のSMARTの法則

Specific	目標は，対象者に特異的であること
Measurable	目標は，測定可能であること（姿勢，介助量，持続時間など）
Achievable	目標は，達成可能であること（長期目標獲得に向けた，小さなステップの短期目標を設定すること）
Repeatable /reproducible	目標は，他の専門職でも明確に理解し，評価できること
Timed	目標の達成時期が明記されていること

表7 目標の5要素（ABCDE）

Actor	誰が：対象者，家族，介護者…
Behavior	何を：歩行，移乗，着替え…
Condition	どのように：病室で，ベッド上で，装具を使用して…（環境，補助具など）
Degree	どの程度：介助量，時間，距離，回数，心拍数…
Expected Time	どのくらいの期間で：2週間以内に，来週には…

（Kettenbach G，文献4，2003より引用）

目標の例

aさんは，1週間後に，直立した左右対称な姿勢で，近位監視レベルにて30秒間，座ることができる．
bさんは，3週間後に，椅子から両下肢に均等に荷重して，自立して立ち上がることができる．
cさんは，1週間後に，歩行器を使用して平坦な路面を，軽介助にて，50mを2分間で，歩くことができる．
dさんは，1週間以内に，歩行器を使用して寝室から台所まで，奥さんの中等度介助にて，3分間で，歩くことができるようになる．

目標の5要素（ABCDE）を用いた例

〈機能障害レベル〉
A eさん   fさん
B 改善する   改善する
C 右股関節の他動的ROM   左肩関節外転の筋力
D 100度まで   MMTで4まで
E 2週間以内に   3週間以内に

〈活動レベル〉
A cさん
B 歩行
C 歩行器を使用して平坦な路面を
D 軽介助にて，50mを2分間で
E 1週間以内に

〈参加レベル〉
A gさん   hさん   iさん
B 仕事へ復帰   面倒をみる   参加（出席）する
C 宅急便の配達   家で二人の子どもの 近所の老人会の集まりに
D 通常の勤務体制で 日中介助なしに   毎日
E 1カ月以内に   2カ月以内に   1カ月以内に

図3 目標の5要素の記載例

表8 経過記録の項目

Subjective	主観的な訴え
Objective	客観的な観察所見や現象
Assessment	得られた情報に対する評価（解釈・判断）
Plan	今後の治療・評価の計画

要です：①予後に関する専門的な判断，②他者との協同（他のセラピスト，対象者，家族，他の医療専門職），③治療・介入過程との関連性．

一般に目標の時期によって短期目標（short term goal：STG），長期目標（long term goal：LTG）を設定します．期間は明確に決まっていませんが，短期目標は長期目標に至る中間の段階です．また，退院時目標，最終目標（final goal：FG）を設定することがあります．

目標は，過程ではなく，ある期間経過した時点で予測される，あるいは期待される結果や帰結であり，具体的に記述します．それらの状態は測定可能であり，将来現実的に可能となるような状態を予測した内容になります．明確な目標は，SMARTの法則（表6）にもとづき，目標の5要素（ABCDE）（表7，図3）にそって設定します．

続いて，目標を達成し，その達成を確認するために実施する介入内容を計画します．介入計画は，以下の4領域の計画を含みます．
①介入：対象者に直接実施する介入．
②教育的指導：対象者や家族への身体管理や環境調整を含む生活についての指導．
③調整と情報交換：対象者，家族に対する介入に関与する他の専門職との情報交換や支援内容の調整．
④評価・検査計画：検査・測定の項目と実施時期や頻度，中間評価などの実施計画．

6 介入

さまざまな運動や練習，物理療法，歩行補助具や生活環境などの調整の介入を実施する段階です．この時期においても，日々の状態の変化や介入に対する反応を連続的に評価し，その結果を解釈して，翌日以降の介入の変更の必要性や，他の介入の追加の必要性などを判断します．この時期の経過記録は，SOAP（表8）の項目に準じて記載します．

7 帰結評価

ある期間に実施した理学療法の効果を判定するための評価です．特に退院時や理学療法終了時の帰結評価が重要ですが，目標や介入計画の修正のためには，途中の時期に実施する必要があります．帰結は，その時点での状態であり，目標が達成できたかどうかの判断が重要です．また，真の介入効果を見極めるためには，介入前とその時期の変化・差を測定しなければならず，同一の検査・測定項目，あるいは評価尺度を使用する必要があります．帰結評価により，その後の理学療法の必要性を判断します．

8 推論と仮説形成

臨床意思決定過程の各段階で，得られた情報の原因や経過，影響する要因などについて推論して仮説を形成し，その仮説を検証するために他の情報を収集したり，新たな検査・測定を追加します．因果関係や関連要因は，ICFの枠組みを基盤とします．この過程を十分に繰り返すと，統合と解釈が洗練され，対象者をより深く理解することができ，適切な介入につながります．

第1章 文献

1) 障害者福祉研究会：ICF国際生活機能分類－国際障害分類改訂版．中央法規，2002．
2) Schenkman M et al：An integrated framework for decision making in neurologic physical therapist practice. *Phys Ther* 86（12）：1681-1702, 2006.
3) Jones KJ：Neurological Assessment. Churchill Livingsone, 2011.
4) Kettenbach G：Writing SOAP Notes. 3rd eds, FA Davis, 2003.

（臼田　滋）

2章 情報収集

Ⅰ．理学療法に必要な情報収集
Ⅱ．情報収集の実際

I. 理学療法に必要な情報収集

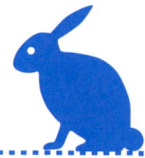

はじめに

情報収集で学習するポイントは，以下の3つです．
- 情報の種類と内容
- 情報収集の進め方
- 情報収集の方法

対象者に関連した情報収集には，疾患の医学的情報や地域生活での社会的情報などがあります．これらの情報を有効に活用するためには，医学的知識だけでなく社会的資源に関する知識も必要になります．

1 情報収集とは

理学療法の目標や介入プログラムを立案するために，対象者の疾病や障害に関連した情報を収集する必要があります．一般には**現病歴**や**既往歴**などのいわゆる病歴といわれる疾患を中心にした情報が主ですが，対象者の過去から現在の状態や，家族の状況も含めて，幅広い情報を活用する必要があります．

国際生活機能分類（ICF）の構成要素にもとづいて，健康状態，心身機能と身体構造―機能障害，活動―活動制限，参加―参加制約，さらに個人因子と環境因子の背景因子についての情報を収集し

ます（⇨1章の3頁，図1を参照）．その範囲や詳しさは，対象者の状態によって多様です．

これらの情報の源としては，理学療法の依頼箋，対象者や家族との面接・問診，診療記録，手術記録，他の病院やサービスからの情報などさまざまです．病院・施設によって情報の収集方法や利用しやすい情報が異なる場合があります．

理学療法で実施される検査・測定も重要な情報の一つですが，本章ではそれ以外の情報について解説します．

2 情報収集にはどのような意味があるのか？

理学療法評価を効果的に展開するために，関連情報を適切に収集する必要があります．初期評価における情報収集だけでなく，理学療法開始後に不足していた情報を追加することも必要ですし，理学療法経過中の対象者周辺の状況変化についても，継続的に情報を収集します．

検査・測定の所見も必要な情報の一部であり，入手できた情報をもとに，対象者の予後予測，目標設定，具体的なプログラムの立案を行います．医学的情報や社会的情報を考慮せずに臨床思考過

コラム① 国際生活機能分類（ICF）の肯定的側面

国際生活機能分類の各構成要素には，肯定的な側面と否定的な側面があります．否定的側面ばかりではなく，肯定的側面の情報も患者中心の理学療法を実施するためには重要です．

コラム② 情報リストを順番に，網羅的に収集しても有効な情報にはなりにくい

たとえば同じ居住環境の情報でも，対象者によってその重要性は異なります．何のために収集するのか，得られた情報をどのように活用したいのかによって，その内容も深さも異なります．そのため，順番通りに形式的に情報をただ集めても，生きた情報にはなりません．

程は成立しません．検査・測定項目の選択や実施についても，種々の情報に配慮しながら進める必要があります．

また，対象者や家族のニーズ，理学療法に対する期待の心情も情報の重要な要素であり，理学療法の内容が大きく影響されます．

また，どのような情報が必要なのか，得られた情報からどのようなことが推測できるのか，さらにどのような情報が必要になるのかという臨床的推論が求められます．得られた情報から仮説を形成し，その仮説を検証するために，さらに情報収集するという連続した流れになります．

3 なぜ情報収集が必要なのか？

医学的情報に限っても，同一の病名や障害の患者であっても経過は異なります．また，主要な疾患以外に**併存疾患**を伴うことも多く，対象者個人の症状の程度や経過を具体的に把握しなければ，適切な介入内容を決定できません．

また，機能障害が同程度であっても，活動や参加のレベルの状況は異なる可能性があります．特に背景因子（個人因子と環境因子）によってそれらの状態は大きく影響され，また，背景因子は極めて多様です．

疾患に対して理学療法を実施するのではなく，疾患や障害を有する対象者の生活機能を中心とした理学療法を提供するためには，関連要因を配慮

した個別的な介入計画の立案が求められ，そのための情報収集が必要になります．

実際の介入内容を調整するためにも，運動課題の選択，運動強度の調整，リスクの管理などを適切に，安全に，効果的に実施するためには，その選択の根拠となる情報収集が求められます．

4 情報収集で何がわかるのか？

主訴，現病歴，既往歴など医学的情報から，主に健康状態と機能障害の経過と現状，およびそれらに対する医学的治療の内容がわかります．これらから疾病の改善の見込みや予後予測を考えます．

活動と参加レベルおよび社会的状況に関する情報から，これまでの職業や地域活動など社会参加や生活習慣の状況がわかります．これらから目標の到達レベルや期待される時期を考えます．

対象者や家族からのさまざまな情報収集を通して，現状についての心理的状況，理学療法を含む治療に対する期待や目標を把握でき，転帰先の決定や今後の地域社会での生活状況などの予測の参考になります．

一つの情報から一つの所見を得るというよりも，複数の状況が相互に関係していることが多いため，複数の情報を統合して，全体の状況をとらえることが必要です．

コラム③ 病歴と活動や参加の経過に関する情報は重要

目標設定や介入の方向性を検討する際に，これらの情報は極めて重要です．評価時の状態が同程度であっても，状態が改善中の時期か，状態が悪化してきている時期か，あるいはある期間にわたって状態に大きな変化を認めない時期かによって，改善の見込みや予後予測が大きく異なります．特に高齢者，併存疾患や重複障害を有する対象者においては，経過を詳しく収集し，状態の変化があった場合には，その原因を特定することも求められます．

Ⅱ. 情報収集の実際

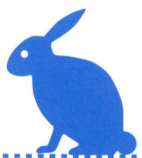

はじめに

情報収集にはカルテなどの書類，対象者や家族に対する医療面接，他職種とのカンファレンスなど，いろいろな情報源や入手方法があります．収集すべき情報の内容には，一般的，属性，現在の状態や主訴，病歴，活動と参加レベル，社会的状況など，さまざまな種類があります．これらを ICF の構成要素をもとに系統的に整理しながら，必要な検査・測定項目の抽出や予後予測，目標設定など考えつつ，情報を統合し解釈すると，臨床思考過程が深まります．

1 情報収集の進め方

情報収集は，その内容や収集の方法が多岐にわたります．理学療法の内容や目標を検討するために，次のポイントを考慮して，いろいろな情報を収集し，活用します．

①対象者からの聴取の前に，必ず診療記録（カルテ）をみる．
②対象者への医療面接，問診を行う．
③家族や友人からの情報を収集する．特に対象者が認知機能や精神機能に問題を有する場合には必要である．
④他のスタッフ，医療専門職からの情報を収集する．対象者の情報だけでなく，他の医療専門職の対象者への対応や認識についても知ることができる．
⑤定まった順番に情報を収集する必要はない．
⑥得られた情報から関連する状況などに関する仮説を随時形成し，それらの仮説を検証するように，さらに情報を収集する．

2 情報収集の方法

ⓐ 書類による情報収集

対象者からの情報収集の前に，理学療法の**依頼箋**や他の施設の**紹介状**から情報を入手することが多くあります．まずは，必ずカルテからの情報を確認します．これらは医学的情報が主ですが，家族構成や社会的な活動に関する情報も含まれていることが多く，参考になります．

カルテに記載されている医師や看護師等他の医療専門職からの情報には，対象者の疾病や障害に対する態度や精神面が含まれていることが多く，障害への対象者の情緒的な反応に関連する状況を知ることができ，医療面接での対応方法や，実施する理学療法の参考になります．

ⓑ 直接的な情報収集

ある程度，ⓐの情報を収集してから，対象者への直接的な**医療面接，問診**を行い，対象者の主訴や症状などを詳細に聴取します．これに加えて，必要に応じて**家族**や知人からの情報を入手します．対象者の記憶や見当識などの認知機能，コミュニケーションに問題がある場合には，このような家族等からの情報収集が重要になります．そうでない場合にも，対象者からの主観が含まれた情報

と，家族等からの客観的な情報を別々に収集しておくと有用です．

対象者や家族等からの情報を得たうえで，必要があればカルテの再確認を行います．両者からの情報が一致しているかを十分に確認します．対象者や家族の記憶の不確かさなどもあり，両者からの情報が完全には一致しない場合もあります．

c 他職種からの情報収集

理学療法部門や病棟でのミーティング，**カンファレンス**も重要な情報源になり，互いに得られた情報を共有することが重要です．これらの公式な情報以外に，主治医や看護師等との非公式な情報交換も多々活用されます．家族との関係や社会的状況については，ケースワーカーから有用な情報が入手できることもあります．

d 家屋評価からの情報収集

また，自宅を訪問する**家屋評価**も重要な情報の入手手段です．居住環境や使用している機器などを評価し，対象者の状態と照らし合わせ，環境調整の必要性を検討します．障害の軽減が難しい対象者や進行性疾患の場合では，早めに居住環境を把握し，退院の際の目標をできるだけ具体的に設定することが必要です．物理的な情報だけでなく，自宅を訪問することで家族間の関係や対象者のこれまでの人生，問題への対処方法（行動，考え方）など幅広い情報を得ることが可能です．直接訪問が困難な場合には，住居内外の写真を家族に依頼することで，比較的簡単に大まかな状況は把握できます．

このような多岐にわたるさまざまな情報を系統的に整理し，対象者への有効な情報になるよう，理学療法士が自分なりに組み立て直すことが必要です．

3 収集する情報の内容（表1）

a 一般的属性

年齢や性別などの基本的な属性です．その他，人種や言語，教育歴，宗教なども含まれます．これまでは諸外国に比べると，これらの要因の影響は少なかったのですが，最近は徐々に重要になってきています．

b 現在の状態と主訴

① 主訴

主訴は，対象者の言葉として表現される，最も困っていることや問題としている状態（症状）です．比較的客観的に表現されることもありますが，対象者自身の感情も含まれ，主観的なことも多くあります．1回で的確に表現されることもありますが，医療面接のなかで複数回にわたり，異なる表現で表出されることもあります．また，この過程のなかで，理学療法士とのコミュニケーションにより，徐々に具体化されることも少なくありません．

表1 収集すべき情報

項目	内容
一般的属性	年齢，性別
現在の状態と主訴	主訴 症状（程度やパターン） 全般的な健康状態（身体機能，精神機能） 現在の治療（投薬状況を含む） 損傷や疾患のメカニズム（発症日，経過） 理学療法を含む治療に対する期待と目標（本人，家族，介護者など） 現状に対する患者の情緒的反応 検査所見
病歴（現病歴，既往歴）	発症からの経過 手術歴，投薬歴 他の疾患の既往 以前の入院歴 他の医療機関等の受診歴
活動と参加レベル（現状と過去）	基本的ADL，手段的ADL 職業（仕事，学校，遊び） 地域活動や趣味の状況
社会的状況	習慣：喫煙，飲酒，薬物，運動 転帰先 地域特性 居住環境 利用している機器 人間関係 経済状態 社会的資源の利用：制度，介護保険など

② 症状

症状は，疾病や外傷などによる異常な状態がさまざまな形で現れたものです．大きく自覚的なものと他覚的なものに分けられます．自覚的なものは**自覚症状（symptom），愁訴（complaints）**であり，前項の主訴はこれらのうちで特に強い訴えです．他覚的なものは診察や検査などによって確認される異常で，**他覚症状**あるいは**徴候・所見（sign）**といわれています．

これらの症状について，質（自覚的な表現），定量的所見（発症のタイプや強さ，重症度，回数，量など），時間的経過（発症からの経過や再発，持続時間，周期性，頻度など），修飾因子（促進因子・悪化因子，緩和因子），随伴症状などの情報を得る必要があります．

③ 全般的な健康状態

主に身体機能と精神機能の全般的な健康状態です．身体機能としては，移動の様式や能力，睡眠パターン，臥床期間など，精神機能としては，記憶や思考能力，抑うつや不安などの大まかな状態を把握すると参考になります．

④ 現在の治療

理学療法以外の治療の状況です．担当科による投薬を含めた治療や，作業療法，言語聴覚療法などの情報を得る必要があります．

疾患によって異なりますが，点滴静脈注射，放射線，化学療法，整形外科疾患の局所固定，全身的な安静度など，疾患に対する治療と並行して理学療法を実施することも多く，これらによる副作用や理学療法実施中のリスク，プログラムの時間的，物理的な制約などの影響を受けるため，重要な所見です．

治療の内容に伴い，その期間や今後の予定，治療効果の見込みなどについて把握する必要があります．これらによって予後予測や目標設定が大きく影響されることは少なくありません．

⑤ 損傷や疾患のメカニズム

損傷・外傷の場合には，受傷機転を含めた発生時の状況やその後の経過，疾患の場合にはその原因と経過などのメカニズムを把握します．前項の治療内容ともあわせて，今後の予後予測や理学療法実施時のリスク管理などに有用な情報です．

⑥ 理学療法を含む治療に対する期待と目標

対象者本人だけでなく，家族や介護者など関係者の期待や目標を把握することが必要です．医療者に対する**要求（デマンド）,期待,希望（ホープ）**といわれることがあります．これらは，対象者の主観的なものであり，現実の実状に沿った内容のこともありますが，現状や今後の見込みに関する

コラム④ 主訴とニーズの違い

主訴は，対象者の言葉として表現される，最も困っていることです．機能障害に関する内容が一般的ですが，活動や参加に関する内容の場合もあります．

ニーズ（needs）は，対象者の状態について，評価をもとに医療者が判断した対象者への必要な，なすべきことです．あくまでも医療者側の考えです．主訴に直接関連したニーズもありますが，異なる場合もあります．

表2　主な検査所見

検査	主な内容
血液検査	生化学検査，血球算定検査，炎症反応検査，血糖検査，がん検査
血液ガス分析	酸素分圧，二酸化炭素分圧
培養検査	菌種同定
尿検査	腎機能
画像検査	X線，CT，MRI
生理機能検査	心機能，肺機能，膀胱機能
組織学的検査	悪性腫瘍，筋
電気生理学的検査	筋電図，脳波
動作分析	三次元動作解析装置，重心動揺計
神経心理学的検査	言語機能検査，知能検査，記憶検査，遂行機能検査
嚥下機能検査	造影検査

知識が少ないために，現実とはかけ離れている場合もあります．これらはニーズとは必ずしも一致はしません．

⑦ 現状への対象者の情緒的な反応

疾病や障害に対して受容することは簡単ではありません．現状に対して不安を有することが一般的であり，理学療法への対象者の取り組みに大きく影響します．また，時間の経過に従って変化するため，常に反応をモニターすることが必要です．

⑧ 検査所見（表2）

多くの検査がありますが，他職種から検査結果の所見を聞くことにとどめずに，できるだけ実際の検査結果を自分の目で確認することが大切です．検査結果に関する解釈がわからない場合には，主治医等からの情報を把握します．疾患によって重要となる所見は異なります．疾患の特徴を十分にふまえて，関連する所見を確認する必要があります．

ⓒ 病歴（現病歴と既往歴）

高齢者では複数の疾患を有していたり経過が複雑なため，現病歴と既往歴を区別することが難しい場合もあります．

症状の出現や疾病が診断された時点からこれまでの経過を把握します．現状の問題となっている疾患だけでなく，その他の疾患の既往を収集します．関連して，手術歴，投薬歴，入院歴，他の医療機関を含む受診歴などの情報が重要です．

ⓓ 活動と参加レベル

主に**基本的ADL**，**手段的ADL**，職業（仕事や学校），地域での活動や趣味の状況に関する情報です．最近の状況だけでなく，過去の状況についても収集します．

年齢や性別，地域や家族のなかでの役割によって，重要となる内容は異なります．小児であれば遊びの状況や保育園・幼稚園での情報が重要です．高齢者ではその身体機能や社会性により多様になります．定職がない場合には，地域活動や趣味の遂行状況などが重要になります．

活動と参加レベルの経過は，疾病や障害に関連して影響されることもありますが，その他の社会的要因による影響が大きいため，これらの関連性を考慮しながら情報を収集します．また，高齢者の場合には，活動や参加レベルの変化が健康状態の悪化や疾病に影響することは少なくありません．

ⓔ 社会的状況

① 習慣

習慣に関する情報は，生活習慣病や内部障害の対象者では特に重要な情報で，理学療法の内容や予後予測にも大きく影響します．病前や最近の運動習慣の状況から大まかな体力（**運動耐容能**）のレベルも把握できます．

② 転帰先と地域特性

転帰先は，自宅か親族の家，あるいは施設などを退院した後に生活する場所です．病院や患者の状態によっては，他の病院へ転院する場合もあります．それによって，実施する理学療法の内容や目標も大きく異なります．また，理学療法開始時には定まっていないことも多く，家族と相談しながら，転帰先の決定に関わることもあります．

転帰先によって，その地域が都市部なのか農村部なのか，地域の移動手段や地勢的・気候的・文化的特性などの情報も把握する必要があります．勤務する病院の地域であれば，その特性はわかりやすいですが，遠方で生活する場合には，それらの特性に関する情報をある程度入手する必要があります．

③ 居住環境と利用している機器

住居の立地環境，住宅内外の生活空間，生活上の動線，物理的な障壁などです．既にベッドの導入や手すりの設置などを行っている場合もあります．以前から使用している補装具，歩行補助具などの情報も早期に入手する必要があります．歩行補助具などは多くの種類があるため，その種類によって安定性や操作性も異なり，使用経験がある場合には，使用していた機器を確認する必要もあります．

④ 人間関係

家族との人間関係は，対象者への支援という点で重要な情報ですが，入手しにくい情報の一つでもあります．発症や入院前からの人間関係が大き

く影響します．転帰先や退院後の社会的資源の利用を検討する際に重要です．対象者の機能や能力よりも，社会的な状況を決定する際の重要な因子となることも少なくありません．

⑤ 経済状態

経済状態については，正確には入手が難しい情報です．医療費や補装具の購入の際の費用負担など，直接経済状態が影響する場合があります．

⑥ 社会的資源の利用

発症・入院前から福祉制度や**介護保険制度**を利用している場合もあり，利用していたサービスの種類，時間，回数，頻度，内容など，できるだけ具体的な情報を入手する必要があります．退院後もそれらの利用を継続するのか，新たなサービスの導入を考えるなどの検討が必要です．

これらの人間関係，経済状態，社会的資源など社会的状況に関する情報は，ケースワーカーが専門的に把握していることも多いため，情報の共有化により，比較的正確な情報の利用が可能です．

4 情報の記録方法

所定の記録用紙を用いることもありますが，自由記載形式で記録することが一般的です．所定の記録用紙を用いる場合には，項目の順番で情報を収集し，ただ記録するのではなく，情報間の関係を考えながら記録することが大切です．記録しながら，対象者の全体像を整理し，必要な検査・測定項目の抽出や予後予測，目標設定などを推測し，得られた情報を統合し解釈しながら行うと，臨床思考過程が深まります．その際に，ICFの構成要素にもとづいた情報の整理や関連図を用いるとよいでしょう．

第2章 文献

1) Tierney LM, Henderson MC：聞く技術 答えは患者の中にある（上）（山内豊明監訳），日経BP社，2006．
2) 障害者福祉研究会編：ICF 国際生活機能分類，中央法規，2002．

（臼田　滋）

3章 医療面接

I. 理学療法に必要な医療面接
II. 医療面接の実際

I. 理学療法に必要な医療面接

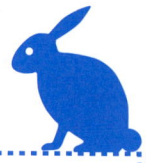

> **はじめに**
>
> 医療面接で学習するポイントは，以下の3つです．
> ・理学療法士と対象者との信頼関係（ラポール）の構築
> ・医療面接による対象者の関連情報の収集方法
> ・医療面接の結果の整理
>
> 医療面接とは，対象者やときに家族と直接会って会話をすることにより，理学療法に必要な情報を得ることです．医療面接では，対象者や家族との関わりのなかで情報を聴取していきます．このためには，理学療法士と対象者の信頼関係（ラポール）が構築されていることが大切です．さらに，医療面接は情報を得るだけでなく，指導，教育といった形で理学療法士から情報を提供することもあります．

1 医療面接とは

　理学療法を進めるうえで対象者に関連するさまざまな情報を収集することは重要です．これらの情報は，**医療面接**，診療録，処方箋，手術記録，医学的データなど種々のものから得ることができます．特に医療面接は，対象者に関連する情報を本人もしくは家族から対面での会話を通して直接聴取する方法です．日常の会話とは違い，専門職として対象者に関連する情報を得るという目的をもって進められます．医療面接が行われる時期は，理学療法開始時が多いですが，理学療法の途中でも，理学療法の終了時でも必要に応じて行われます．

　理学療法の技術習得の観点からは，基本的な理学療法技術の多くは**精神運動領域**の能力が求められますが，医療面接の技術は**情意領域**における能力も必要とされます．

2 医療面接にはどのような意味があるのか？

　医療面接は，対象者と対面して聴取することにより情報を得るものです．対面であるからこそ，対象者の生の声（情報）を得ることができるのです．対象者の過去の状況から現在の状況までの事実，そのときの思いや気持ちなどを知ることができます．また，対象者の未来への希望や不安も知ることができます．

　医療面接では，対象者を取り巻く事実を知ることができますが，その事実への対象者の考え方，思い，気持ちなどを知ることができるのが最大の

> **コラム① 教育目標の分類**
>
> ブルーム（Bloom）は教育目標を認知領域，情意領域，精神運動領域の3つに分類しています．認知領域は知識の再生や知的技能の発達（知識），情意領域は興味・態度・価値観の変容・適応（態度），精神運動領域は運動技能や操作技能（技能）としています．

利点です．

3 なぜ医療面接が必要なのか？

医療面接と同様に対面での会話を通して，対象者から情報を得る方法に従来から行われている**問診**があります．問診も重要な臨床技術ですが，多くが一問一答式で会話が進み，「はい」や「いいえ」で答えられる直接的な質問で構成されます（**表1，ケース1**）．このような情報収集の方法では，対象者が感じている不安，期待，希望などを把握することは難しいと考えられます．

医療面接は，主に会話を通して対象者に関連する情報を得るため，対象者との信頼関係（ラポール）が重要となります．理学療法士と対象者が信頼関係を築けなければ対象者の情報を得ることはできません．この信頼関係を構築するためには，対象者が安心して話せるような心理的な環境を整えておくことが必要となります．信頼関係を構築したうえで，さまざまな方法を駆使して情報を引き出します（表1，ケース2）．医療面接によって構築された信頼関係は，後の理学療法における評価や治療に有効につながっていきます．このため，医療面接は臨床教育で使用される **OSCE（Objective Structured Clinical Examination：客観的臨床能力試験）** のなかでは重要な出題テーマとなっています．

安心して話せる心理的環境とは，
・受け入れられていると感じること．
・自由に話せる雰囲気であること．
・自らすすんで話せる雰囲気であること．
・話した内容が守秘されること．

表1　問診と医療面接

問診（ケース1：肩関節周囲炎）		医療面接（ケース2：肩関節周囲炎）	
PT	どのようなことでお困りでいらっしゃいますか？	PT	どのようなことでお困りでいらっしゃいますか？
対象者	肩が痛くて困っています．	対象者	肩が痛くて困っています．
PT	いつごろからですか？	PT	それは大変ですね．それでは，その痛みがいつから始まって，その後どのようになってきたかを教えていただけますか？
対象者	1カ月前からです．	対象者	1カ月前から痛み出して，徐々に痛みが強くなってきています．今では，夜中も肩の痛みで起きてしまうほどです．
PT	どんな痛みですか？	PT	それからどうなさいましたか？
対象者	重く鈍い痛みです．	対象者	最初のうちはそれほど痛みが強くなかったのですが，今では痛みが強いので，今日になって，この病院の整形外科で診てもらいました．
PT	腕を動かしたときに痛みはありますか？	PT	夜も肩が痛いのはお困りですね．痛みはどのような状況で現れますか？
対象者	はい．	対象者	そうですね．腕を挙げるときに痛みがでます．
PT	腕を動かさないときに痛みはありますか？	PT	その他にはありませんか？それから腕を動かしていないときはいかがですか？
対象者	いいえ．	対象者	腕を後ろに回すと強い痛みがでます．それから腕を動かさなければ，痛みはほとんどありません．

コラム②　ラポールとは

rapport（フランス語のラポール）は心理学用語で，治療者・患者間での互いに信頼し合い，安心して感情の交流を行うことができる関係，心的融和状態を表します．

4　医療面接で何がわかるのか？

医療面接からわかることは，会話を通して直接聴取してわかるもの，医療面接中の姿勢や動作を見ることによってわかるもの，医療面接中の会話や仕草などから推測できるものがあります．

ⓐ 会話を通した聴取からわかること

主訴や症状，障害などの現在の状態，現病歴，既往歴などの病歴，日常生活活動や仕事，学業，遊び，趣味などの活動と参加のレベルなどがわかります．また，生活習慣や家族構成，経済状況などの社会的状況もわかります．さらに疾病や障害の受容の状態，治療への期待や不安，希望（ホープ）などの心理状態がわかります．

ⓑ 姿勢・動作からわかるもの

直接聴取しなくても，リハビリテーション室に入ってくるときの様子や医療面接の際の姿勢や動作などから対象者の動作や活動のレベルがわかります．

ⓒ 会話や仕草から推測できるもの

医療面接中の会話の内容，仕草から，対象者の性格や気質などの心理的な状態を類推することができます．

Ⅱ. 医療面接の実際

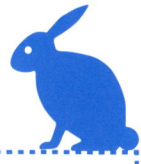

はじめに

　医療面接は，対象者と対面して情報を聴取する技術です．事前準備として対象者が話しやすい環境を用意することが大切となります．プライベートな情報や心理的な情報も聴取することがあるため，対象者との信頼関係（ラポール）を構築できるような理学療法士の態度が必要となります．対象者からさまざまな情報を得るためには，言語的な情報を聞き取るだけでなく，言葉の調子や表情，態度などの観察から読み取る情報も重要となります．理学療法に必要な情報を聴取するためには，適切な質問方法や質問時の技法も必要となります．医療面接は，情意領域の技術も必要となり，評価方法のなかでは比較的難易度の高いものといえます．このため，基本的な医療面接技術の理解とともに，実際の対象者との医療面接ができるように練習をつんでおくとよいでしょう．

1 医療面接の進め方

ⓐ 事前準備

① 面接場所の清掃・整理整頓

　対象者が快適に医療面接に臨めるように使用する部屋の清潔，整理整頓などの環境整備が大切です．

② プライバシーの保護

　理学療法における医療面接はリハビリテーション室などで実施されますが，カーテンの使用や個室を用意するなど**プライバシーの保護**に努めなければなりません．

③ 身だしなみ・マナー

　医療面接をする理学療法士の身だしなみは大切であり，適切な髪型，服装，姿勢が求められます．また，社会人としての**マナー**や言葉の選び方・使い方も大切です．

④ 事前情報の取得

　対象者に質問する項目の選択や聴取した内容の正誤を確認するためにも，事前に**診療録**などからの情報収集を行っておくことが必要となります．

ⓑ 挨拶

　対象者に笑顔で挨拶をすることは大切です．挨拶時には，対象者の名前をフルネームで確認し，自己紹介をします．対象者の呼称（敬称）にも注意をはらう必要があり，対象者の社会的立場を知っておくことも大切です．高齢者の方に対して，いきなり「おじいちゃん，はじめまして…」と挨拶することはやってはいけません．あわせて，適切な敬語の使用も必要になります．

コラム③　大切な初回面接

　特に初回の医療面接では，対象者は担当の理学療法士のことは何もわからず，言葉遣いや身だしなみ，マナーなどで判断せざるを得ません．悪いイメージをもたれると，それをすぐに払拭することは困難です．したがって，初対面での言葉遣い，身だしなみ，マナーはとても大切です．

c 適切な位置関係

医師の診察では，机の角を利用した90度法などが推奨されていますが，理学療法においてはベッド，車いす，プラットフォームなど種々の場面が想定されるため，90度法で対応できないことも多くあります．基本的には視線の高さをなるべく同じにして，対象者の転倒への配慮など安全管理も可能な位置関係をとることが大切です．特にベッドサイドでは目の高さに注意し，対象者を上から覗き込むような位置は避けることが必要です．座位では対面に位置することも可能ですが，常に目を見て話すことをしない日本人の国民性を考慮してやや斜めに位置することを勧めます（図1）．ただし，時折視線を合わせて信頼関係に配慮することは必要です．

d 医療面接実施の説明

理学療法に必要な情報を得るために医療面接を行うことを説明します．また，得られた個人情報の管理徹底について必ず説明します．プライバシーに配慮し，答えにくい質問には答えなくてよいことを伝え，安心して面接に臨んでもらうことが重要となります．説明後には，必ず医療面接実施の承諾を得ることも重要です．

2 医療面接の方法

a 理学療法士の態度（表2）

対象者が理学療法士を信頼し，対象者自身が抱えている問題を打ち明けるには，理学療法士の態度が重要となります．**理解的態度**や**支持的態度**で接し，**評価的態度**，**解釈的態度**，**逃避的態度**は対象者との信頼関係を築きづらいので避けるようにします．理学療法士による一方的で対象者を単に理解するための医療面接で終わることなく，対象者に共感しつつ，対象者を支持しながら進めることが重要です．誘導的な質問や決めつけるような対話は避けなければなりません．

b コミュニケーションの3つの方法

コミュニケーションには，**言語的コミュニケーション**，**準言語的コミュニケーション**，**非言語的コミュニケーション**の3つの手段があります（表

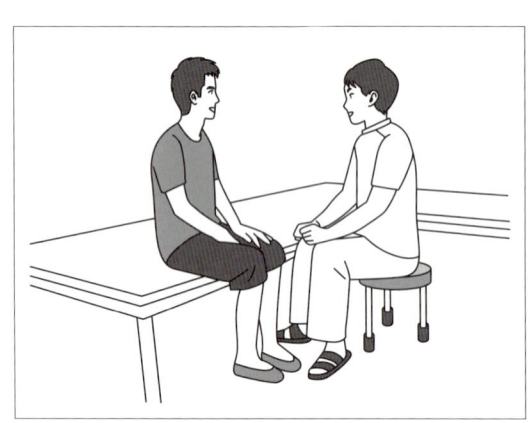

図1 医療面接時の位置関係

表2 面接者（理学療法士）の態度

態度	特徴	医療面接での使用
理解的態度	相手を理解するとともに共感すること	◎
支持的態度	相手の不安などの実感を支持する態度	○
評価的態度	相手の考え，感情に対して面接者の評価基準で判断してしまうこと	×
解釈的態度	相手の訴えに対して，勝手に解釈をしてその意味を相手に伝えてしまうこと	×
調査的態度	多くの情報を得るため細かく聞き出そうとする．良好な関係が成り立ってから使用する	△
逃避的態度	相手の不安を受容しないで逃げてしまう	×

◎：望ましい，○：好ましい，△：状況に応じて使用，×：避ける

表3 コミュニケーションの種類と特徴

種類	特徴
言語的コミュニケーション	言語により伝えられる内容
準言語的コミュニケーション	言語によって伝えられる言語以外の要素によるもの 声の大きさ，声の高さ，話のスピード，抑揚など
非言語的コミュニケーション	言語以外で伝えられるもの，表情，姿勢，身振りなど

3）．言語的コミュニケーションとは，言葉，言語を用いたコミュニケーションです．準言語的コミュニケーションとは，言語を発する際の声の大きさ，声の高さ，話のスピード，抑揚などです．非言語的コミュニケーションとは，言語以外で伝えられるもので，表情，姿勢，身振りなどです．日常の会話では，この非言語的コミュニケーションが非常に多く用いられています．理学療法士としては，これら3つのコミュニケーション手段を医療面接全体にわたり，適宜効果的に組み合わせて使用します．また，対象者の言語的コミュニケーションだけにとらわれず，準言語的コミュニケーションや非言語的コミュニケーションを注意深く観察することが重要となります．

例）
　ケース3とケース4は，言語的コミュニケーションは同じものですが，ケース4には【　】内の非言語的コミュニケーション，（　）内の準言語的コミュニケーションを加えることで，対象者のより切実な状態がリアルに伝わることがわかります．

ケース3
「1週間ほど前から腰が痛くなりました．今日は朝から痛みがひどくなっています」

ケース4
【部屋に腰を曲げて，ゆっくり入って来られる．椅子にもそっと腰掛ける．表情は硬く，眉間に皺がよっている】
「（小さな声で絞り出すように）【ずっと腰のあたりをさすりながら】1週間ほど前から腰が痛くなりました．【さらに表情が硬くなり，泣きそうな表情で】今日は朝から痛みがひどくなっています」

表4 医療面接に用いる質問の種類

①中立型質問
②開放型質問
③フォーカスをあてた質問
④多項目型質問
⑤閉鎖型質問

C 医療面接に用いられる質問の種類（表4）
① 中立型質問（neutral question）
　中立型質問は，名前や生年月日の確認など病状とは関係のない質問です．差し障りのない対象者への心理的負担の少ない質問であり，医療面接の導入に使用されます．

例）
「お名前を教えてください」
「生年月日を教えてください」

② 開放型質問（open-ended question）
　開放型質問は，**自由型質問法**もしくは**開かれた質問**といわれます．対象者が自由に答えられる質問であり，医療面接開始時や新しい話に移るときに効果的です．少々話が長くなる可能性もありますが，自由に答えられるため最も重要な点についての答えを得ることができます．また，対象者の考えている優先順位や問題の捉え方も明らかにすることができます．

例）
「今日はどんなことでおいでになりましたか？」
「どのようなことでお困りですか？」

③ フォーカスをあてた質問（focused question）
　フォーカスをあてた質問は**重点的質問法**ともいわれます．特定のことに焦点をあてた質問です．焦点をあてている事象はありますが，形式として

は開放型質問であり，閉鎖型質問ではないので，対象者の状況に応じた答えを得ることができます．開放型質問の後に使用すると問題点を具体化できる利点があります．

例）
PT：「どのようなことでお困りですか？」
対象者：「膝が痛くて困っております」
PT：「それでは，もう少し詳しく膝の痛みについて教えていただけますか？」

④ 多項目型質問（multiple choice question）

多項目型質問は用意してある複数の回答から選んでもらう質問です．

例）
「痛いところは右ですか．左ですか．真ん中ですか？」

⑤ 閉鎖型質問（closed question）

閉鎖型質問は閉じた質問，直接的質問法ともいわれます．対象者が「はい」か「いいえ」で答えるような質問となります．対象者から簡潔である特定の項目について聴取することができ，問題の焦点を絞っていくためには有用です．

例）
「痛みは現在ありますか？」
「いつ頃から痛み出しましたか？」

コラム④　質問のコツ①

多項目型質問，閉鎖型質問は，知りたい情報を効率よく得ることができますが，使用にあたっては面接者の質問が一方的になり，対象者の話を遮らないようにすることが必要です．中立型質問，開放型質問，フォーカスをあてた質問で概要をつかみ，多項目型質問や閉鎖型質問で問題を絞り込んでいくようにします．多項目型質問や閉鎖型質問は，対象者主体ではなく，理学療法士主体で一方的になりやすいので多用は避けたほうがよいでしょう．

表5　医療面接で用いる技法

①促し
②要約
③たちかえり
④共感
⑤沈黙

d 医療面接に用いる手法

医療面接にはさまざまな技法が使用されます（表5）．

① 促し

促しは対象者が話を語るのを促すための技法です．話が止まってしまったり，話を引き出したいときなどに使用します．促しには言語的コミュニケーションだけではなく，うなずきや笑顔などの非言語的コミュニケーションも使用されます．

例）
PT：「どのようなことでお困りですか？」
対象者：「歩いているときに膝がガクッとなるような気がするのですが…」
PT：「【笑顔で】それで…？どうぞ続けてください」
対象者：「はい，膝が急に折れて転びそうになり不安を感じます」

② 要約

要約は対象者の話をまとめて，伝え返す技法です．対象者の話が複雑になってきた場合や話が止まらなくなった場合に用いられます．また，他の話題に進むときにも長い話を整理する意味で要約を使用します．

例）
「ここで今の話を整理させていただいてもよろしいでしょうか？まず，1週間くらい前から右膝の内側に違和感があり，3日前から同じところに痛みを感じるようになりました．そして，現在，右膝全体が痛くて，思うように歩けないということでしたね．これでよろしかったでしょうか？」

③ たちかえり

たちかえりは対象者の話が本題から逸脱したときなどに使用します．

例）
「いろいろなことがあって大変だったようですね．ここで先ほどの膝の痛みの話に戻ってもよろしい

ですか？」
④ 共感

共感は非常に重要であり，対象者の苦痛や苦労を，理学療法士が理解していることを明らかにすることです．これは技法というより，理学療法士が心より苦痛や苦労を理解することが重要となります．言語的コミュニケーションにより「それはお困りですね」と言うだけでなく，非言語的コミュニケーション，準言語的コミュニケーションなどを用いて，こちらの共感の真意を表現することが重要です．

例）

「（優しい声で）【やや真剣な表情で】それはお困りですね」

「いろいろなことがあって，大変だったようですね」

⑤ 沈黙

通常の会話のなかで沈黙が訪れると，多くの場合，気まずさを感じてしまいます．また，その沈黙に耐えられず，無理矢理会話を継続することもあります．医療面接のなかでの沈黙は，対象者が何かを考えているかもしれない時間です．したがって，むやみに言語的コミュニケーションで沈黙を遮り，会話を継続させようとすることは避けるべきです．沈黙の間に対象者の現す非言語的コミュニケーションを観察することが重要となります．ある一定以上の沈黙には「促し」などが必要な場合もありますが，沈黙は対象者の重要なサインなので，その判断には十分な配慮が必要となります．

e 医療面接の手順（図2）

以下，初回の医療面接を想定して手順を解説します．医療面接すべてにわたり，共感的態度をもって，対象者との信頼関係（ラポール）構築に努めます．

① 中立型質問を使用して，対象者の緊張をやわらげる

例）

「最初に，確認のためにお名前をフルネームでお聞かせください」

「今日は良いお天気でよかったですね！こちらまでは，どのようにしていらっしゃいましたか？」

② 開放型質問を用いて主訴を明らかにするとともに，対象者のもっている物語（ストーリー）を明らかにする

コラム⑤ コミュニケーションのポイント

マニュアル通りの口先だけの言語的コミュニケーションによる偽りの共感は，対象者に不快感を与えてしまいます．共感は，言語的コミュニケーションと非言語的コミュニケーションが一致していなければなりません．言葉で「それはお困りですね」と言いながら，対象者のほうを向いていなかったり，記録をしながらであったら，逆に信頼関係を損ねてしまう可能性が大きいでしょう．結果的に信頼を得ることができなくなります．心の底から現れる気持ちを非言語的コミュニケーションによって表現するほうがより信頼を構築できると思います．

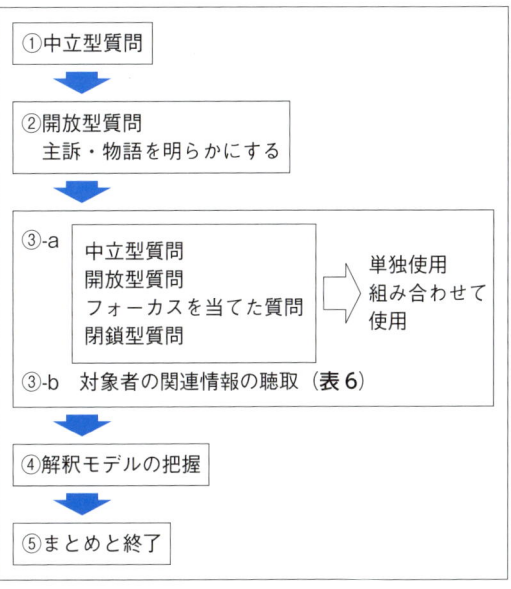

図2 医療面接の手順

例)
PT：「現在，どのようなことでお困りですか？」
対象者：「膝が痛くて困っています」

③-a 中立型質問，開放型質問，フォーカスをあてた質問，閉鎖型質問を必要に応じて使用する

開放型質問とフォーカスをあてた質問で大まかに話のポイントを探り，閉鎖型質問や多項目型質問で絞り込んでいくようにします．

例)
(A) 開放型質問，(B) フォーカスをあてた質問，(C) 閉鎖型質問

ケース5
PT (A)：「現在，どのようなことでお困りですか？」
対象者：「膝が痛くて困っています」
PT (B)：「それはお困りですね．それでは，膝の痛みについてお聞かせいただきます．現在の膝の症状を教えてください」

ケース6
PT (A)：「現在どのようなことでお困りですか？」
対象者：「歩く時に足首が痛くて困っています」
PT (B)：「それは大変ですね．足首はどの辺りが痛くなるのですか？」
対象者：「右脚の足首の外側です．外くるぶしの辺りでしょうか？」
PT (C)：「そうですか．それでは，その外くるぶしの痛みですが，そこが歩くときに痛いですよね（要約）．その痛みは脚が地面に着いているときにありますか？」
対象者：「はい，そうです」

③-b 対象者の関連情報の聴取
　手順①〜③を使用して対象者の疾病・障害などに関連する情報を聴取していく．聴取する内容は多岐にわたるので，事前に聴取内容を整理しておくとよい（**表6**）．

コラム⑥　質問のコツ②

　医療面接の最初の頃の質問に関しては，できるだけ自由に話してもらいます．それが，2，3分程度と少々時間的に長くても，対象者が答えているときには，理学療法士は途中で言語的コミュニケーションによって話を遮らず，記録などもしないで，聞き役に徹することが大切です．この間，うなずきや真摯な表情・態度での共感を非言語的コミュニケーションで現すことも大切です．このように最初の質問に対しての傾聴的姿勢を示すことで，対象者は「この理学療法士は自分の話を聞いてくれている」と安心することができます．このことが，医療面接における信頼関係構築の第一歩となります．

表6　医療面接の聴取項目

項目	内容
a. 現在の状態	主訴，疾患，障害，症状，健康状態（身体・精神）など
b. 病歴	現病歴，既往歴，受診歴，入院歴，手術歴など
c. 活動と参加	日常生活活動，職業，学業，遊び，地域活動，趣味など
d. 社会的状況	生活習慣，家族構成，家屋構造，生活パターン，人間関係，経済状況，社会資源の利用など
e. 心理的状態	疾病・障害の受容，治療への期待，希望（ホープ），性格・気質，態度など
f. 客観的状態	表情，姿勢，仕草，態度，動作など

④ 対象者の解釈モデルを把握する

　解釈モデル（explanatory model） とは対象者自身の疾患や障害に対する考え方です．対象者の解釈モデルだけでなく，面接者が考える対象者の解釈モデルも存在します．医療面接を通して，対象者の解釈モデルを把握して，対象者が解釈モデルとして考えている疾患の原因，病態，治療法，

予後，希望などを明らかにします．さらに，理学療法士と対象者の解釈モデルとの差を確認することは理学療法を進めるうえで重要なものとなります．

例）
「病気の原因についてどのようにお考えですか？」
「病気は治るまでにどのくらいの期間がかかるとお考えですか？」
「どんな治療を受けたらよいとお考えですか？」
「どのような理学療法（リハビリテーション）を受けたらよいとお考えですか？」

⑤ まとめと終了
　医療面接に関して，面接者が把握したことをまとめて，間違いがないかを対象者に確認する．さらに，対象者に話し足りないこと，話し忘れたことがないかを確認する．その後，医療面接が終了したことを挨拶とともに述べて終了とする．

例）
PT：「今日のお話のなかで，～中略～，のようなことがわかりました．概ね間違いはないでしょうか？」
対象者：「間違いありません」
PT：「今日は○○さんがお困りになっていることに関するさまざまなことをお聞かせいただきました．お疲れ様でした．ここまでで，話し足りないことや話し忘れたことはありませんか？」
対象者：「特にありません」
PT：「それでは，面接を終わります．お疲れ様でした」

⑥ 医療面接での注意事項
a. 対象者が主体であり，面接者が一方的に進めていかなように注意する．
b. 誘導的な質問は避ける．
c. 1つの質問のなかに多くの項目の入った質問は避ける．
d. 偏見や差別などにつながるような質問はしない．
e. 対象者がわからない専門用語を多用せず，平易な言葉を使用する．
f. 対象者と対等で良好な信頼関係（ラポール）が構築できるよう常に配慮する．
g. 医療面接中の対象者の疲労に配慮する．疲労している場合は，時間や日を替えることも考慮する．

f 情報の記録方法
　得られた情報を整理してわかりやすく記入する．情報漏洩が起こらないように，私的な記録媒体は極力避けて，所定の診療録や電子カルテに記入する．

第3章　文献

1) 日本医学教育学会臨床能力教育ワーキンググループ編：基本的臨床技能の学び方・教え方，南山堂，2002．
2) 飯島克巳：外来でのコミュニケーション技法，日本医事新報社，2002．
3) 南郷栄秀：医療面接の基本と客観的臨床能力試験．（OSCE），臨床評価 40：395-400，2013．

（山路雄彦）

4章
バイタルサイン測定

Ⅰ．理学療法に必要なバイタルサイン測定
Ⅱ．バイタルサイン測定の実際

I. 理学療法に必要な バイタルサイン測定

> **はじめに**
>
> バイタルサインで学習するポイントは以下の3つです．
> ・バイタルサインの種類
> ・バイタルサインの測定方法
> ・バイタルサインの結果の捉え方
> 　バイタルサインは，疾患によらず人間の生死にとって重要なサインです．バイタルサインは測定方法などの習熟はもちろんのこと，生理学などの基本的な学習が必要となります．

1 バイタルサインとは

　バイタルサインとは**生命徴候**であり，生きている状態を示す指標です．バイタルサインとは通常，**血圧**，**脈拍**，**呼吸**，**体温**の4つの徴候を指しますが，このほかに**意識**，**尿量**などを入れることもあります．この章では意識，血圧，脈拍，呼吸，体温をバイタルサインとしてすすめます（**表1**）．

表1　バイタルサイン

血圧・脈拍・呼吸・体温	意識・(尿量)

> **コラム①　バイタルサインとは**
>
> 　バイタルサインとは，英語のvital signsで，vitalとは「生命の」，「生命を保つのに必要な」などの意味があります．signは「証拠」，「徴候」などです．vital signsとは「生命徴候」という意味になります．英語では複数形となっています．

2 バイタルサインの測定にはどのような意味があるのか？

　生命徴候であるバイタルサインは，意識を除き生命維持に必要な基本的な生理現象です．バイタルサインの異常，特に急激な変化（低下）は生命の危機に直接関係してきます．また，バイタルサインは生命維持に必要な生理現象であるために，生命の危機的状況ではないときでも運動やストレスなどさまざまな状況によって変化します．バイタルサインの測定は，意識，血圧，脈拍，呼吸，体温の程度や変化を客観的に把握することにあります．バイタルサインは救急患者などで重要なだけでなく，回復期や維持期の対象者，健常者の疾病予防・健康増進にとっても必要で重要な基本的情報となります．

3 なぜバイタルサインの測定が必要なのか？

　診察室や病棟では，医師や看護師がバイタルサインを測定して正常値からの逸脱を判断します．医師はその他の所見とあわせて原因を探り，適切な治療を行います．特に救急患者では，バイタルサインから重症度や進行度，治療による反応を判

定します．

　運動療法などの介入前のバイタルサイン測定によって，運動療法実施の可否を判断することができます．また，運動療法などの介入中のバイタルサイン測定によって運動療法実施中の介入継続の可否の判断ができます．さらに，介入後のバイタルサイン測定によって介入前との変化を把握することが可能となります．

4 バイタルサイン測定で何がわかるのか？

　意識の評価では，意識レベル（覚醒レベル，清明度）がわかります．血圧測定では，収縮期血圧と拡張期血圧がわかります．脈拍測定では，脈拍数で心臓からの拍出数がわかり，リズムから不整脈などがわかります．呼吸評価では，呼吸のパターン，テンポ，リズムがわかります．さらにパルスオキシメーターを使用することにより酸素飽和度がわかります．体温測定では，身体の温度がわかります．

Ⅱ. バイタルサイン測定の実際

> **はじめに**
>
> バイタルサインは，理学療法場面では，急に容体が悪化した緊急時と容体が落ち着いているときの双方で測定されます．本章では，バイタルサインの測定として，a. 意識，b. 脈拍，c. 血圧，d. 呼吸，e. 体温を取り上げて，その測定方法の実際を解説します．バイタルサインは，理学療法を進めるうえで重要な基本情報（生命徴候）であるため，バイタルサインの生理学的な知識の習得のみならず，各々の測定方法を十分に習熟しておくことが大切です．

1 バイタルサイン測定の進め方

ⓐ 容体が急に変化したとき（急変時）
① 医師・看護師を呼ぶ．
② 意識の有無（意識レベル）を確認する．
③ 脈拍数，呼吸数，呼吸パターンを確認する．
④ 血圧を確認する．
⑤ 必要に応じて体温を確認する．
⑥ 医師・看護師とともに適切な対応をする．

ⓑ 容体が落ち着いているとき
① 運動療法などの介入前に会話，態度，容体から意識レベル，体温，呼吸状態を類推する．必要に応じて，意識レベル，体温，呼吸の測定を行う．
② 脈拍と血圧を測定する．
③ バイタルサインが正常値から逸脱しているか，通常の状態と違っている場合は注意が必要であり，医師や看護師に連絡する．
④ 介入後，脈拍，血圧を測定する．必要に応じて他のバイタルサインの測定も行う．

> バイタルサインは，数値として表すことが可能ですが，表情，会話，態度，容体などから観察して得られる情報も重要となります．
> （例）顔色が悪い，目が虚ろ　など

2 バイタルサイン測定の方法

ⓐ 意識の評価

意識障害は，意識に関わる脳幹や大脳皮質などの障害が起きていることを示します．意識障害の評価にはさまざまな方法があります．**JCS（Japan Coma Scale；日本昏睡尺度）**は簡便な評価方法であり国内で広く使用されています．JCSより詳細な **GCS（Glasgow Coma Scale；Glasgow 昏睡尺度）**は，国際的に使用されており，国内でも脳血管障害などの評価で使用されています．

(1) JCS

JCS は 3 段階 9 項目で意識障害を評価します（**表2**）．3-3-9 度方式とも呼ばれます．刺激しなくても覚醒している状態を 1〜3 点の 1 桁の点数で表します．同様に，刺激すると覚醒する状態を 10〜30 点の 2 桁の点数で，刺激しても覚醒しない状態を 100〜300 点の 3 桁の点数で表します．意識障害がない場合は 0 点となります．桁数およ

表2　JCSの評価

JCSの評価項目		表記法（点）
開眼（覚醒）している	Ⅰ．刺激しなくても覚醒している状態（1桁の意識レベル） 1　だいたい意識清明だが，今ひとつはっきりしない 2　見当識障害がある（場所，日付） 3　名前，生年月日が言えない	 1 2 3
刺激で開眼（覚醒）する	Ⅱ．刺激すると覚醒する状態（2桁の意識レベル） 10　普通の呼びかけで容易に開眼する 20　大きな声または体を揺さぶることにより開眼する 30　痛み刺激を加えつつ呼びかけを繰り返すとかろうじて開眼する	 10 20 30
刺激で開眼（覚醒）しない	Ⅲ．刺激しても覚醒しない状態（3桁の意識レベル） 100　痛み刺激に対して払いのけるような動作をする 200　痛み刺激で少し手足を動かしたり顔をしかめたりする 300　痛み刺激にまったく反応しない	 100 200 300

【追加記号】R：不穏状態（restlessness）
　　　　　　I：尿・便失禁状態（incontinence）
　　　　　　A：無動性無言・失外套症候群（akinetic mutism, apallic syndrome）
【記載例】10-RI，100-I

び点数が大きいほど重症度が高くなります．2桁や3桁のレベルの評価は，刺激の有無や種類での覚醒を評価します．1桁の意識レベルの評価では言語での応答が必要となることから失語症などの高次脳機能障害も考慮に入れておく必要があります．

【JCSの評価手順】

① 1桁の意識レベルの評価

刺激をしなくても開眼していて，しばらく開眼が持続すれば1桁と判断する．

a. 名前，生年月日を正答できなければ3点
b. 名前，生年月日は間違うが，場所，日付を正答できれば2点
c. 名前，生年月日，場所，日付など正答できるが，はっきりしない状態や返答に相当時間を要す状態の場合は1点，これらの問題がなければ0点

② 2桁の意識レベルの評価

声かけや体を揺する，痛み刺激などの物理的な刺激によって開眼する場合は2桁と判断する．開眼する刺激の種類で点数をつける．

③ 3桁の意識レベルの評価

物理的な刺激でも開眼しない場合は3桁と判断する．痛み刺激による反応によって点数をつける．

(2) GCS

GCSは開眼（eye opening：E），言語反応（verbal response：V），運動反応（motor response：M）の3項目からなる評価方法です（表3）．Eは1〜4点，Vは1〜5点，Mは1〜6点で評価します．点数が低いほど重症度が高くなります．E，V，Mを別々に評価して「GCS：E4V5M6」のように表記します．「GCS＝15（E4V5M6）」のように合計点を算出して評価することもあります．気管切開や気管挿管でVが評価できない場合にはTとします．この際は，「GCS：E3VTM6」などと表記します．

脳血管障害などにおいて意識障害が重度の場合は，ADLの自立度が低くなります．軽度の意識障害は，遷延化することもあり，動作時の不注意などで転倒を招く場合もあります．したがって，脳血管障害などの意識障害は軽度であっても，経過観察を怠らないことが重要です．また，軽度意識障害の評価の際には，失語をはじめとした高次脳機能障害との鑑別も大切です．

表3 GCS

開眼（E）eye opening	点	言語反応（V）best verbal response	点	運動反応（M）best motor response	点
自発的に開眼（spontaneous）	4	正確な応答ができる（orientated）	5	命令に従う（obeys）	6
呼びかけで開眼（to speech）	3	混乱した会話（confused conversation）	4	（痛み刺激の部位へ）手足を動かす（localized）	5
痛み刺激で開眼（to pain）	2	不適当な言葉（inappropriate words）	3	逃避反応による屈曲（痛み刺激）（withdraws）	4
開眼しない（nil）	1	理解できない音声（incomprehensible sounds）	2	異常な屈曲（痛み刺激）（abnormal flexion）	3
		発語なし（nil）	1	伸展（痛み刺激）（extends）	2
		気管切開，気管挿管（tracheotomy, tracheal intubation）	T	まったく動かない（nil）	1

b 脈拍測定

脈拍は，周期的に心臓から送り出される血液の体表近くの動脈から触知できる拍動です．脈拍を測定することのできる動脈は，**橈骨動脈**や**足背動脈**など身体各所にあります（**表4**）．通常，触知しやすい橈骨動脈で脈拍測定を行います．本項では，橈骨動脈での脈拍測定について説明します．脈拍から得られる情報には，**脈拍数**，**リズム**，**脈の性状**があります．脈拍数，リズムから不整脈などの心臓の状態が推測できます．脈の性状（左右差，大小など）からは，血流の状態がわかります．

図1 橈骨動脈触知部位

表4 脈拍測定ができる動脈

浅側頭動脈，総頸動脈 腋窩動脈，上腕動脈，橈骨動脈，尺骨動脈 大腿動脈，膝窩動脈，足背動脈，後脛骨動脈など

【脈拍測定の手順（橈骨動脈）】
①脈拍を測ることを伝え了承を得る
②動脈触知部位の確認（図1）

　橈骨動脈触知部位は，橈側手根屈筋の橈側と橈骨茎状突起の内側に存在する．
③血管の触知（図2，3）

　示指，中指，環指の指先を立てるようにして，指腹の先端部を軽く血管にあて，主に中指で脈拍を触知する．
④両側脈拍測定（図2）

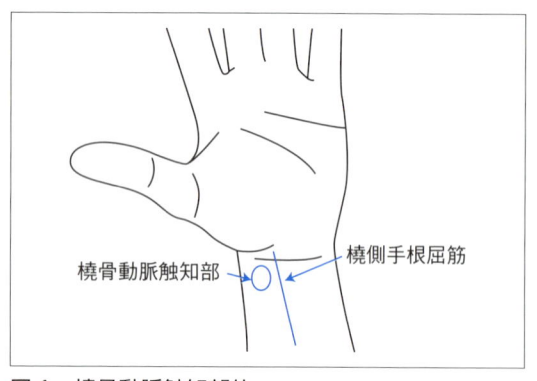

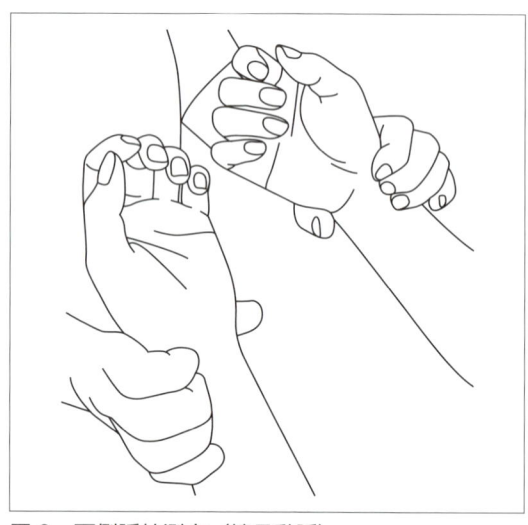

図2 両側脈拍測定（橈骨動脈）

両側の脈拍を左右同時に測定する．両側測定では，主に脈拍の左右差を確認する．

⑤片側脈拍測定（図3）

2回目以降の脈拍測定で左右差がないことが確認できていれば，片側の脈拍測定を行う．時計などを使用して1分あたりの脈拍数を測定する．脈拍数の単位は「拍/分」，「beats/min」，「bpm」である．同時に脈拍のリズムや性状も確認する．リズムに不整がなければ15秒間もしくは20秒間の脈拍数を4倍もしくは3倍して1分間の脈拍に換算する．リズムに乱れがある場合には，1分間の脈拍数を測定してリズムなども確認する．

⑥脈拍測定時の注意事項
・検査者の手が冷たい時は，手を摩ったりしてあたためてから測定する．
・触知のための指の圧迫や対象者の手関節部への把持が過度に強くならないように注意する．
・測定中は測定部位だけでなく，対象者の表情などの観察をすることも大切である．

⑦脈拍測定結果の解釈

表5のように脈拍数，リズム，左右差，大きさなどから判断する．

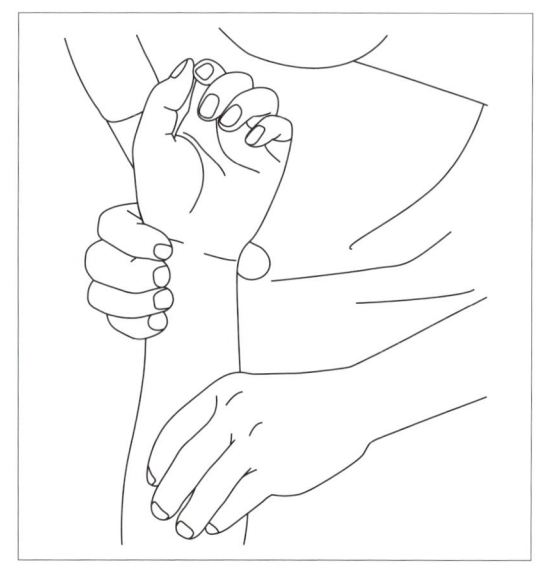

図3　片側脈拍測定（橈骨動脈）

c 血圧測定

心臓は血液を周期的に全身に送り出します．このときの血流の血管壁への圧力が血圧です．血圧には動脈圧と静脈圧がありますが，通常は動脈圧を指します．血圧は**心拍出量**と**末梢血管抵抗**の二つの因子で決まります．心臓が収縮して血液を送り出すときの動脈圧の最高値を**収縮期血圧**，心臓に血液が戻り拡張しているときの動脈圧の最低値を**拡張期血圧**といいます．血圧測定の目的は，収縮期血圧と拡張期血圧を計測することです．血圧測定には，皮膚の上から血圧計を使用して計測する**間接法（非観血的血圧測定法）**と血管に針やカテーテルなどを挿入して計測する**直接法（観血的血圧測定法）**があります．間接法には，さまざまな種類の血圧計が使用されます（図4）．血圧は，**上腕動脈，橈骨動脈，膝窩動脈，足背動脈**などで測定されますが，間接法では通常，上腕動脈で測定されます．水銀を使用した**水銀血圧計**は**リヴァ・ロッチ型**ともいわれ，卓上型，スタンド型があります．**アネロイド型血圧計**は，水銀ではなくスプリングを使用するため，水銀血圧計に比べるとコンパクトで携帯性に優れます．最近では，さまざまな**電子血圧計**も使用されています．本項では間接法である卓上型水銀血圧計について解説します．

【血圧計測（上腕動脈）の手順】
①使用する機器
〈卓上型水銀血圧計〉（図4-A）

コラム② 両側脈拍測定と片側脈拍測定

橈骨動脈での脈拍測定は，主に心臓の状態を知るために行われます．脈拍に左右差がなければ片側脈拍測定を行います．脈拍測定には血流の動態，特に血液の交通の程度を確認する目的もあります．測定部位での脈拍がない場合は，その部位より末梢に血液が流れていない可能性があります．また，脈拍（拍動）の左右差によって血液の流量の差を類推することができます．このことは，閉塞性動脈硬化症，閉塞性血栓性血管炎（バージャー病），糖尿病壊疽などの評価に使用できます．上記疾患の血流評価は，主に下肢の動脈で行います．

表5 脈拍測定結果の解釈

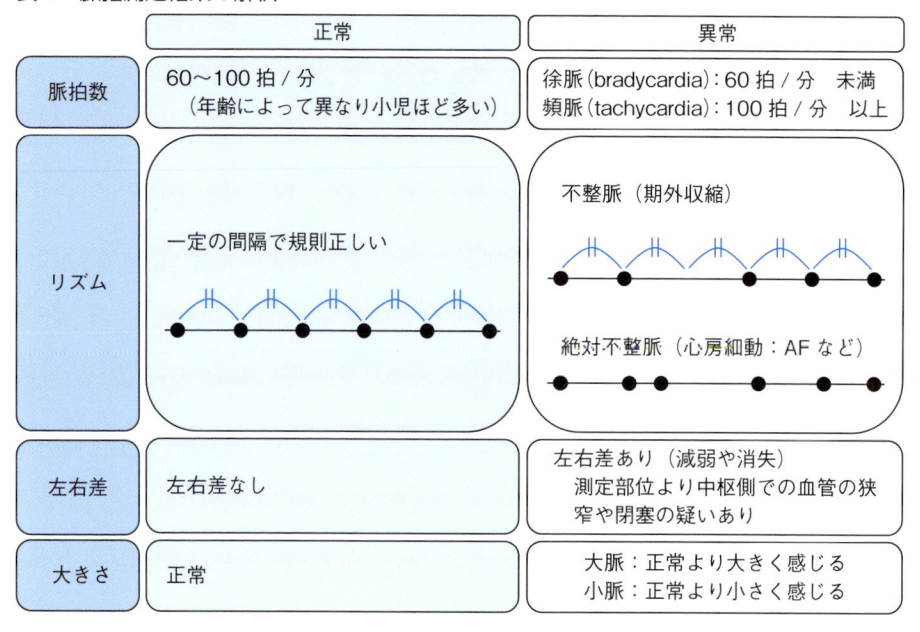

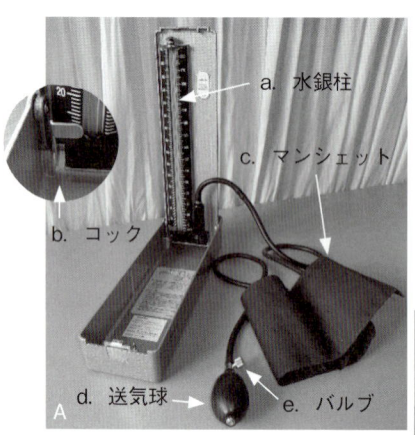

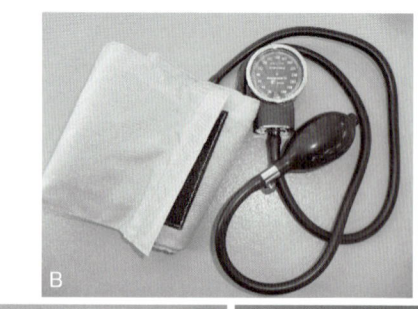

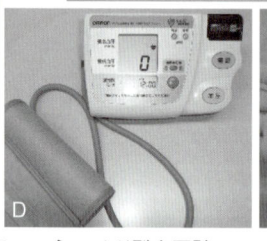

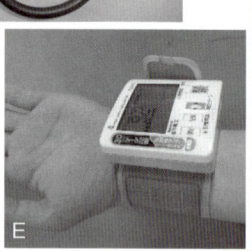

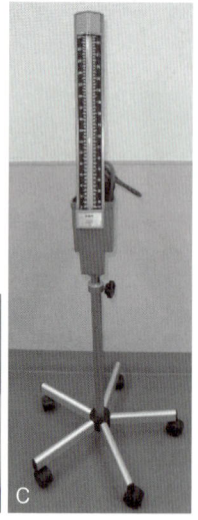

	正常	異常
脈拍数	60〜100拍/分 （年齢によって異なり小児ほど多い）	徐脈（bradycardia）：60拍/分 未満 頻脈（tachycardia）：100拍/分 以上
リズム	一定の間隔で規則正しい	不整脈（期外収縮） 絶対不整脈（心房細動：AFなど）
左右差	左右差なし	左右差あり（減弱や消失） 測定部位より中枢側での血管の狭窄や閉塞の疑いあり
大きさ	正常	大脈：正常より大きく感じる 小脈：正常より小さく感じる

A：リヴァ・ロッチ型水銀血圧計（卓上型），B：アネロイド型血圧計
C：リヴァ・ロッチ型水銀血圧計（スタンド型），D：電子血圧計（上腕用），E：電子血圧計（前腕用）
図4 血圧計の種類

a. **水銀柱**：血圧の測定の目盛り，単位は**mmHg**．

b. **コック**：移動時などに水銀柱に水銀が入らないようにコックがあり，使用時はコックを開ける．

c. **マンシェット**：動脈に圧を加える．空気が入る部分をゴム嚢，布など巻き付ける部分を圧迫帯と呼ぶ．年齢や体格によって適切な面積のマンシェットを選択する必要がある．一般成人の場合，ゴム嚢の幅が13cm，長さ22〜24cm（JIS規格）．

d. **送気球**：マンシェットに空気を送り出す．

e. **バルブ**：マンシェットへの空気の出入りを調整する．

〈聴診器〉

聴診器（図5）は，対象者の測定部位にあてる**チェストピース**と，耳に装着する**イヤーピース**，これらを繋ぐ**チューブ**から構成される（図5-A）．

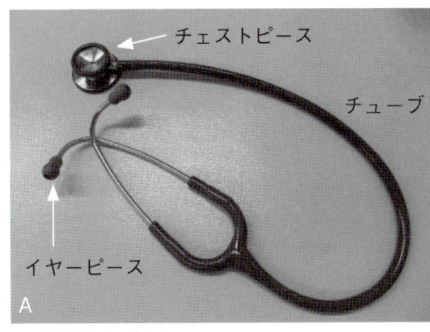

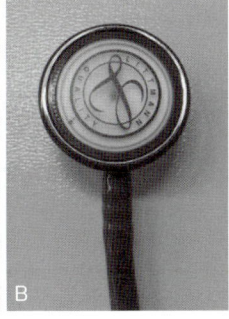

A．聴診器の名称
B．膜面（ダイヤフラム面）
C．ベル面
D．膜面とベル面の切り替え

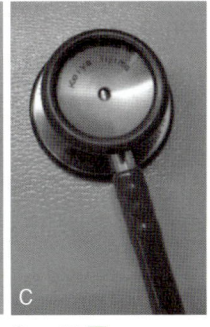

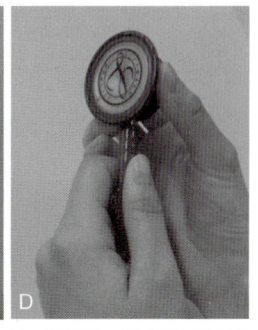

図5　聴診器

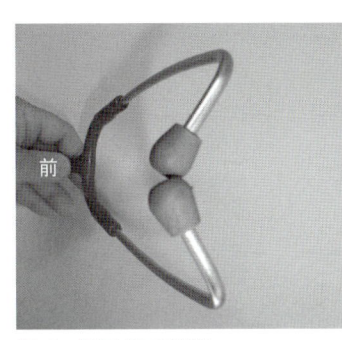

図6　聴診器の装着

チェストピースの両面が使用できるタイプは，片面を**膜面（ダイヤフラム面）**（図5-B），反対側を**ベル面**（図5-C）と呼ぶ．両面タイプの聴診器は，チェストピースとチューブの接合部を回転させ，ダイヤフラム面，ベル面での音の聴取を選択する（図5-D）．この操作を反対にすると音は聞こえないので注意が必要である．片面のみのタイプはこの操作は必要ない．聴診器を装着する際には耳穴が後方から前方に向かっているため，**イヤーピース**を後方から前方に向かうようにする（図6）．

②血圧測定を行うことを伝え了承を得る．
③聴診器，血圧計を用意して，測定環境を整える．血圧計のコックをあけておく（図4-A-b）．
④上腕を露出させるか薄手の袖を使用してもらう．袖をたくし上げる際には過度に圧迫しないように注意する．
⑤上腕動脈の位置を触診で確認する（図7）．
⑥マンシェットは心臓の高さと同じ位置に2本のチューブで上腕動脈を挟むように巻く．マンシェットの下縁は肘関節の2〜3cm上とする（図8）．
⑦マンシェットの下に指が2本入る程度の強さで巻く（図9）．
⑧聴診器を装着して2本のチューブの間からダイヤフラム面を上腕動脈に軽くあてて固定する（図10）．
⑨送気球を把持し，母指と示指で送気球のバルブを閉じて送気球を握ってマンシェットに空気を送り，加圧し水銀柱を上昇させる（図11）．水銀柱を必要な高さまで上昇させる．必要な高さとは，1）普段の血圧がわかる場合は，その収縮期血圧より20〜30mmHg程度高く加圧する．2）普段の血圧がわからない場合は，**触診法**を用いて収縮期血圧を測定し，その収縮期血圧より20〜30mmHg程度高く加圧する．
⑩送気球のバルブを少しずつ開いて，1秒間に2〜3mmHgの速度で減圧する．
⑪減圧開始時に何も聞こえないが，減圧を続けていると「トントン」という音（**コロトコフ音：Korotkoff音**）が聞こえ始める．この時点の数値が収縮期血圧である（図12）．
⑫さらに減圧を続けるとコロトコフ音が消失す

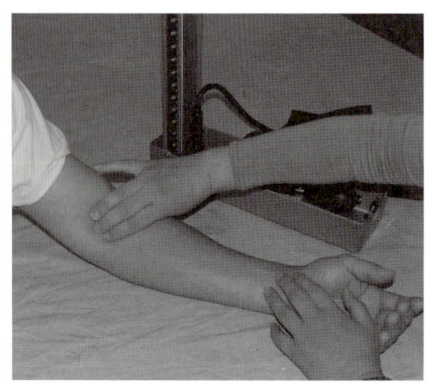

図7　上腕動脈の確認

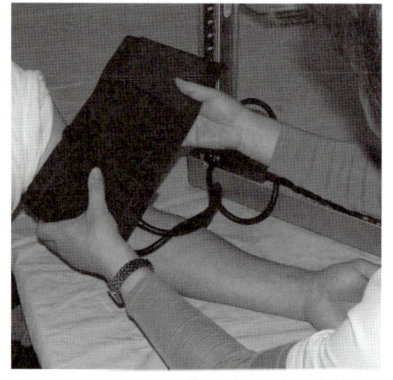

図8　マンシェットの巻き方（位置）

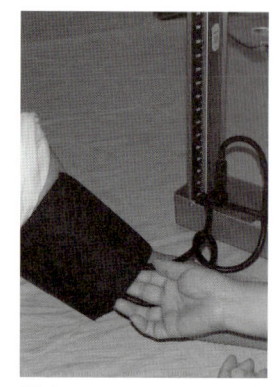

図9　マンシェットの巻き方（強さ）

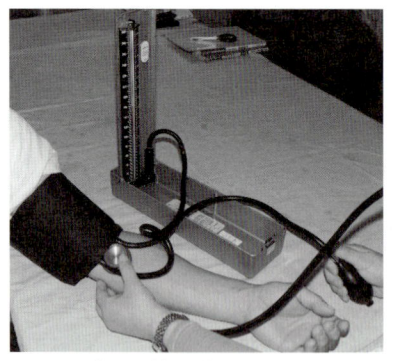

図10　血圧測定開始

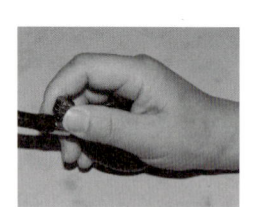

図11　送気球の使用法

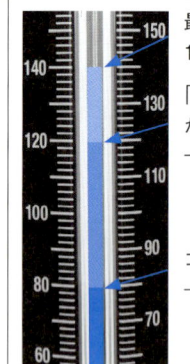

最大加圧
140～150mmHg

「トントン」コロトコフ音が聞こえる
→収縮期血圧：120mmHg

コロトコフ音の消失
→拡張期血圧：80mmHg

収縮期血圧：120mmHg，拡張期血圧：80mmHgの場合（例）
図12　加圧と減圧

> **コラム③　触診法と聴診法**
>
> 　上腕動脈などで聴診器を使用して収縮期血圧と拡張期血圧を測定する方法が聴診法，上腕動脈や橈骨動脈の拍動で収縮期血圧を測定する方法が触診法です．聴診法と触診法を併用することもできます（**図13**）．マンシェットを巻いた状態で，橈骨動脈の拍動を触知しながら加圧していくと拍動が消失します．そこから30mmHgほど加圧して減圧していくと拍動が再び出現します．この時点での血圧が収縮期血圧です．

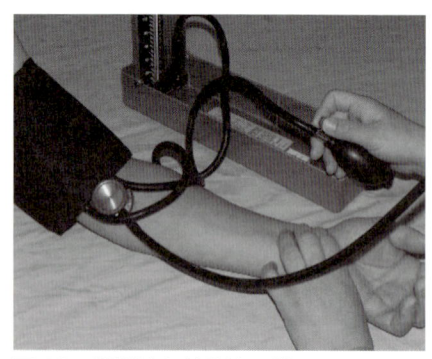

図13　聴診法と触診法の併用

る．この時点の数値が拡張期血圧である（図12）．
⑬減圧を続け，マンシェットを外して終了とする．

⑭注意事項
・被検者の上腕の過圧迫を避けるために，手際よく加圧し，適度な速度で減圧する．
・聴診器の被検者に接する部分（膜面）が冷たい時は，手であたためてから使用する．
⑮血圧測定結果の解釈（**表6**）

表6 成人における血圧値の分類（日本高血圧学会，高血圧ガイドライン2014）

	分類	収縮期血圧		拡張期血圧
正常域血圧	至適血圧	< 120	かつ	< 80
	正常血圧	120～129	かつ/または	80～84
	正常高値血圧	130～139	かつ/または	85～89
高血圧	Ⅰ度高血圧	140～159	かつ/または	90～99
	Ⅱ度高血圧	160～179	かつ/または	100～109
	Ⅲ度高血圧	≧180	かつ/または	≧110
	（孤立性）収縮期高血圧	≧140	かつ	< 90

単位：mmHg

コラム④ 水銀を用いた機器

従来から血圧計や体温計には，水銀が使用されてきました．簡便さは電子測定機器が優れていますが，水銀を使用した血圧や体温の測定は正確です．水銀とくに揮発した蒸気水銀は人体に有毒であり，機器を破損した場合などに問題が生じます．近年，電子測定機器の開発が進んだこともあり，臨床現場では血圧や体温の測定には電子機器が用いられることが多くなっています．水銀を使用した機器を用いる場合は，機器の破損による水銀の散らばりに十分注意する必要があります．

d 呼吸の評価

呼吸とは，外気から体内の細胞に**酸素**を取り込み，**二酸化炭素**を排出するガス交換現象です．肺でのガス交換を**外呼吸**，組織でのガス交換を**内呼吸**といいます．このうち呼吸の評価では**呼吸数**，**呼吸の深さ**，**呼吸パターン**などの**呼吸状態**の観察が重要となります．また，血液中の**動脈血酸素飽和度（SaO₂；arterial oxygen saturation）** からも呼吸におけるガス交換の評価が可能です．この測定には経皮的に簡便に測定できる**パルスオキシメーター**が用いられます．

(1) 観察による呼吸評価の手順
① 表情を観察し，呼吸困難感や口唇の**色の変化（チアノーゼ）** などを確認する．
② 胸鎖乳突筋などの呼吸補助筋を使用した**努力性呼吸**の有無を確認する．
③ **胸郭の動き**を観察し，左右差や肋間の陥没などの有無を確認する．
④ 呼吸数，呼吸の深さ，呼吸パターンを観察する．呼吸数は1分間測定する．
⑤ 呼吸評価結果の解釈（**表7**）

呼吸数，呼吸の深さ，呼吸パターンは，対象者が測定されていると意識してしまうと，正確に測定することができない．対象者の手首に測定者の手を添えて，脈拍を測定するような動作をすると意識させずに呼吸数などの測定をすることができる．

(2) パルスオキシメーターによる呼吸評価（経皮的酸素飽和度）

呼吸の結果，体内には酸素が取り込まれます．**動脈血酸素飽和度**は，動脈血中で酸素と結びついた**ヘモグロビン**の割合を示し，**動脈血酸素分圧（PaO₂；partial pressure of oxygen）** と相関があります．パルスオキシメーターを使用して指先などで経皮的に測定したSaO₂は別に**経皮的動脈血酸素飽和度（SpO₂；oxygen saturation as measured using pulse oximetry）** と表記されます．

【パルスオキシメーターによるSpO₂の測定手順】
① パルスオキシメーターの電源を入れる．
② 受光部を指に装着する（**図14**）．指以外に耳や前額部に装着するものもある．
③ 脈拍数とSpO₂が表示される．
④ 測定上の注意
・脈拍（脈波）の検知ができなければ測定できない．
・受光部に強い光が入らないようにする．

表7 呼吸の評価

分類		状態		代表疾患
正常		規則的 成人：12～20回/分 小児：20～30回/分 新生児：40～60回/分		
呼吸数深さ	頻呼吸 tachypnea	呼吸数25回/分以上 呼吸の深さ変化（-）		肺炎，発熱など
	徐呼吸 bradypnea	呼吸数12回/分以下 呼吸の深さ変化（-）		頭蓋内圧亢進，麻酔時など
	過呼吸 hyperpnea	呼吸数の変化（-） 呼吸の深さ↑		過換気症候群など
	多呼吸 polypnea	呼吸数↑ 呼吸の深さ↑		呼吸窮迫症候群，過換気症候群など
	減弱呼吸 oligopnea	呼吸数↓ 呼吸の深さ↓		死亡直前
	無呼吸 apnea	安静呼気時に一時的に呼吸停止		睡眠時無呼吸症候群
	チェーン・ストークス呼吸	数秒～十数秒の無呼吸→過呼吸→減呼吸→無呼吸の繰り返し		脳出血，脳腫瘍，心不全，尿毒症など
	クスマウル大呼吸	深くゆっくりした規則的な呼吸		糖尿病性ケトアシドーシス
	ビオー呼吸	深く速い呼吸が突然中断され，無呼吸となったり，元に戻ったりする．不規則．		脳腫瘍，脳外傷，髄膜炎
努力性呼吸	胸鎖乳突筋などの緊張	強い吸気努力のため呼吸補助筋の多用		呼吸不全
	鼻翼呼吸	鼻翼を張り鼻孔を広げ，喉頭を大きく下に動かす		呼吸不全
	口すぼめ呼吸	呼気時に口をすぼめる		COPD

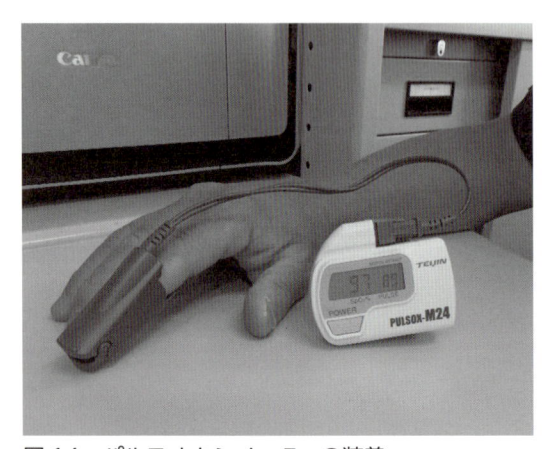

図14 パルスオキシメーターの装着

・マニキュアの塗布などがあると正確な測定ができない．

⑤ SpO_2 結果の解釈（表8）

単位は「％」，正常値は96～100％，異常値は90％以下．

e 体温の測定

通常，**体温**は体温調節機構により外界の温度変化にかかわらず一定に保たれます．身体内部では肝臓，腎臓，心臓，肺などの臓器が熱を産生することにより37度前後で安定しており，これを**核心温度**といいます．これに比べ四肢は皮膚表面積

表8 SpO₂とPaO₂の相関

SpO₂	PaO₂
98%	100Torr
90%	60Torr
88%	55Torr
75%	40Torr
50%	27Torr

Torr≒mmHg
60Torr以下：呼吸不全
60〜70Torr：準呼吸不全

が大きく，外気温に左右され，外殻温度といわれます．身体内部の温度を測定するためには，内部に直接温度計を入れるか，心臓から駆出される動脈血が近くを通る部位の温度を測ることが必要です．これらのことから，体温の測定部位は**直腸**，**口腔**，**腋窩**，**鼓膜**などです．一般的に**直腸温**が最も高く，次いで**鼓膜温**，**口腔温**，**腋窩温**とされています．体温の測定方法には，**実測式**と**予測式**の2種類があります．実測式は平衡温になるまで計測する方法です．平衡温になるまでの時間は**腋窩で10分以上，口腔内で5分以上**です．予測式は体温計の感温部の温度上昇のしかたからマイクロコンピュータ（**電子体温計**）で予測値を求めるものです．15秒程度から90秒程度まで測定時間による種類があります．予測式と実測式を兼用するタイプの電子体温計もあります．電子体温計は計測部位に基づき予測のプログラムが作成されています．腋窩用，口腔用など測定部位に応じた電子体温計を使用することが必要です．最近では，血圧計の項でも記したように，人体に有害である水銀を使用した体温計は少なくなってきました．

【体温の測定手順（腋窩温）】
①腋窩の発汗を確認する．汗で濡れている場合はタオルで拭き取る．

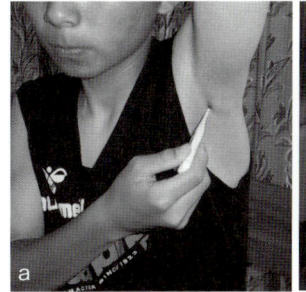

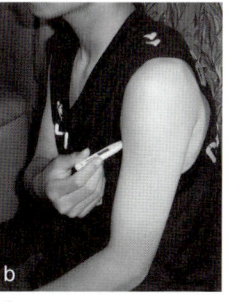

図15 体温計の当て方（腋窩）

②腋窩動脈の近傍にある腋窩中央部の深いくぼみに感温部が当たるようにする（**図15a**）．
③腋窩と上腕を密着させて腋窩に閉鎖腔をつくる．体温計が腋窩深部に当たるように体温計は30〜40度程度上に向ける（**図15b**）．
④実測式の場合は10分，予測式の場合は電子体温計の推奨時間（15〜90秒程度）の後，体温計の数値を読み取る．
⑤体温計は基本的に個人所有にする．複数で使用する場合は，計測前後で消毒をする．
⑥結果の解釈

健康な状態での体温は**平熱**といわれ，個人によって異なる．普段から体温を測り平熱を確認しておき，平熱以上を発熱と判断する．一般的な腋窩での平熱は36.5度から37度程度である．体温は日内変動，月内変動などもあるため，必要に応じて定期的に測定しておくことも必要である．

第4章 文献

1) 入江聰五郎：バイタルサインからの臨床診断（宮城征四郎 監），羊土社，2011．
2) 中村明美：はじめてのバイタルサイン，メディカ出版，2013．
3) 田中裕二 編：わかって身につくバイタルサイン，学研，2013．

（山路雄彦）

5章 形態計測

Ⅰ. 理学療法に必要な形態形測
Ⅱ. 形態形測の実際

I. 理学療法に必要な形態計測

はじめに

形態計測で学習するポイントは，以下の3つです．
- 形態計測の意義
- 形態計測に必要なランドマーク
- 各種形態計測の方法

形態計測は，身体各部を体表から器具を使用して，その長さ，太さ，厚さ，重さなどを測定することをいいます．形態計測の結果から，左右差や個体差を明らかにすることが可能となります．また，形態計測の結果は，義肢，装具，車いすなどを作製する際にも重要な情報となります．

1 形態計測とは

形態とは，生物や機構などの組織体を外から見たかたちやありさまのことを意味します．このことから，形態計測とは，身体の外部から器具を使用して，そのかたちを明らかにするために行う計測のことを指します．形態計測では，身体各部の長さ，太さ，厚さ，重さを計測します．

2 形態計測にはどのような意味があるのか？

形態計測の結果より，対象者の標準からの逸脱の程度を明らかにすることができます．たとえば，対象者の体重を計測することにより，対象者が標準的な体重なのか，それとも標準から逸脱しているのかがわかります．また，下肢の長さを計測して，下肢の長さの左右差を比較検討することができます．さらに，下肢の太さの計測であれば，筋の発育状態や萎縮の程度などがわかります．

3 なぜ形態計測が必要なのか？

形態計測から得られた標準からの逸脱の程度により，対象者の健康状態や栄養状態などの程度を明らかにすることができます．身体各部の長さや太さを計測することにより，対象者に現れている姿勢や動作の特徴を説明する基本的な情報を得ることができます．このような形態計測から得られた結果は，理学療法の特に臨床思考過程を進めるうえで重要な基本情報となります．さらに，形態計測の結果は，義肢，装具，車いすなどを作製するために必要な情報となります．

4 形態計測で何がわかるのか？

形態計測からわかることは，身体各部の長さ，太さ，厚さ，重さです．

a 身長

身長とは，直立したときの床面から頭頂までの距離のことです．立位だけではなく，背臥位でも計測することがあります．身体発育の最も基本的

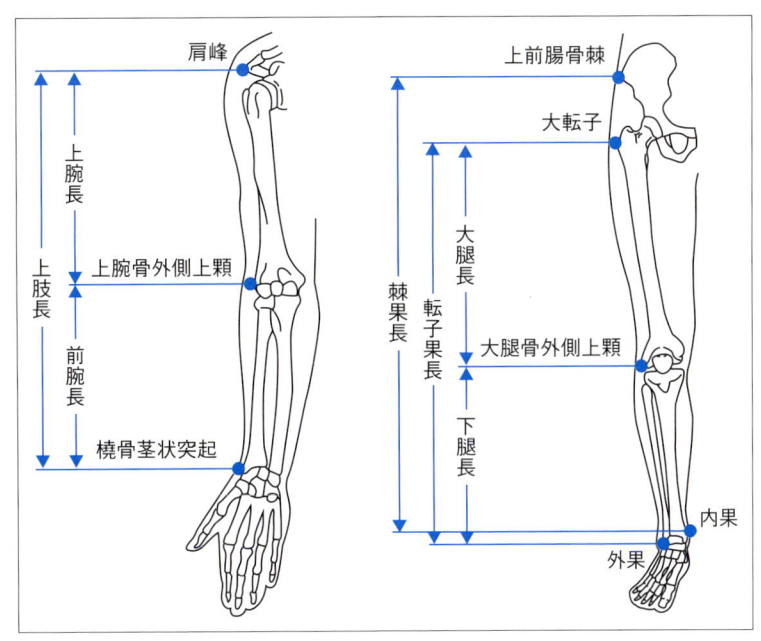

図1 四肢長・肢節長とランドマーク

な指標であり，種々の**体格指数**の算出にも使用されます．

ⓑ 体重

体重とは身体の重量です．発育の程度や栄養状態を知るうえで重要な指標であり，身長と同様に種々の体格指数の算出に使用されます．

ⓒ 四肢長・肢節長（図1）

四肢長とは左右の上下肢の完全伸展位の長さのことです．**上肢長**と**下肢長**があります．さらに下肢長には**棘果長**と**転子果長**があります．**肢節長**とは，肢節単位の長さのことです．上肢では，**上腕長**，**前腕長**，**手長**，下肢では，**大腿長**，**下腿長**，**足長**があります．さらに左右の両上肢で計測する**指極長**があります．四肢長，肢節長の計測には，目印となるランドマークが必要です．

ⓓ 身体各部の周径

周径とは太さのことです．**四肢周径**においては，上肢では**上腕周径**，**前腕周径**，下肢では**大腿周径**，**下腿周径**があります．体幹・骨盤では**胸囲**，**腹囲（ウェスト周径）**，**殿囲（ヒップ周径）**があります．

ⓔ 切断肢の長さと周径

切断では，切断され残された肢の部位を**断端**といいます．断端の長さを**断端長**，断端の周径を**断端周径**と呼び，その計測方法は，肢がある通常の場合とは異なります．上肢切断の場合の長さの計測には，**上肢実用長**，**上腕断端長**，**前腕断端長**があり，下肢切断の場合の長さの計測には，**下肢実用長**，**大腿断端長**，**下腿断端長**があります．断端周径については，上肢では**上腕断端周径**，**前腕断端周径**，下肢では**大腿断端周径**，**下腿断端周径**があります．

ⓕ 皮下脂肪厚（皮脂厚）

皮下脂肪厚（皮脂厚）は，上腕，肩甲下部，腹部の**皮下脂肪**の厚さを計測します．

Ⅱ．形態計測の実際

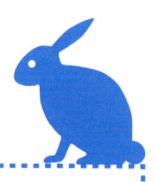

> **はじめに**
> 形態計測では，身体各所を計測します．このためには計測の指標となるランドマークが重要です．本章では，主に長さ，太さ（周径）をメジャーによって計測することを学習します．ランドマークおよび測定方法を理解して，メジャーの使用方法を習得することが必要となります．

1 形態計測の進め方

①同一種目の計測は，1名の理学療法士が行うことが望ましい．

②計測時刻は，運動負荷の影響や日内変動などを考慮する必要がある．可能な限り，同一時刻が望ましい．

③測定部位は原則として**露出**させる．このため，室温の管理に配慮することやパーテーション，カーテンなどを使用して**プライバシー**に配慮することが必要となる．

④計測にあたっては，対象者に説明を行い，同意を得る．

⑤四肢長，四肢周径，断端長，断端周径などの計測には，身体で動くことのない指標である**ランドマーク**が必要となる（図1，表1）．ランドマークは，上肢では**肩峰，腋窩下縁，上腕骨外側上顆，橈骨茎状突起，尺骨茎状突起，母指先端，第3指先端**などがある．下肢では，**大転子，大腿骨外側上顆，膝蓋骨，膝関節外側裂隙，外果，内果，踵後端，第2趾（最も長い趾の先端）**などがある．さらに，体幹・骨盤では**乳頭，第12肋骨，腸骨陵，上前腸骨棘，坐骨結節**などがある．これらのランドマークを触知することができなければ，正確な形態計測を行うことができない．

⑥メジャー使用上の注意

- 長さや周径を計測するために**メジャー**が使用される．形態計測には，身体に接触させるため，布やビニール製の**テープメジャー**が使用される．テープメジャー単独のもの，巻き取り式のテープメジャー（巻尺）を総称してメジャーと呼んでいるようである（**図2**）．
- 適切な長さのメジャーを使用する．指極長や身長を計測するためには，2m程度のメジャーが必要である．
- 単位はcmであり，小数点以下1桁まで読み取る．

> **コラム①**
> **ランドマークとは**
> ランドマークとは英語でlandmarkであり，もともとは陸上の目印などの意味です．形態計測だけでなく，関節可動域測定などいろいろな測定・介入に使用されます．

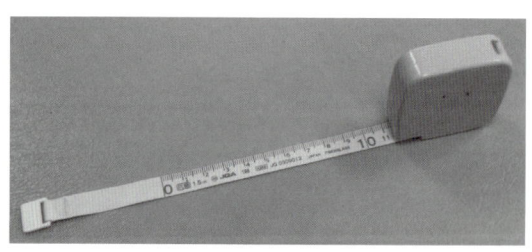

図2　メジャー

表1 ランドマークと確認方法・使用される形態計測

ランドマーク	確認方法	形態計測
肩峰	上腕骨頭の上方で骨の段差として触れることができる．ランドマークは肩峰の中央とする	上肢長，上腕長
腋窩下縁	腋窩下縁	上肢実用長，上腕断端長，上腕断端周径
上腕骨外側上顆	肘関節屈曲位で最外側に触知できる突起	上腕長，前腕長，前腕断端長，前腕断端周径
橈骨茎状突起	前腕遠位橈側の突起部	上肢長，前腕長，手長
尺骨茎状突起	前腕遠位尺側の突起部	手長
母指先端	手指母指先端	上肢実用長
第3指先端	手指第3指先端	上肢長，手長，指極長
大転子	腸骨稜に同側の手関節近くの手掌面を置き，第3指指尖に大転子が触知できる	転子果長，大腿長，殿囲
大腿骨外側上顆	大腿外側下方に突起部を触れることができる	大腿長，下腿長
膝蓋骨	膝関節前面で皿状の骨を触知できる	大腿周径
膝関節外側裂隙	伸展位にて膝蓋骨下縁の部分が膝関節外側裂隙に相当する	大腿長，下腿長，下腿断端長，下腿断端周径
外果	外果は腓骨下端部の膨隆部	転子果長，下腿長
内果	内果は脛骨下端部の膨隆部	棘果長
踵後端	踵骨後端	足長
第2趾あるいは最も長い趾の先端	足趾の第2趾先端あるいは足趾で最も長い趾の先端	足長
乳頭	乳頭	胸囲
第12肋骨	体幹側面で最下部にある肋骨	腹囲
腸骨陵	体幹側面中央部付近で触れる骨性の隆起	腹囲，殿囲
上前腸骨棘	腸骨の最前方に位置する突起部	棘果長
坐骨結節	立位で股関節屈曲させたときに触れることができる	下肢実用長，大腿断端長，大腿断端周径

- 巻き取り式のメジャーを使用する場合には，予め必要な長さを引き出しておいて使用する．

2 形態計測の方法

ⓐ 身長
① **身長計**を使用して立位で計測する．立位がとれない場合などは，臥位にてメジャーを使用して計測することも可能．
② 身長計の**尺柱**に踵，殿部，背部をつけて直立して，顎を引いて**耳眼水平位**（**耳珠点上縁**と**眼窩下縁**が水平）をとり**カーソル**を**頭頂**にあてる．
③ 身長計がない場合には，壁を尺柱，三角定規をカーソルとして，メジャーで床面からカーソルまでの身長を計測することができる．
④ 単位はcmであり，小数点以下1桁まで読み取る．

ⓑ 体重
① 体重計を使用して計測する．
② 計測前1時間程度は飲食を避け，排尿，排便をすませておく．
③ 裸体が望ましいが，できるだけ薄着で計測する．この際，室温調整に注意する．

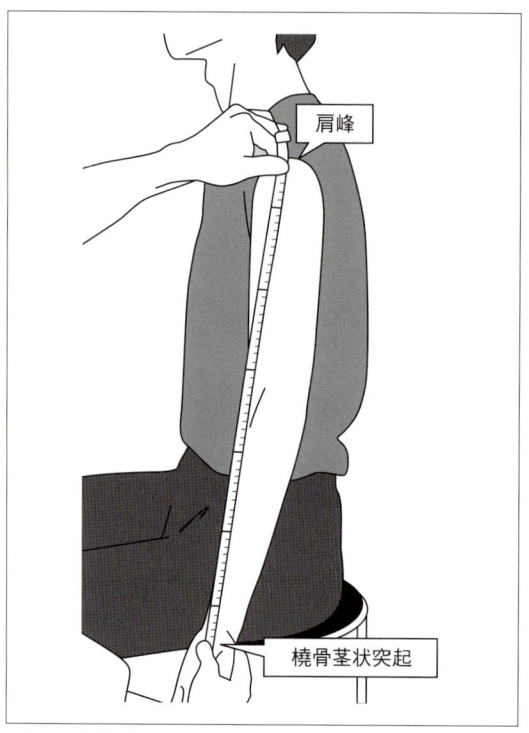

図3　上肢長

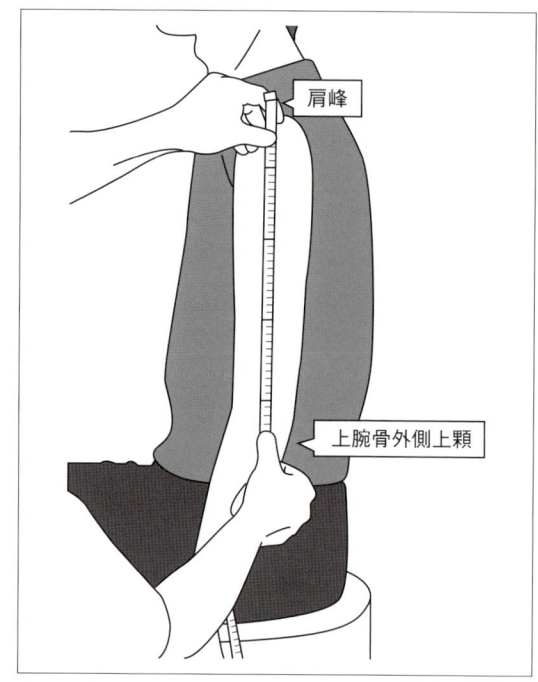

図4　上腕長

> **コラム②　体格指数とは**
>
> 体格指数とは身長と体重から算出される指数です．BMI（body mass index），カウプ指数，リビー指数，ローレル指数，丹治指数などさまざまな体格指数があります．BMIは臨床で広く使用されている体格指数であり，肥満の指標です．体重（kg）／身長（m）×身長（m）で算出します．判定基準は，18.5未満：低体重（やせ），18.5以上25未満：標準体重（普通），25以上30未満：肥満（1度），30以上35未満：肥満（2度），35以上40未満：肥満（3度），40以上：肥満（4度）となります．

④体重計のゼロ設定を正確に行う．デジタル体重計は電源を入れる．
⑤静かに体重計の中央に立ち，体の動揺を極力減らして静止姿勢をとる．
⑥単位はkgであり，小数点以下1桁まで読み取る．デジタル体重計の場合は，数g～数十gの目盛りで読み取ることが可能．
⑦車いす用の体重計なども使用することがある．

C 四肢長・肢節長

(1) 上肢長（図3）
①計測肢位は，立位もしくは座位で体側に上肢を下垂し，肘関節伸展，前腕回外，手関節中間位をとる．立位，座位がとれない場合は，背臥位で計測する．肩関節内旋の程度で長さが変化するので注意を要する．
②ランドマークは肩峰と橈骨茎状突起であり，この間の最短距離を計測する．橈骨茎状突起に代わり，第3指先端で計測する場合もある．

(2) 上腕長（図4）
①計測肢位は，上肢長と同じである．
②ランドマークは肩峰と上腕骨外側上顆であり，この間の最短距離を計測する．

(3) 前腕長（図5）
①計測肢位は，上肢長と同じである．前腕回内の程度により長さが変化するので注意を要する．
②ランドマークは上腕骨外側上顆と橈骨茎状突起であり，この間の最短距離を計測する．

(4) 手長（図6）
①計測肢位は，手指伸展位である．

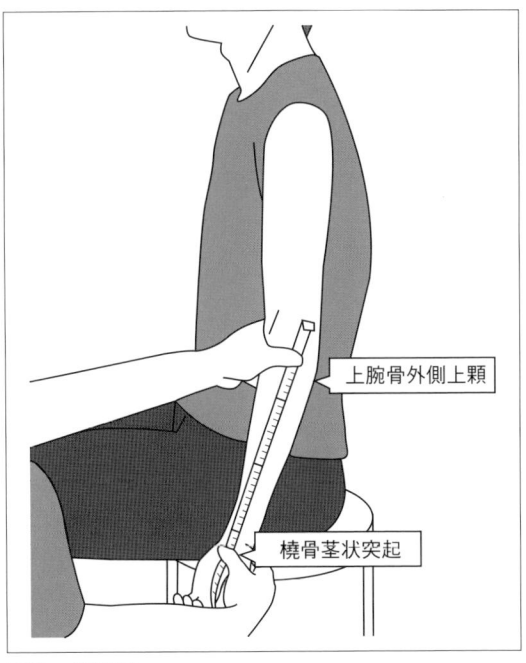

図5 前腕長

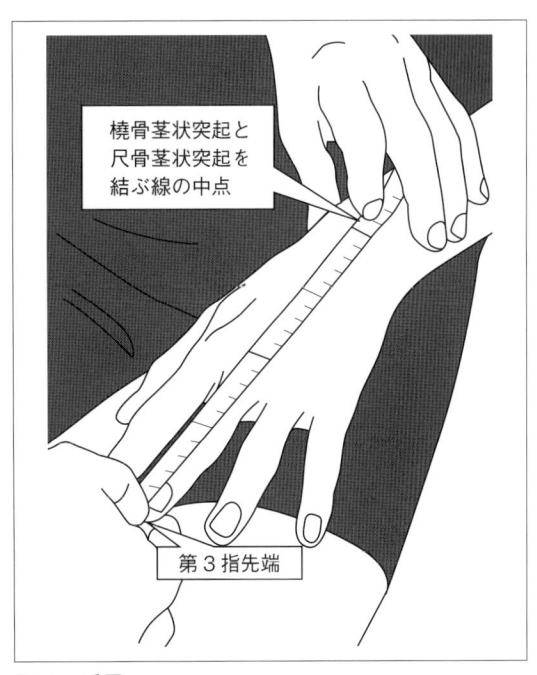

図6 手長

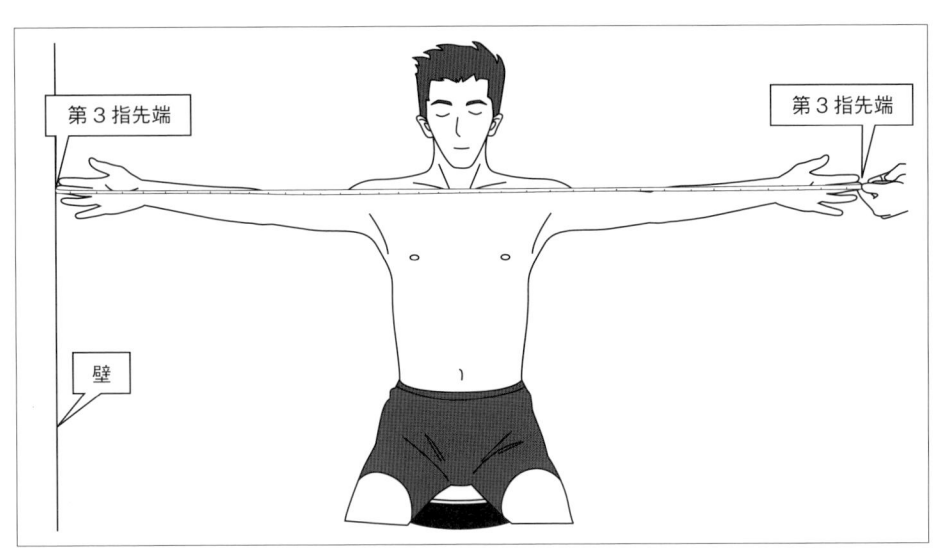

図7 指極長

②ランドマークは橈骨茎状突起と尺骨茎状突起を結ぶ線の中点と第3指先端であり，この間の距離を計測する．

(5) 指極長（図7）

①計測肢位は，立位もしくは座位で両肩関節90度外転・外旋位，両肘関節伸展位，前腕回外位，両手指伸展位をとる．立位，座位がとれない場合は背臥位で計測する．

②ランドマークは両側第3指先端であり，この間の距離を計測する．

③2名の測定者で測定する．図7のように1名の測定者の場合は，片側の手指でメジャーを壁に止めておくようにする．

④指極長は，肩幅と左右の上肢長を加えたもので概ね身長に等しい値となる．近年の若年者は指極長のほうが長い傾向にある．両下肢切断者の身長の推定などにも応用可能である．

⑤計測肢位をとり，左右の胸骨上部と第3指先端

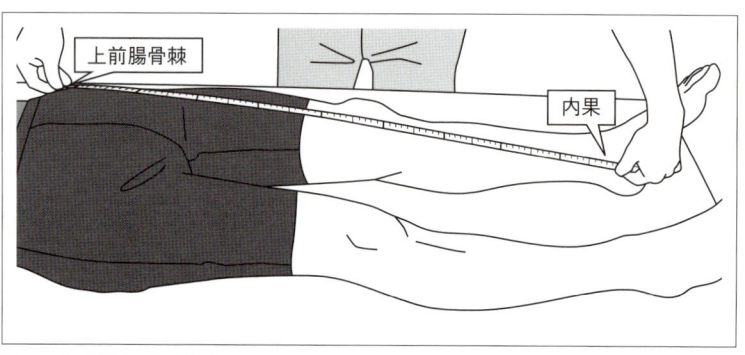

図8　下肢長：棘果長

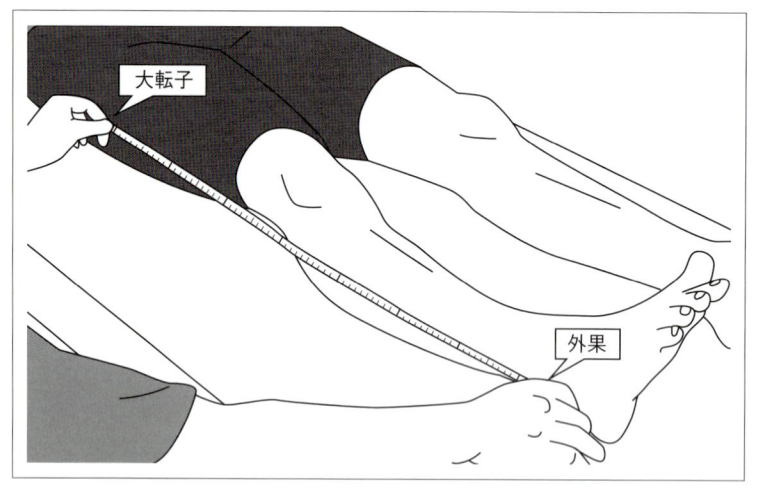

図9　下肢長：転子果長

の距離を別々に計測して，両側計測値を加算しても求めることができる．

(6) 下肢長

a. 棘果長（図8）

① 棘果長は，**SMD（spino-malleolus distance）** と略される．
② 測定肢位は，背臥位で骨盤水平位，股関節伸展位，股関節内外転および内外旋中間位，膝関節伸展位をとる．
③ ランドマークは上前腸骨棘と内果であり，この間の最短距離を計測する．

b. 転子果長（図9）

① 転子果長は，**TMD（trochanto-malleolus distance）** と略される．
② 測定肢位は棘果長と同じである．
③ ランドマークは大転子と外果であり，この間の最短距離を計測する．

(7) 大腿長（図10）

① 計測肢位は，下肢長と同じである．
② ランドマークは大転子と大腿骨外側上顆であ

**コラム③
棘果長と転子果長**

棘果長に左右差があり，転子果長が同じである場合は，上前腸骨棘と大転子との間，とくに股関節に問題があることを示しています．大腿骨頭の位置の異常や大腿骨頸部骨折などが考えられます．転子果長も棘果長もともに左右差がある場合は，大転子より下部の下肢に問題があることが推察されます．下肢長に左右差があることを脚長差と呼びます．一般的には脚長差は2cmまでは跛行は目立たないといわれています．

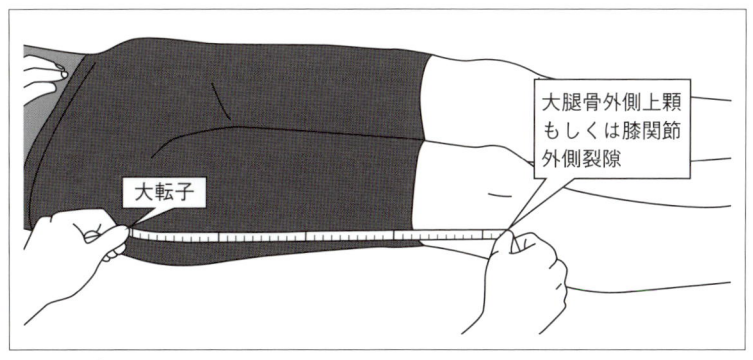

図10　大腿長

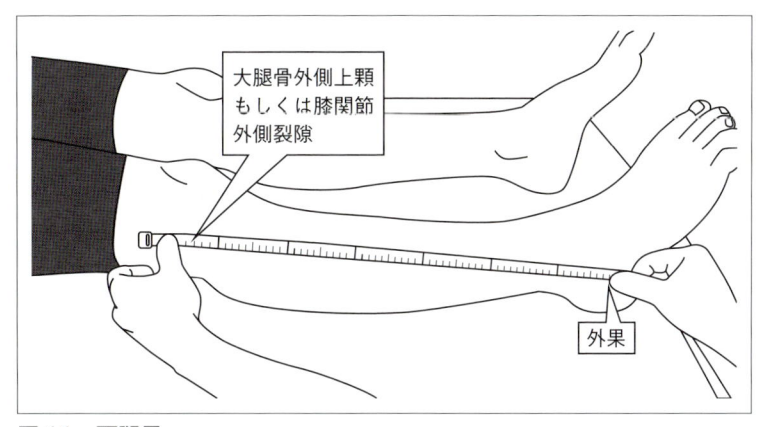

図11　下腿長

り，この間の距離を計測する．大腿骨外側上顆の代わりに膝関節外側裂隙で計測する場合もある．

(8) 下腿長（図11）

①計測肢位は，下肢長と同じである．

②ランドマークは大腿骨外側上顆と外果であり，この間の距離を計測する．大腿骨外側上顆の代わりに膝関節外側裂隙で計測する場合もある．

(9) 足長（図12）

①計測肢位は，足関節底背屈中間位をとる．

②ランドマークは踵後端と第2趾あるいは最も長い足趾の先端であり，この間の距離を計測する．

d 身体各部の周径

(1) 上腕周径（図13）

　上腕周径には**肘伸展位上腕周径**と**肘屈曲位上腕周径**があります．

a．肘伸展位上腕周径（図13a）

①計測肢位は，立位もしくは座位で体側に上肢を

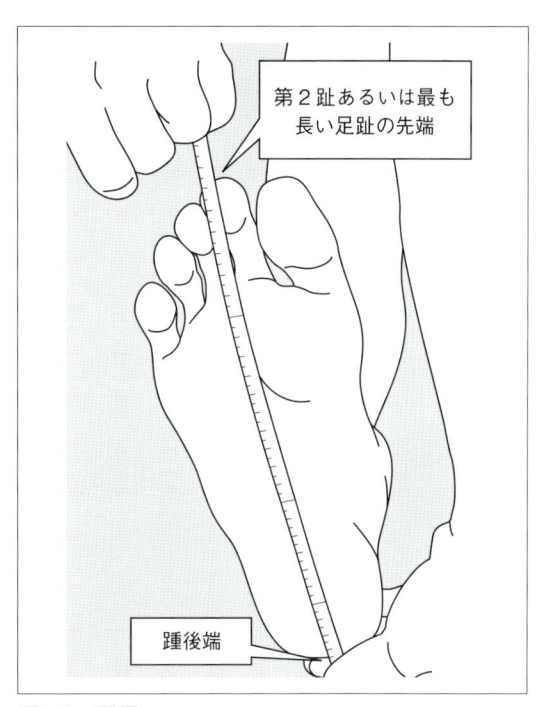

図12　足長

a. 肘伸展位上腕周径　　　b. 肘屈曲位上腕周径

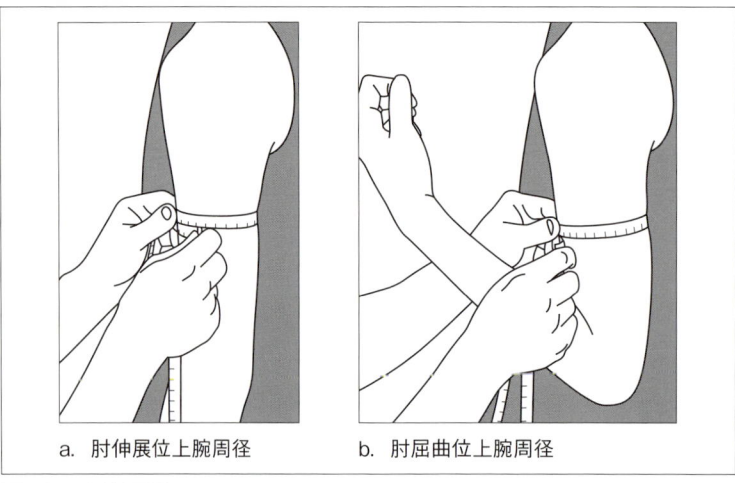

図13　上腕周径

a. 最大前腕周径　　　b. 最小前腕周径

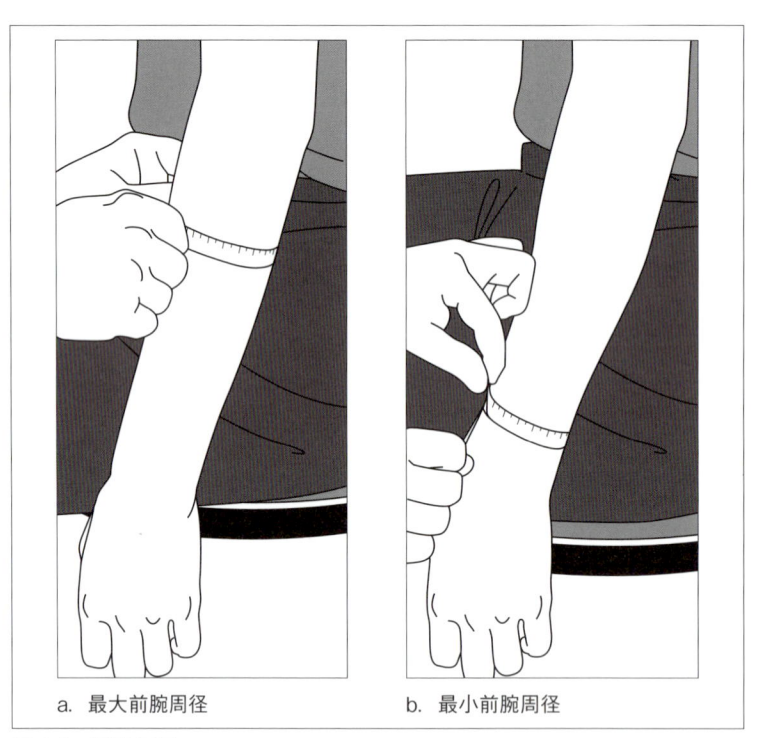

図14　前腕周径

　下垂し，肘関節伸展位で手掌面を内側に向けて上肢の筋を弛緩させる．立位，座位がとれない場合は，背臥位で計測する．
②上腕二頭筋の最大膨隆部の周径を計測する．

b．肘屈曲位上腕周径（図13b）
①計測肢位は，立位もしくは座位で体側に上肢を下垂し，肘関節を力強く屈曲させる．立位，座位がとれない場合は，背臥位で計測する．
②上腕二頭筋の最大膨隆部の周径を計測する．

(2) 前腕周径（図14）
　前腕周径には**最大前腕周径**と**最小前腕周径**があります．

a．最大前腕周径（図14a）
①計測肢位は，上腕周径と同じある．
②前腕部の最も太い部分の最大膨隆部の周径を計測する．一般的には前腕近位部であることが多い．

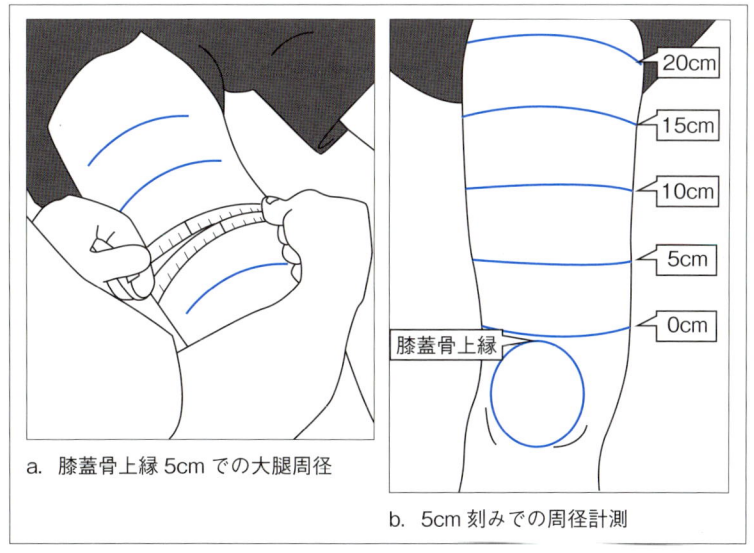

図15 大腿周径
a. 膝蓋骨上縁5cmでの大腿周径
b. 5cm刻みでの周径計測

図16 下腿周径 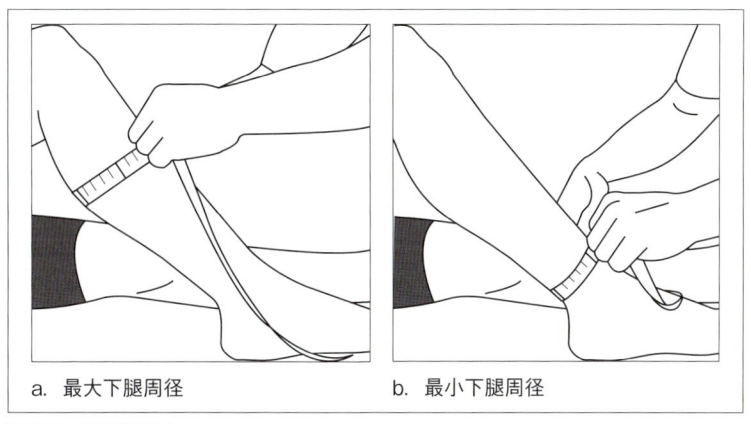
a. 最大下腿周径
b. 最小下腿周径

b. 最小前腕周径（図14b）
①計測肢位は，上腕周径と同じある．
②前腕部の最も細い部分の周径を計測する．一般的には，前腕遠位部の橈骨茎状突起部と尺骨茎状突起部の直上部であることが多い．

(3) 大腿周径（図15）
①計測肢位は，背臥位で股関節軽度外転位，膝関節伸展位をとる(図15a)．股関節外転の程度は，計測のために大腿内側にメジャーを入れたときに，メジャーや検査者の手が反対側大腿部にぶつからない程度．
②**膝蓋骨上縁0cm，膝蓋骨上縁から5cm上方，同10cm上方，同15cm上方，同20cm上方**の周径を計測する（図15b）．

> **コラム④　膝蓋骨上縁から5cm刻みで計測する意味**
>
> 膝蓋骨上縁0cm周囲は膝関節の腫脹の程度を反映します．膝蓋骨上縁から5〜10cmは内側広筋，同10〜15cmは外側広筋，同15〜20cmは大腿全体の筋群の萎縮を反映します．

(4) 下腿周径（図16）
下腿周径には**最大下腿周径**と**最小下腿周径**があります．

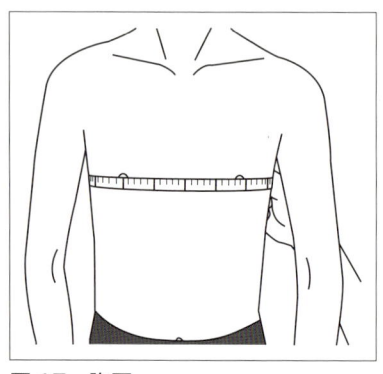

図17　胸囲

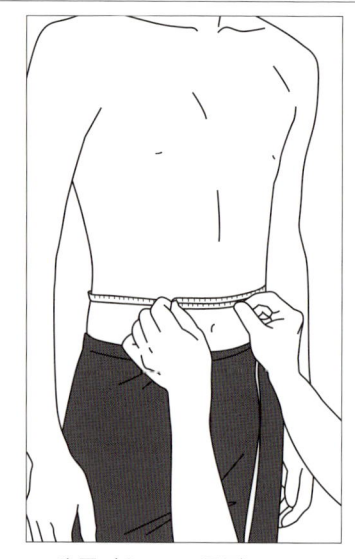

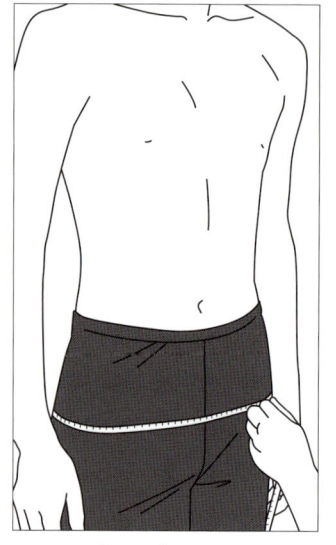

a. 腹囲（ウェスト周径）　　b. 殿囲（ヒップ周径）

図18　腹囲（ウェスト周径）と殿囲（ヒップ周径）

> **コラム⑤　下腿周径とは**
>
> 下腿周径は慢性症状としての浮腫を反映します．最大下腿周径は下腿三頭筋の萎縮，最小下腿周径は足関節捻挫などの腫脹を反映します．

> **コラム⑥　メタボリックシンドロームの診断基準**
>
> 腹囲（ウェスト周径）が男性85cm以上，女性90cm以上で，以下の①～③の2つ以上の条件を満たすものをメタボリックシンドロームとします．
> 　①収縮期血圧130mmHg以上，または拡張期血圧85mmHg以上
> 　②空腹時血糖110mg/dL以上
> 　③中性脂肪150mg/dL以上，または，HDLコレステロール40mg/dL未満

a．最大下腿周径（図16a）
①計測肢位は，背臥位で床面（ベッド）で下腿三頭筋が圧迫されないように膝関節軽度屈曲位をとる．
②下腿の最大膨隆部（腓腹筋最大部位）の周径を計測する．

b．最小下腿周径（図16b）
①計測肢位は，最大下腿周径と同じである．
②内果，外果の直上の最も細い部分の周径を計測する．

(5) 胸囲（図17）
①計測肢位は，座位もしくは立位で上肢を体側に下垂位をとる．座位，立位がとれない場合は背臥位で計測する．
②乳頭と肩甲骨下角の高さの水平線の周径を計測する．安静呼吸の呼気終了後に計測する．

③**最大吸気時**と**最大呼気時**の周径の差が**胸郭拡張差**であり，**胸郭の拡張性**や**呼吸機能**の評価となる．**腋窩，剣状突起，第10肋骨**の各々の高さで計測する．

(6) 腹囲（ウェスト周径）・殿囲（ヒップ周径）（**図18**）

腹囲（ウェスト周径）（図18a）
①計測肢位は，座位で上肢を体側に下垂位をとる．
②第12肋骨と腸骨陵の間を通る水平線で最も細い部分を計測する．安静呼吸の呼気終了後に計測する．

殿囲（ヒップ周径）（図18b）

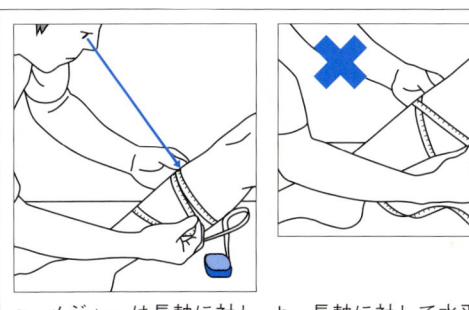

a. メジャーは長軸に対して垂直に巻き，メジャーを水平に読み取る
b. 長軸に対して水平に巻いていない

図19 メジャーの巻き方と読み方

a. 最初は軽く締め付けて巻く
b. 次にややゆるめることで張力を一定にする

図20 メジャーの調節

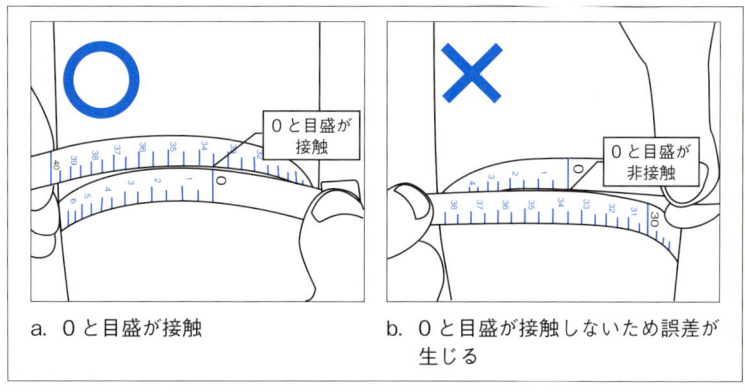

a. 0と目盛が接触
b. 0と目盛が接触しないため誤差が生じる

図21 メジャー読み取り時の注意

コラム⑦　周径計測のコツ

周径を正確に計測するためには，メジャーの使用方法にいくつかのコツ（注意事項）があります．以下のコツをつかむと計測時の誤差を小さくすることができます．
①メジャーは計測する部位の長軸に垂直に巻き，そのメジャーを水平位で読み取ります（**図19**）．
②メジャーにかかる張力を一定にするために，計測の最初に軽くメジャーを締めて巻き，次にメジャーが落ちない程度にゆるめてから計測します（**図20**）．
③メジャーによって目盛の印刷の仕方が違います．計測前に目盛を確認しておき，計測時に0と目盛が接触するようにメジャーを巻くことが大切です（**図21**）．

①計測肢位は，座位で上肢を体側に下垂位をとる．
②殿部の最大突出部で大転子と上前腸骨棘の間を通る水平線で計測する．

e 切断肢の長さと周径

切断端の長さを計測することにより，**ソケット**や義肢の長さを決めることができます．また，断端周径を計測することにより，**断端の成熟度**や**浮腫**の程度を把握し，**ソケットとの適合性**などを評価することができます．

(1) 上肢実用長（**図22a**）

健側**腋窩下縁**から健側**母指先端**までの距離を計測する．**義手**の長さの参考とする．

(2) 上腕断端長（**図22b**）

腋窩下縁から断端先端までの距離を計測する．

(3) 前腕断端長（**図22c**）

上腕骨外側上顆から断端先端までの距離を計測する．

(4) 下肢実用長（**図23a**）

健側坐骨結節から足底あるいは床面までの距離

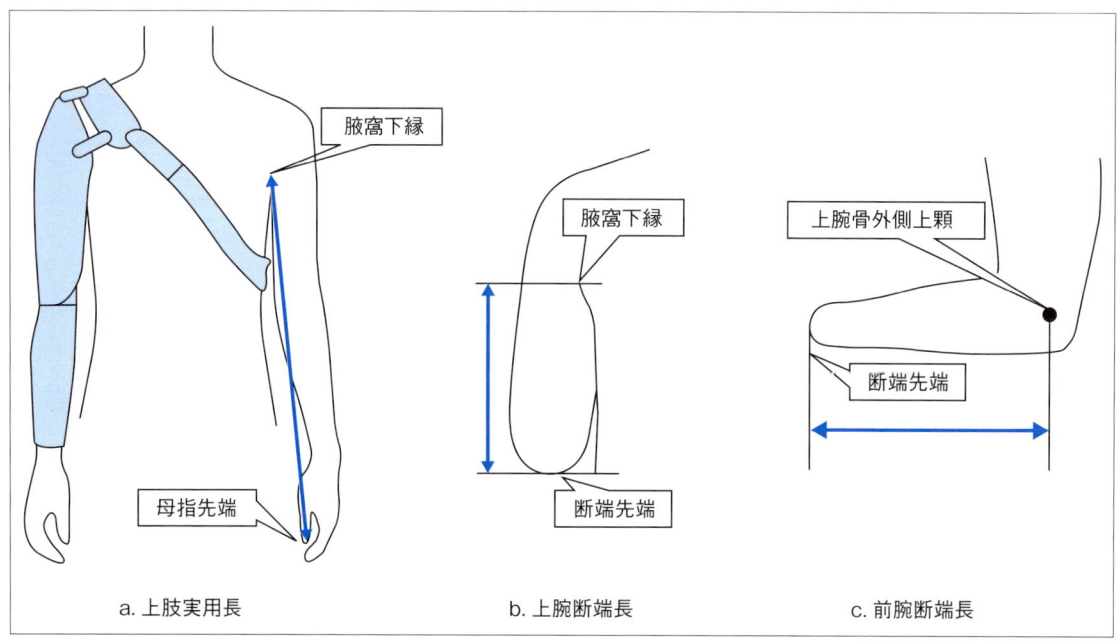

図22 上肢切断の長さ計測

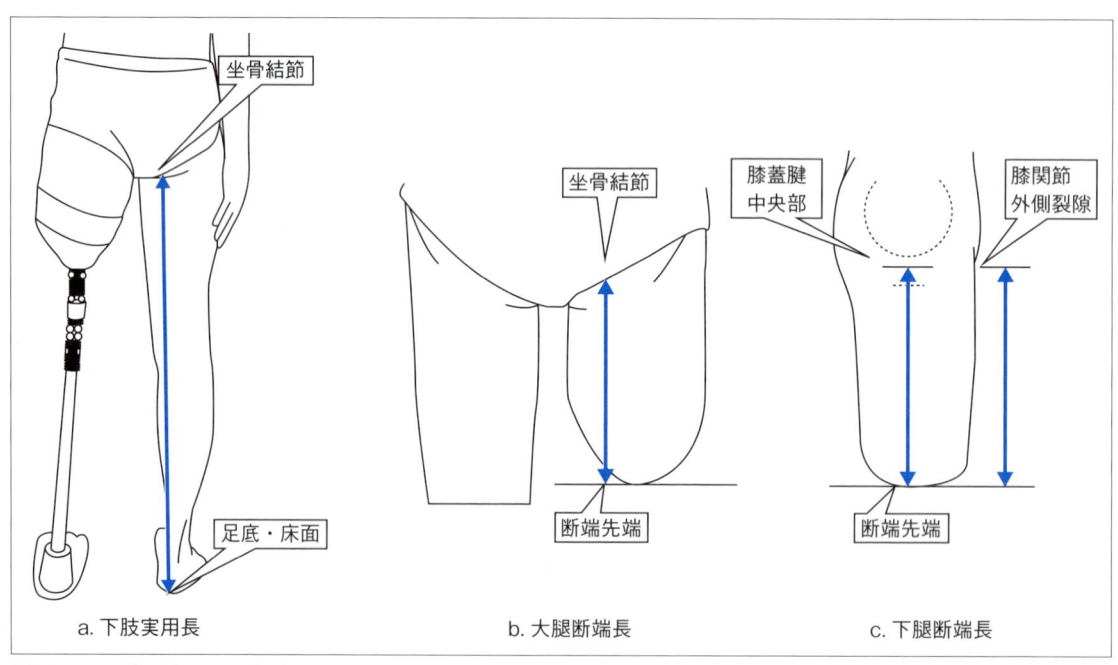

図23 下肢切断の長さ計測

を計測する．義足の長さの参考とする．
(5) 大腿断端長（図23b）
　坐骨結節から断端先端までの距離を計測する．
(6) 下腿断端長（図23c）
　膝関節外側裂隙から断端先端までの距離を計測する．膝関節外側裂隙の代わりに**膝蓋腱中央部**から計測する場合も多い．

(7) 上腕断端周径
　腋窩下縁から断端先端までを 2.5cm 間隔で上腕周径を計測する．
(8) 前腕断端周径
　上腕骨外側上顆から断端先端までを 2.5cm 間隔で前腕周径を計測する．

a. 上腕後部　　　　　　b. 肩甲骨下部

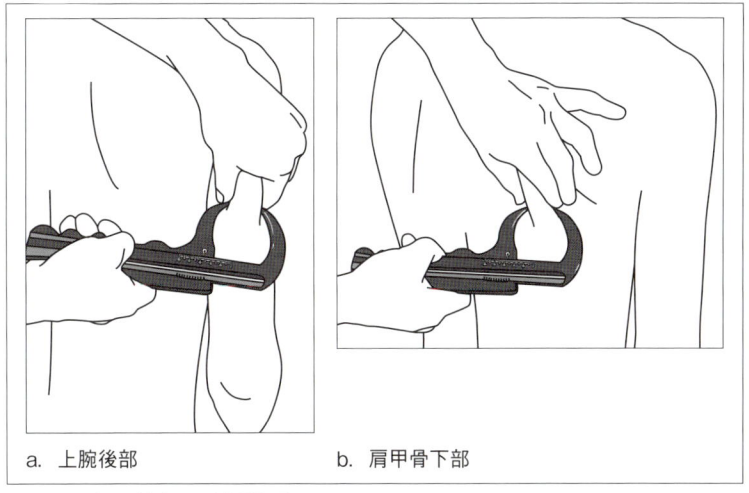

図24　皮下脂肪厚（皮脂厚）

(9) 大腿断端周径

坐骨結節から断端先端までを 5cm 間隔で大腿周径を計測する．断端の短い**短断端**では 2.5cm 間隔で計測する．

(10) 下腿断端周径

膝関節外側裂隙または膝蓋腱中央部から断端先端までを 5cm 間隔で下腿周径を計測する．断端の短い短断端では 2.5cm 間隔で計測する．

f 皮下脂肪厚（皮脂厚）

皮脂厚計で身体各部の皮下脂肪厚を計測して，体密度，体脂肪率を算出する．皮脂厚計の単位は mm である．上腕後部，肩甲骨下部の皮脂厚で算出する 2 点法と，これに腹部の皮脂厚を加えた 3 点法がある．

(1) 上腕後部（図 24a）

上腕後部の皮脂厚を計測する．

(2) 肩甲骨下部（図 24b）

肩甲骨下部の皮脂厚を計測する．

コラム⑧
体密度と体脂肪率の計算

体密度（成人男性）＝1.0913-0.00116×（上腕後部皮脂厚＋肩甲骨下部皮脂厚）

体脂肪率＝457/ 体密度 -414

第5章　文献

1) 石川　朗・他編：理学療法テキスト　理学療法評価学Ⅰ，中山書店，2013．
2) 松澤　正，江口勝彦：理学療法評価学，金原出版，2012．

（山路雄彦）

6章 関節可動域測定

Ⅰ. 理学療法に必要な関節可動域測定
Ⅱ. 関節可動域測定の実際

Ⅰ．理学療法に必要な関節可動域測定

> **はじめに**
>
> 関節可動域測定で学習するポイントは，以下の3つです．
> ・関節可動域測定の意義・目的
> ・「関節可動域表示ならびに測定法」の理解
> ・関節可動域測定の実際
>
> 関節可動域測定については，関節運動が中心となるために解剖学，運動学で学習した内容が重要となります．関節可動域障害は，運動器疾患，神経系疾患，内部障害疾患など多岐にわたる疾患で問題になる症候であり，その原因と関連づけて学習することが必要です．

1 関節可動域とは

関節可動域（range of motion：ROM）とは，生体の関節が**動く範囲**のことであり，**角度**や**距離**で示します．関節可動域には，対象者が自らの力で動かす**自動的関節可動域**と測定者の力で対象者の関節を動かす**他動的関節可動域**があります．関節は，**骨**のように硬い組織と**皮膚，筋膜，筋，靱帯，関節包，神経，血管**などの**軟部組織**から構成されています．各々の関節では，骨の形状，関節包の構造，靱帯の走行・強さ，筋の起始・停止，筋の走行，皮膚の緊張などが異なるために，関節の**運動，運動方向，運動制限，柔軟性（緩さ）**などに関節の特徴が現れます．正常な関節可動域を維持するためには，関節自体に問題がないだけでなく，関節周囲の軟部組織などの健全な状態も重要となります．

関節可動域測定（range of motion test：ROM-T）は，その関節における**最大の関節可動域**を角度計やメジャーなどを用いて客観的に計測することです．関節可動域測定には，**自動的関節可動域測定**と**他動的関節可動域測定**があります．

2 関節可動域測定にはどのような意味があるのか？

適切な身体運動は，神経，筋，関節などが正常に機能することで可能となります．これらに異常があれば，運動機能障害が起こります．関節可動域測定は，**関節可動域の異常**を明らかにすることができます．関節可動域の異常は，運動器疾患はもちろんのこと，神経系疾患，内部障害疾患など多くの疾患に現れる症候であり，対象者の姿勢，基本動作，日常生活活動（actvity of daily living，以下 ADL），社会参加に直結する問題となります．したがって，関節可動域測定は理学療法のなかでも最も基本的で，なおかつ最も重要な評価ツールの一つです．関節可動域の異常には，**関節可動域が制限**される場合と**関節可動域が過剰**になる場合があり，特に関節可動域が制限されることを**関節可動域制限**といいます．関節可動域制限には皮膚，皮下組織，筋，神経など関節包外に原因がある**拘縮**と骨端，関節軟骨，靱帯など関節包内に原因がある**強直**に大別されます．拘縮は，その原因となる軟部組織によって，**皮膚性拘縮，結合織性拘縮，筋性拘縮，神経性拘縮，関節性拘縮**に分けられます．強直には，**骨性強直**と**線維性強直**があります

拘縮	
皮膚性拘縮	火傷，創傷，炎症などによる瘢痕性拘縮
結合織性拘縮	皮下組織，靱帯，腱などの拘縮
筋性拘縮	筋の短縮，萎縮で生じる拘縮
神経性拘縮	疼痛を回避するために生じる反射性拘縮，中枢神経疾患による筋緊張亢進のため生じる拘縮，脊髄・末梢神経損傷による弛緩性麻痺による拘縮
関節性拘縮	滑膜，関節包，靱帯などの炎症，損傷による拘縮

強直	
線維性強直	関節の対向面の一部または全部が結合組織で癒合した状態
骨性強直	関節の対向面が骨組織で結合された状態

図1 関節可動域制限

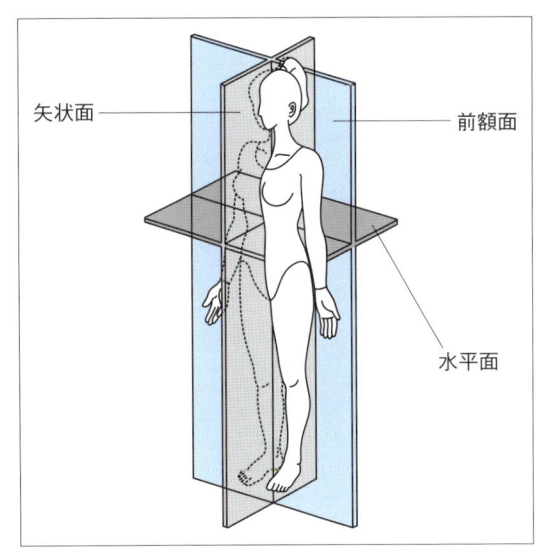

図2 解剖学的肢位と基本面

（図1）．さらに，強直は強固に関節が結合されているため，その改善には困難な場合が多く，観血的治療が選択されることもあります．

3 なぜ関節可動域測定が必要なのか？

関節可動域測定は，現在の関節の状態を明らかにできることから，重要な評価ツールです．また，現在だけでなく経時的に関節可動域測定をすることにより，関節の状態変化の把握や介入の効果判定を行うことができます．

関節可動域測定の目的
・関節可動域を判定する．
・関節に関連する障害の程度を把握する．
・関節の可動性を阻害している因子を類推する．
・介入の効果を判定する．
・経時的な測定により，現在の介入の妥当性を判断する．

・関節可動域制限が基本動作やADLに与える影響を推察する．
・筋力検査の基礎資料となる．

4 関節可動域測定で何がわかるのか？

各関節の関節可動域が角度（°）もしくは距離（cm）により客観的に得られ，異常がある場合にはその程度がわかります．自動的関節可動域は，対象者が自身の力で運動をするため，疼痛や関節可動域制限による動作の問題を類推することができます．他動的関節可動域は，対象者の関節を他者が動かした状態であるため，関節自体の問題や筋，靱帯，関節包などの軟部組織の問題を類推することができます．

関節可動域測定方法として，わが国では，日本整形外科学会と日本リハビリテーション医学会による**「関節可動域表示ならびに測定法」**が広く用いられています．以下に，「関節可動域表示ならびに測定法（平成7年4月改訂）」を掲載します．

関節可動域測定には，基本肢位，解剖学的肢位，基本面の理解が大切です（図2）．

関節可動域表示ならびに測定法

I. 関節可動域表示ならびに測定法の原則

1. 関節可動域表示ならびに測定法の目的

日本整形外科学会と日本リハビリテーション医学会が制定する関節可動域表示ならびに測定法は整形外科医，リハビリテーション医ばかりでなく，医療，福祉，行政その他の関連職種の人々をも含めて，関節可動域を共通の基盤で理解するためのものである．従って，実用的で分かりやすいことが重要であり，高い精度が要求される計測，特殊な臨床評価，詳細な研究のためにはそれぞれの目的に応じた測定方法を検討する必要がある．

2. 基本肢位

Neutral Zero Method を採用しているので，Neutral Zero Starting Position が基本肢位であり，概ね解剖学的肢位と一致する．ただし，肩関節水平屈曲・伸展については肩関節外転90°の肢位，肩関節外旋・内旋については肩関節外転0°で肘関節90°屈曲位，前腕の回外・回内については手掌面が矢状面にある肢位，股関節外旋・内旋については股関節屈曲90°で膝関節屈曲90°の肢位をそれぞれ基本肢位とする．

3. 関節の運動

1) 関節の運動は直交する3平面，すなわち前額面，矢状面，水平面を基本面とする運動である．ただし，肩関節の外旋・内旋，前腕の回外・回内，股関節の外旋・内旋，頸部と胸腰部の回旋は，基本肢位の軸を中心とした回旋運動である．また，足部の内がえし・外がえし，母指の対立は複合した運動である．2) 関節可動域測定とその表示で使用する関節運動とその名称を以下に示す．なお，下記の基本的名称以外によく用いられている用語があれば（　）内に併記する．

(1) 屈曲と伸展

多くは矢状面の運動で，基本肢位にある隣接する2つの部位が近づく動きが屈曲，遠ざかる動きが伸展である．ただし，肩関節，頸部・体幹に関しては，前方への動きが屈曲，後方への動きが伸展である．また，手関節，手指，足関節，足指に関しては，手掌または足底への動きが屈曲，手背または足背への動きが伸展である．

(2) 外転と内転

多くは前額面の運動で，体幹や手指の軸から遠ざかる動きが外転，近づく動きが内転である．

(3) 外旋と内旋

肩関節および股関節に関しては，上腕軸または大腿軸を中心として外方へ回旋する動きが外旋，内方へ回旋する動きが内旋である．

(4) 回外と回内

前腕に関しては，前腕軸を中心にして外方に回旋する動き（手掌が上を向く動き）が回外，内方に回旋する動き（手掌が下を向く動き）が回内である．

(5) 水平屈曲と水平伸展

水平面の運動で，肩関節を90°外転して前方への動きが水平屈曲，後方への動きが水平伸展である．

(6) 挙上と引き下げ（下制）

肩甲帯の前額面の運動で，上方への動きが挙上，下方への動きが引き下げ（下制）である．

(7) 右側屈・左側屈

頸部，体幹の前額面の運動で，右方向への動きが右側屈，左方向への動きが左側屈である．

(8) 右回旋と左回旋

頸部と胸腰部に関しては右方に回旋する動きが右回旋，左方に回旋する動きが左回旋である．

(9) 橈屈と尺屈

手関節の手掌面の運動で，橈側への動きが橈屈，尺側への動きが尺屈である．

(10) 母指の橈側外転と尺側内転

母指の手掌面の運動で，母指の基本軸から遠ざかる動き（橈側への動き）が橈側外転，母指の基本軸に近づく動き（尺側への動き）が尺側内転である．

(11) 掌側外転と掌側内転

母指の手掌面に垂直な平面の運動で，母指の基本軸から遠ざかる動き（手掌方向への動き）が掌側外転，基本軸に近づく動き（背側方向への動き）が掌側内転である．

(12) 対立

母指の対立は，外転，屈曲，回旋の3要素が複合した運動であり，母指で小指の先端または基部を触れる動きである．

(つづく)

(13) 中指の橈側外転と尺側外転

中指の手掌面の運動で，中指の基本軸から橈側へ遠ざかる動きが橈側外転，尺側へ遠ざかる動きが尺側外転である．

(14) 外がえしと内がえし

足部の運動で，足底が外方を向く動き（足部の回内，外転，背屈の複合した運動）が外がえし，足底が内方を向く動き（足部の回外，内転，底屈の複合した運動）が内がえしである．足部長軸を中心とする回旋運動は回外，回内と呼ぶべきであるが，実際は，単独の回旋運動は生じ得ないので複合した運動として外がえし，内がえしとした．また，外反，内反という用語も用いるが，これらは足部の変形を意味しており，関節可動域測定時に関節運動の名称としては使用しない．

4．関節可動域の測定方法

1) 関節可動域は，他動運動でも自動運動でも測定できるが，原則として他動運動による測定値を表記する．自動運動による測定値を用いる場合は，その旨明記する〔5の2）の(1)参照〕．

2) 角度計は十分な長さの柄がついているものを使用し，通常は5°刻みで測定する．

3) 基本軸，移動軸は，四肢や体幹において外見上分かりやすい部位を選んで設定されており，運動学上のものとは必ずしも一致しない．また，手指および足指では角度計のあてやすさを考慮して，原則として背側に角度計をあてる．

4) 基本軸と移動軸の交点を角度計の中心に合わせる．また，関節の運動に応じて，角度計の中心を移動させてもよい．必要に応じて移動軸を平行移動させてもよい．

5) 多関節筋が関与する場合，原則としてその影響を除いた肢位で測定する．例えば，股関節屈曲の測定では，膝関節を屈曲しハムストリングスをゆるめた肢位で行う．

6) 肢位は「測定肢位および注意点」の記載に従うが，記載のないものは肢位を限定しない．変形，拘縮などで所定の肢位がとれない場合は，測定肢位が分かるように明記すれば異なる肢位を用いても良い〔5の2）の(2)参照〕．

7) 筋や腱の短縮を評価する目的で多関節筋を緊張させた肢位で関節可動域を測定する場合は，測定方法が分かるように明記すれば多関節筋を緊張させた肢位を用いても良い〔5の2）の(3)参照〕．

5．測定値の表示

1) 関節可動域の測定値は，基本肢位を0°として表示する．例えば，股関節の可動域が屈曲位20°から70°であるならば，この表現は以下の2通りとなる．

(1) 股関節の関節可動域は屈曲20°から70°（または屈曲20°〜70°）

(2) 股関節の関節可動域は屈曲は70°，伸展は−20°

2) 関節可動域の測定に際し，症例によって異なる測定法を用いる場合や，その他関節可動域に影響を与える特記すべき事項がある場合は，測定値とともにその旨併記する．

(1) 自動運動を用いて測定する場合は，その測定値を（　）で囲んで表示するか，「自動」または「active」などと明記する．

(2) 異なる肢位を用いて測定する場合は，「背臥位」「座位」などと具体的に肢位を明記する．

(3) 多関節筋を緊張させた肢位を用いて測定する場合は，その測定値を〈　〉で囲んで表示するが，「膝伸展位」などと具体的に明記する．

(4) 疼痛などが測定値に影響を与える場合は，「痛み」「pain」などと明記する．

6．参考可動域

関節可動域は年齢，性，肢位，個体による変動が大きいので，正常値は定めず参考可動域として記載した．関節可動域の異常を判定する場合は，健側上下肢の関節可動域，参考可動域，(附)関節可動域の参考値一覧表，年齢，性，測定肢位，測定方法などを十分考慮して判定する必要がある．

(日本整形外科学会，日本リハビリテーション医学会，1995)

II. 上肢測定

部位名	運動方向	参考可動域角度	基本軸	移動軸	測定肢位および注意点	参考図
肩甲帯 shoulder girdle	屈曲 flexion	20	両側の肩峰を結ぶ線	頭頂と肩峰を結ぶ線		
	伸展 extension	20				
	挙上 elevation	20	両側の肩峰を結ぶ線	肩峰と胸骨上縁を結ぶ線		
	引き下げ（下制） depression	10				
肩 shoulder（肩甲帯の動きを含む）	屈曲（前方挙上） forward flexion	180	肩峰を通る床への垂直線（立位または座位）	上腕骨	前腕は中間位とする．体幹が動かないように固定する．脊柱が前後屈しないように注意する．	
	伸展（後方挙上） backward extension	50				
	外転（側方挙上） abduction	180	肩峰を通る床への垂直線（立位または座位）	上腕骨	体幹の側屈が起こらないように90°以上になったら前腕を回外することを原則とする． →[VI. その他の検査法] 参照	
	内転 adduction	0				
	外旋 external rotation	60	肘を通る前額面への垂直線	尺骨	上腕を体幹に接して，肘関節を前方90°に屈曲した肢位で行う．前腕は中間位とする．→[VI. その他の検査法] 参照	
	内旋 internal rotation	80				
	水平屈曲 horizontal flexion（horizontal adduction）	135	肩峰を通る矢状面への垂直線	上腕骨	肩関節を90°外転位とする．	
	水平伸展 horizontal extension（horizontal abduction）	30				
肘 elbow	屈曲 flexion	145	上腕骨	橈骨	前腕は回外位とする．	
	伸展 extension	5				

部位名	運動方向	参考可動域角度	基本軸	移動軸	測定肢位および注意点	参考図
前腕 forearm	回内 pronation	90	上腕骨	手指を伸展した手掌面	肩の回旋が入らないように肘を90°に屈曲する．	
	回外 supination	90				
手 wrist	屈曲（掌屈） flexion (palmar flexion)	90	橈骨	第2中手骨	前腕は中間位とする．	
	伸展（背屈） extension (dorsi flexion)	70				
	橈屈 radial deviation	25	前腕の中央線	第3中手骨	前腕を回内位で行う．	
	尺屈 ulnar deviation	55				

III. 手指測定

部位名	運動方向	参考可動域角度	基本軸	移動軸	測定肢位および注意点	参考図
母指 thumb	橈側外転 radial abduction	60	示指（橈骨の延長上）	母指	運動は手掌面とする．以下の手指の運動は，原則として手指の背側に角度計をあてる．	
	尺側内転 ulnar adduction	0				
	掌側外転 palmar abduction	90			運動は手掌面に直角な面とする．	
	掌側内転 palmar adduction	0				
	屈曲（MCP） flexion	60	第1中手骨	第1基節骨		
	伸展（MCP） extension	10				
	屈曲（IP） flexion	80	第1基節骨	第1末節骨		
	伸展（IP） extension	10				

部位名	運動方向	参考可動域角度	基本軸	移動軸	測定肢位および注意点	参考図
指 fingers	屈曲（MCP） flexion	90	第2-5中手骨	第2-5基節骨	→ [Ⅵ. その他の検査法] 参照	
	伸展（MCP） extension	45				
	屈曲（PIP） flexion	100	第2-5基節骨	第2-5中節骨		
	伸展（PIP） extension	0				
	屈曲（DIP） flexion	80	第2-5中節骨	第2-5末節骨	DIPは10°の過伸展をとりうる.	
	伸展（DIP） extension	0				
	外転 abduction		第3中手骨延長線	第2,4,5指軸	中指の運動は橈側外転, 尺側外転とする. → [Ⅵ. その他の検査法] 参照	
	内転 adduction					

Ⅳ. 下肢測定

部位名	運動方向	参考可動域角度	基本軸	移動軸	測定肢位および注意点	参考図
股 hip	屈曲 flexion	125	体幹と平行な線	大腿骨（大転子と大腿骨外顆の中心を結ぶ線）	骨盤と脊柱を十分に固定する. 屈曲は背臥位, 膝屈曲位で行う. 伸展は腹臥位, 膝伸展位で行う.	
	伸展 extension	15				
	外転 abduction	45	両側の上前腸骨棘を結ぶ線への垂直線	大腿中央線（上前腸骨棘より膝蓋骨中心を結ぶ線）	背臥位で骨盤を固定する. 下肢は外旋しないようにする. 内転の場合は, 反対側の下肢を屈曲挙上してその下を通して内転させる.	
	内転 adduction	20				
	外旋 external rotation	45	膝蓋骨より下ろした垂直線	下腿中央線（膝蓋骨中心より足関節内外果中央を結ぶ線）	背臥位で, 股関節と膝関節を90°屈曲位にして行う. 骨盤の代償を少なくする.	
	内旋 internal rotation	45				

部位名	運動方向	参考可動域角度	基本軸	移動軸	測定肢位および注意点	参考図
膝 knee	屈曲 flexion	130	大腿骨	腓骨（腓骨頭と外果を結ぶ線）	屈曲は股関節を屈曲位で行う．	
	伸展 extension	0				
足 ankle	屈曲（底屈） flexion (plantar flexion)	45	腓骨への垂直線	第5中足骨	膝関節を屈曲位で行う．	
	伸展（背屈） extension (dorsi flexion)	20				
足部 foot	外がえし eversion	20	下腿軸への垂直線	足底面	膝関節を屈曲位で行う．	
	内がえし inversion	30				
	外転 abduction	10	第1, 第2中足骨の間の中央線	同左	足底で足の外縁または内縁で行うこともある．	
	内転 adduction	20				
母指（趾） great toe	屈曲（MTP） flexion	35	第1中足骨	第1基節骨		
	伸展（MTP） extension	60				
	屈曲（IP） flexion	60	第1基節骨	第1末節骨		
	伸展（IP） extension	0				
足指 toes	屈曲（MTP） flexion	35	第2-5中足骨	第2-5基節骨		
	伸展（MTP） extension	40				
	屈曲（PIP） flexion	35	第2-5基節骨	第2-5中節骨		
	伸展（PIP） extension	0				
	屈曲（DIP） flexion	50	第2-5中節骨	第2-5末節骨		
	伸展（DIP） extension	0				

I 理学療法に必要な関節可動域測定

V. 体幹測定

部位名	運動方向		参考可動域角度	基本軸	移動軸	測定肢位および注意点	参考図
頸部 cervical spines	屈曲（前屈）flexion		60	肩峰を通る床への垂直線	外耳孔と頭頂を結ぶ線	頭部体幹の側面で行う．原則として腰かけ座位とする．	
	伸展（後屈）extension		50				
	回旋 rotation	左回旋	60	両側の肩峰を結ぶ線への垂直線	鼻梁と後頭結節を結ぶ線	腰かけ座位で行う．	
		右回旋	60				
	側屈 lateral bending	左側屈	50	第7頸椎棘突起と第1仙椎の棘突起を結ぶ線	頭頂と第7頸椎棘突起を結ぶ線	体幹の背面で行う．腰かけ座位とする．	
		右側屈	50				
胸腰部 thoracic and lumbar spines	屈曲（前屈）flexion		45	仙骨後面	第1胸椎棘突起と第5腰椎棘突起を結ぶ線	体幹側面より行う．立位，腰かけ座位または側臥位で行う．股関節の運動が入らないように行う．→［Ⅵ．その他の検査法］参照	
	伸展（後屈）extension		30				
	回旋 rotation	左回旋	40	両側の後上腸骨棘を結ぶ線	両側の肩峰を結ぶ線	座位で骨盤を固定して行う．	
		右回旋	40				
	側屈 lateral bending	左側屈	50	ヤコビー（Jacoby）線の中点にたてた垂直線	第1胸椎棘突起と第5腰椎棘突起を結ぶ線	体幹の背面で行う．腰かけ座位または立位で行う．	
		右側屈	50				

VI. その他の検査法

部位名	運動方向	参考可動域角度	基本軸	移動軸	測定肢位および注意点	参考図
肩 shoulder (肩甲骨の動きを含む)	外旋 external rotation	90	肘を通る前額面への垂直線	尺骨	前腕は中間位とする．肩関節は90°外転し，かつ肘関節は90°屈曲した肢位で行う．	
	内旋 internal rotation	70				
	内転 adduction	75	肩峰を通る床への垂直線	上腕骨	20°または45°肩関節屈曲位で行う．立位で行う．	
母指 thumb	対立 opposition				母指先端と小指基部（または先端）との距離（cm）で表示する．	
指 fingers	外転 abduction		第3中手骨延長線	2, 4, 5指軸	中指先端と2, 4, 5指先端との距離（cm）で表示する．	
	内転 adduction					
	屈曲 flexion				指尖と近位手掌皮線（proximal palmar crease）または遠位手掌皮線（distal palmar crease）との距離（cm）で表示する．	
胸腰部 thoracic and lumbar spines	屈曲 flexion				最大屈曲は，指先と床との間の距離（cm）で表示する．	

VII. 顎関節計測

顎関節 temporomandibular joint	開口位で上顎の正中線で上歯と下歯の先端との間の距離（cm）で表示する． 左右偏位（lateral deviation）は上顎の正中線を軸として下歯列の動きの距離を左右ともcmで表示する． 参考値は上下第1切歯列対向縁線間の距離5.0cm，左右偏位は1.0cmである．

Ⅱ．関節可動域測定の実際

> **はじめに**
>
> 　関節可動域測定は，基本的な解剖学，運動学の知識が必須となります．実際の測定にあたっては，測定する関節，使用する角度計，測定肢位，測定方法（角度計をあてる方向），基本軸，移動軸，参考可動範囲を理解しておくことが必要です．正確な関節可動域を得るためには，代償運動への配慮や身体と角度計の基本軸と移動軸に正確に合わせることが必要です．繰り返しの練習で習熟しておくことが大切です．

1 関節可動域測定の進め方

　関節可動域測定は，対象者の協力が必須であり，以下の対象者の状況や測定の方法を考慮したうえで，実施することが必要です．

① 日本整形外科学会と日本リハビリテーション医学会による「関節可動域表示ならびに測定法」に準拠して計測を行う．本章では，「関節可動域表示ならびに測定法」のなかのⅡ．上肢測定，Ⅲ．手指測定，Ⅳ．下肢測定，Ⅴ．体幹測定を「基本法」とし，Ⅵ．その他の検査法を「その他の方法」として表記した．「関節可動域表示ならびに測定法」に記載のない方法を「別法」として表記した．特に「その他の方法」，「別法」の記載がない場合には，「基本法」のことを解説している．

② 事前に測定機器の準備をしておく．測定機器は角度計（ゴニオメーター，goniometer）やメジャーを使用する．角度計は，固定バー（基本軸，固定軸）と移動バー（移動軸）の2本のアーム（腕木）から構成され，2本のアームを連結する中心部分で角度を計測する．測定時にはどちらのバーを固定しても構わない．角度計のほかに記録用紙，必要に応じて枕，タオルなどを用意しておく．

> **コラム①**
> **角度計の種類**（図3）
>
> 　角度計は，材質や大きさなどさまざまな種類のものが市販されています．材質では，図3のa，b，gはプラスチック製，c，d，e，f，hは金属製の角度計です．大きさでは，a，c，dが30〜35cm（全開50〜60cm）で大きい関節，b，eが20cm程度（全開30cm程度）で小〜中程度の大きさの関節の測定に使用されます．さらに手指，足趾などの小関節の測定には，f，g（10〜20cm）なども使用されます．hは三関節角度計と呼ばれ，手指用の角度計です．この三関節角度計は，iのように3つに分解して小関節の測定に使用することもできます．分類としては，a〜eを万能型角度計，f〜hを特殊型角度計といいます．基本的には，関節可動域は万能型角度計で計測可能ですが，必要に応じて特殊型角度計を使用します．

③ 事前の医学的情報や，問診の結果，その他の検査結果にもとづいて，測定する部位，関節をあらかじめ決める．さらに，関節可動域測定の禁忌事項を確認することは重要である．

④ 対象者に測定の目的や方法を十分に説明し，

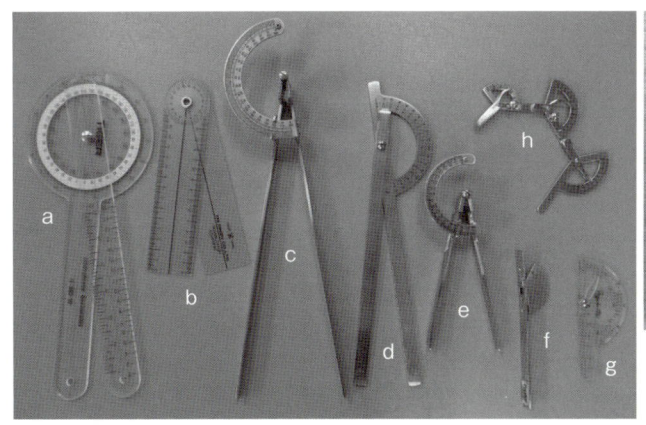

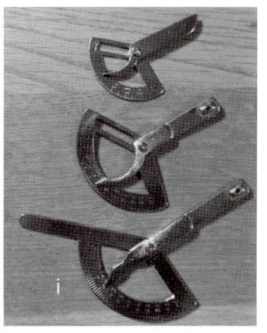

図3 角度計

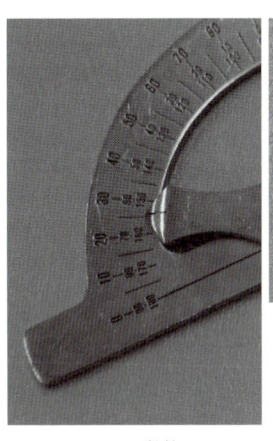

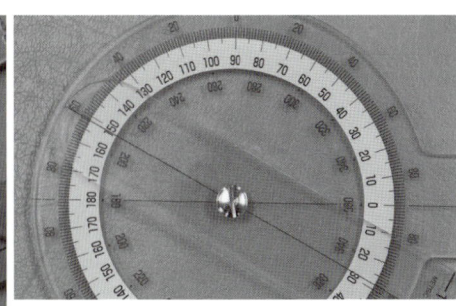

図4 角度計の目盛
a. 5°単位
b. 1°単位

同意を得る．測定部位を露出させる必要がある際には，説明・同意とともに環境などプライバシーに十分配慮することが必要となる．
⑤ 対象者には安楽な姿勢をとらせる．
⑥ 変化や経過の把握を目的とした経時的な測定では，肢位などの測定条件を同一にする．
⑦ 自動可動関節可動域を確認してから，他動関節可動域を測定する．
⑧ 開始肢位で角度計を測定部に軽く当てて目盛を読み取り，他動的にゆっくり動かして最終域で目盛を読み取る．
⑨ 最終域はエンドフィール（最終域感）で決定する．エンドフィールには，軟部組織性，結合組織性，骨性などの種類がある．関節可動域測定では，このエンドフィールが非常に重要である（**表1**）．

> **コラム②**
> **角度計使用時の注意点**
>
> ・「関節可動域表示ならびに測定法」には5°単位で計測するとありますが，角度計の目盛の最小単位を読み取ります．市販の角度計は，1°単位のものや5°単位のものがあります．1°単位であれば，1°単位で読み取るようにします（**図4**）．
> ・目盛の読み取りは，角度計を当てている部位で行います．角度計の角度を維持して，測定部位から離して読み取ると途中で角度が変わる可能性があります．目盛の位置と目の高さは同じにして，測定部位で読み取ることが大切です．
> ・角度計を測定部に押しつけないようにします．特に金属製の角度計は，角度計の角やアームなどが皮膚に直接触れないように注意します．

表1　エンドフィール

エンドフィール	特徴	例
軟部組織性	筋などの軟部組織が接触して止まる．柔らかな抵抗感．	膝関節屈曲（背臥位）など．
結合組織性	関節包，筋，靱帯などが伸張されて生じる制限．弾性，柔軟性のある抵抗感．	膝関節伸展位での股関節屈曲，股関節内旋，肩関節外旋など．
骨性	骨と骨との接触で止まる．突然生じる大きな抵抗感であり，それ以上動かない抵抗感．	肘関節伸展など．

⑩　角度計の軸と関節の軸を一致させる．必要に応じて軸を平行移動させることもある．
⑪　事前に疼痛を確認して，測定時には表情やしぐさに注意しながら疼痛や疲労に配慮する．
⑫　姿勢変換ができるだけ少なくなるよう，同一の体位で可能な測定は，続けて実施する．
⑬　種々の代償運動に注意する．
⑭　障害部位と正常部位，健側と患側などの比較を必ず行う．
⑮　測定結果を記録用紙に記載する．

2　関節可動域測定の方法

a 肩甲帯

肩甲帯（shoulder girdle）の運動方向は屈曲（flexion），伸展（extension），挙上（elevation），引き下げ（下制）（depression）の4方向です．
① 屈曲・伸展（図5）：体幹の回旋が起こらないように注意することが必要．
② 挙上，引き下げ（下制）（図6）：体幹の側屈が起こらないように注意する．

b 肩関節

肩（shoulder）の運動方向は，屈曲（flexion），伸展（extension），外転（abduction），内転（adduction），外旋（external rotation），内旋（internal rotation），水平屈曲（horizontal flexion），水平伸展（horizontal extension）の8方向です．
① 屈曲・伸展（図7）：屈曲，伸展は，「関節可動域表示ならびに測定法」では測定肢位を座位，立位としているが，座位や立位の測定では，体幹の代償が生じやすいために（図7c），屈曲では背臥位，伸展では腹臥位，また側臥位で測定することもある．

移動軸の上腕骨は，上腕骨を触知しにくいときは肩峰と上腕骨外側上顆を参考にします．

② 外転・内転（図8）：外転，内転でも，屈曲同様に背臥位で測定する場合がある．90°以上の外転では，肩関節内旋位で外転をすると肩峰と大結節の衝突が生じるために，肩関節を外旋（前腕回外）させることが必要となる．内転では，外転の反対の運動であるため，外転の状態から内転させると体側0°で止まる．その他の検査法として，肩関節20°または45°屈曲位での内転を測定する方法もある（図8c）．
③ 外旋・内旋（図9）：肩関節外旋，内旋は，靱帯，関節包などの軟部組織の影響から肩関節外転角度

コラム③　肩関節屈曲・外転での測定肢位

肩関節屈曲，外転では，特に代償運動予防の目的から背臥位で計測する場合が多いです．背臥位での測定の問題は，肩甲上腕リズムの確認が難しい点にあります．肩甲上腕リズムなどの自動的関節可動域の確認には，立位や座位での自動的関節可動域測定を，肩関節の客観的な評価には，背臥位での他動的関節可動域測定を用いると有用な情報が得られます．

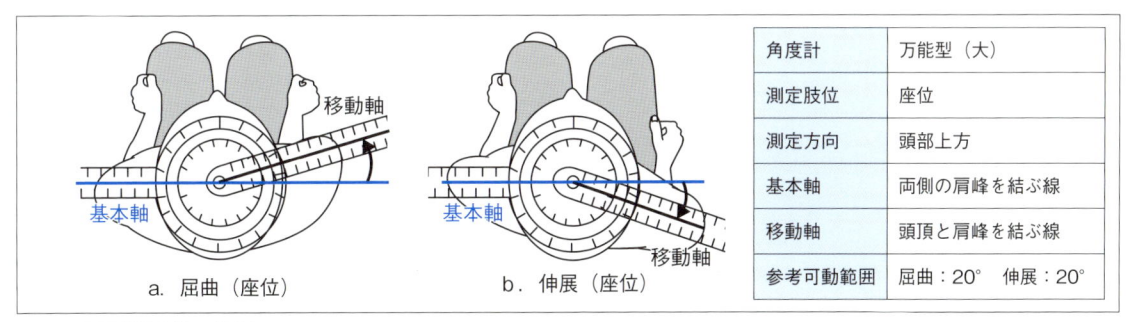

角度計	万能型（大）
測定肢位	座位
測定方向	頭部上方
基本軸	両側の肩峰を結ぶ線
移動軸	頭頂と肩峰を結ぶ線
参考可動範囲	屈曲：20°　伸展：20°

図5　肩甲帯屈曲・伸展

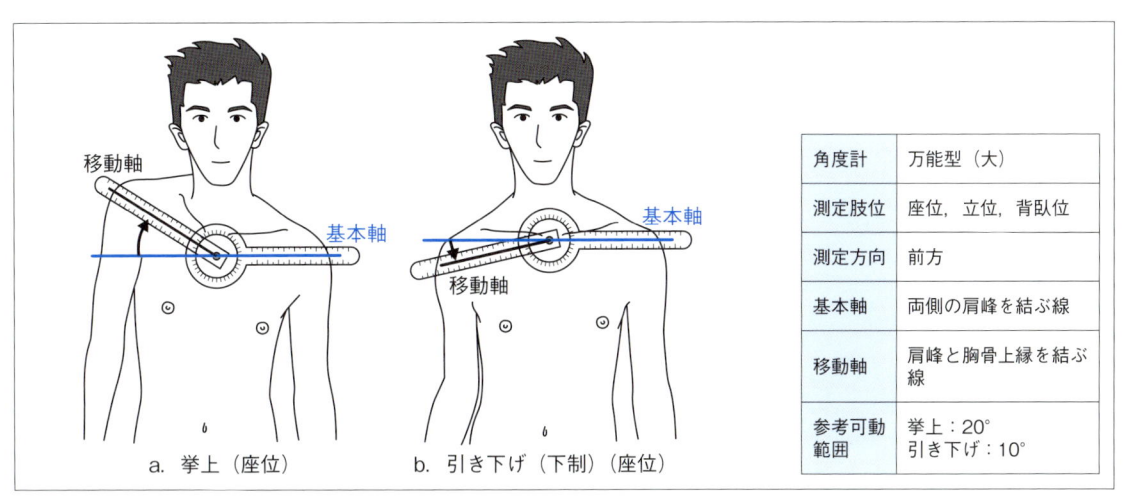

角度計	万能型（大）
測定肢位	座位，立位，背臥位
測定方向	前方
基本軸	両側の肩峰を結ぶ線
移動軸	肩峰と胸骨上縁を結ぶ線
参考可動範囲	挙上：20° 引き下げ：10°

図6　肩甲帯挙上・引き下げ（下制）

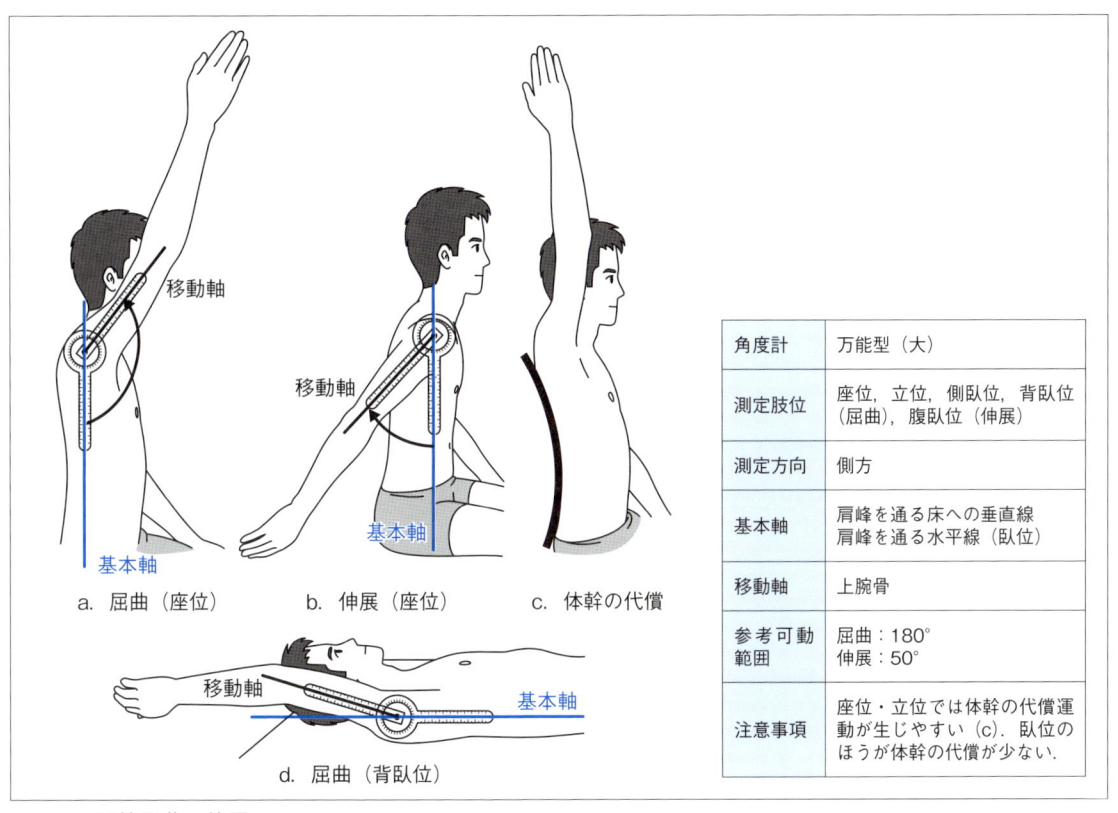

角度計	万能型（大）
測定肢位	座位，立位，側臥位，背臥位（屈曲），腹臥位（伸展）
測定方向	側方
基本軸	肩峰を通る床への垂直線 肩峰を通る水平線（臥位）
移動軸	上腕骨
参考可動範囲	屈曲：180° 伸展：50°
注意事項	座位・立位では体幹の代償運動が生じやすい（c）．臥位のほうが体幹の代償が少ない．

図7　肩関節屈曲・伸展

角度計	万能型（大）	参考可動範囲	外転180° 内転：0° 内転（その他の検査法）：75°
測定肢位	座位，立位，背臥位		
測定方向	前方もしくは後方		
基本軸	肩峰を通る床への垂直線 肩峰を通る体軸の平行線（臥位）	注意事項	・外転を90°以上させる際には，肩関節外旋・前腕回外位をとるようにする． ・内転のその他の検査法では，肩関節を20°または45°屈曲位で内転させる．
移動軸	上腕骨		

a. 外転・内転（座位）

b. 外転（背臥位）

c. 内転（座位，その他の検査法）

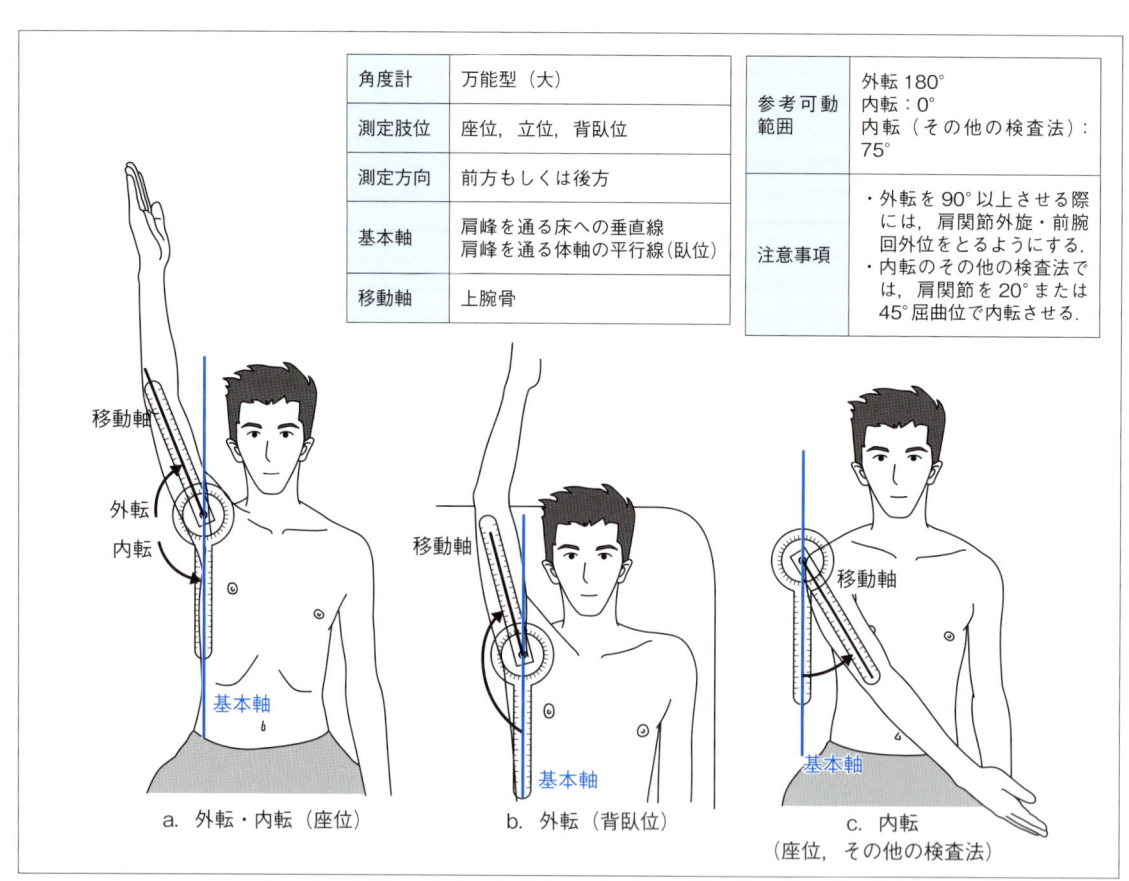

図8　肩関節外転・内転

a. 外旋（座位）

b. 内旋（座位）

角度計	万能型（大）
測定肢位	座位，立位，背臥位
測定方向	肩甲帯上方 側方（その他の検査法）
基本軸	肘を通る前額面への垂直線
移動軸	尺骨
参考可動範囲	外旋：60° 内旋：80° 外旋（その他の検査法）：90° 内旋（その他の検査法）：70°
注意事項	・肘を体側につけて（下垂位）肘関節を90°屈曲位にする．前腕中間位． ・（その他の検査法）肩関節90°外転位，肘関節90°屈曲位にする．前腕中間位．

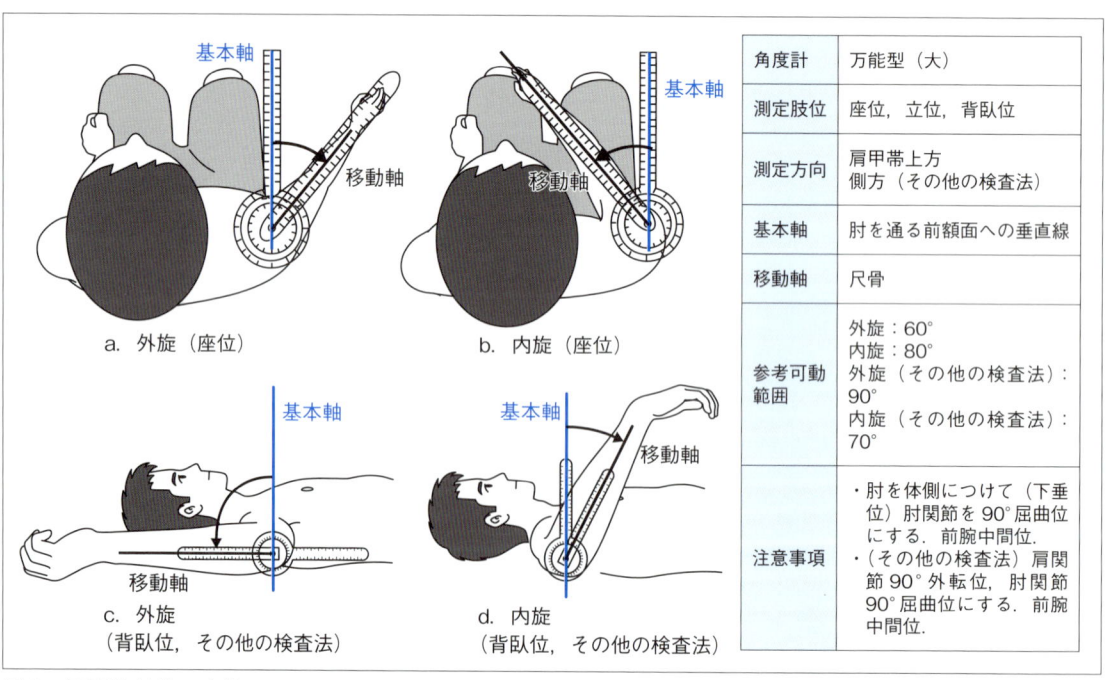

c. 外旋（背臥位，その他の検査法）

d. 内旋（背臥位，その他の検査法）

図9　肩関節外旋・内旋

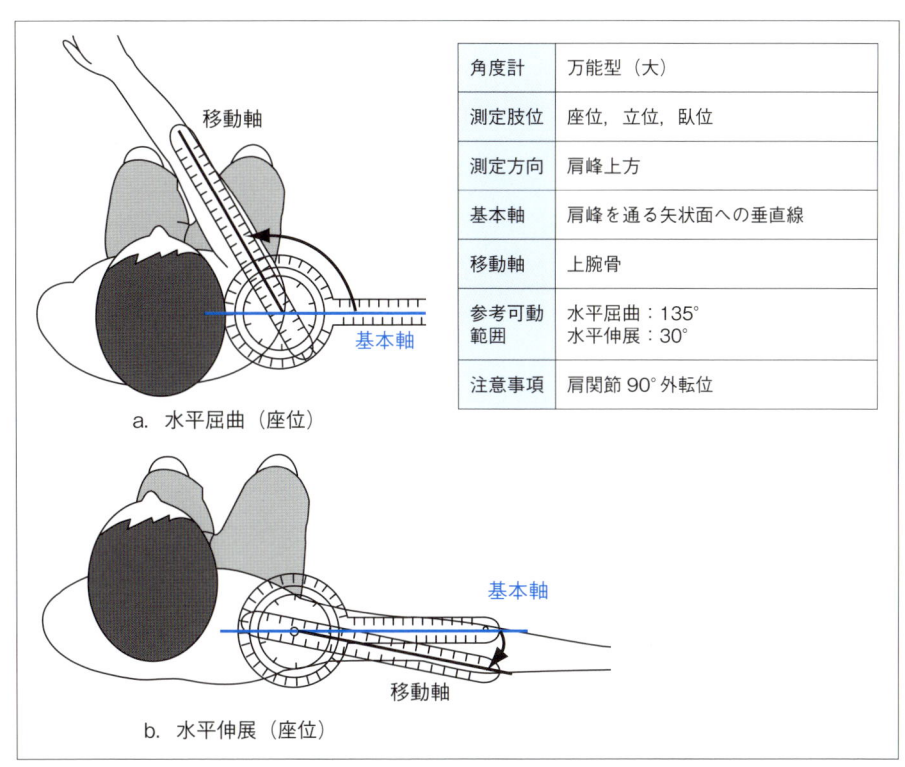

角度計	万能型（大）
測定肢位	座位，立位，臥位
測定方向	肩峰上方
基本軸	肩峰を通る矢状面への垂直線
移動軸	上腕骨
参考可動範囲	水平屈曲：135° 水平伸展：30°
注意事項	肩関節90°外転位

図10 肩関節水平屈曲・水平伸展

で，その関節可動域が異なる．そのため，その他の検査法として，肩関節90°外転位での測定がある．

④ 水平屈曲・水平伸展（図10）．

c 肘関節

肘（elbow）の運動方向は，屈曲（flexion），伸展（extension）の2方向です．

屈曲・伸展（図11）：移動軸が橈骨であり，外側から測定するために，前腕を回外位にしておく．0°以上の伸展である過伸展が想定される場合は，肩関節90°屈曲位や背臥位のほうが重力の影響で計測しやすくなる．

d 前腕

前腕（forearm）の運動方向は，回内（pronation）と回外（supination）の2方向です．

回内・回外（図12）：肩関節の内外旋の影響を避けるために，肘を体側につけておくことや上腕骨を床面に垂直にしておく（座位での測定時）．回内，回外は橈骨と尺骨の運動であり，手関節や手掌面の代償にも注意が必要となる．鉛筆などを把持させたり，両側の茎状突起を結んだ線で計測することでそれらの代償を防ぐことができる．

e 手関節

手（wrist）の運動方向は，屈曲（flexion），伸展（extension），橈屈（radial deviation），尺屈（ulnar deviation）の4方向です．屈曲は掌屈（palmar flexion），伸展は背屈（dorsi flexion）と表記されることが多いです．

① 掌屈（屈曲）・背屈（伸展）（図13）
② 橈屈・尺屈（図14）

f 母指

母指（thumb）は第1指であり，運動方向は橈側外転（radial abduction），尺側内転（ulnar adduction），掌側外転（palmar abduction），掌側内転（palmar adduction），中手指節関節（metacarpophalangeal joint：MCP）屈曲（flexion）・伸展（extension），指節間関節（interphalangeal joint：IP）屈曲（flexion）・伸展（extension），

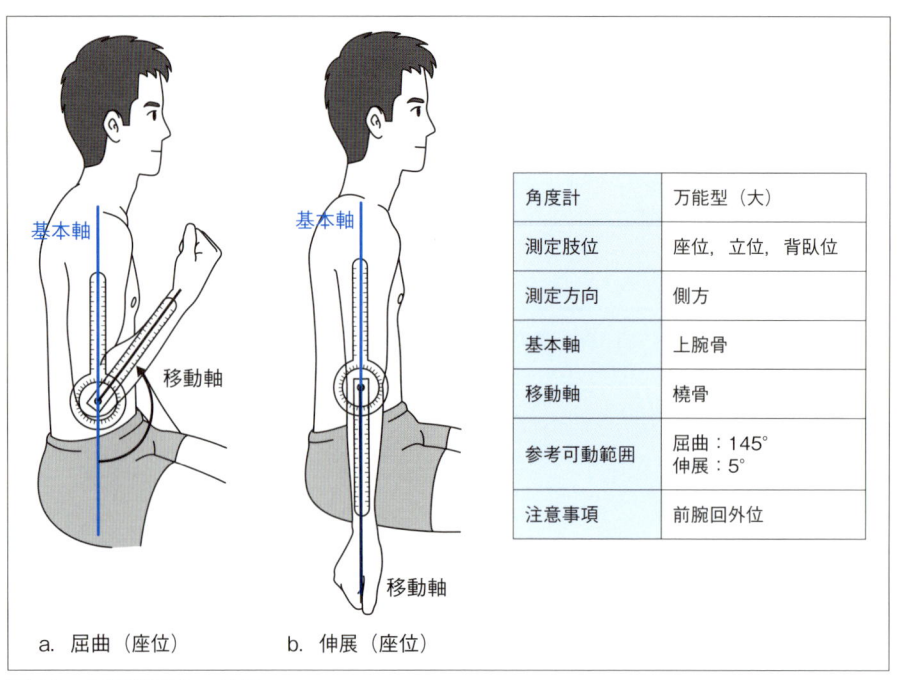

角度計	万能型（大）
測定肢位	座位，立位，背臥位
測定方向	側方
基本軸	上腕骨
移動軸	橈骨
参考可動範囲	屈曲：145° 伸展：5°
注意事項	前腕回外位

a. 屈曲（座位）　　b. 伸展（座位）

図11　肘関節屈曲・伸展

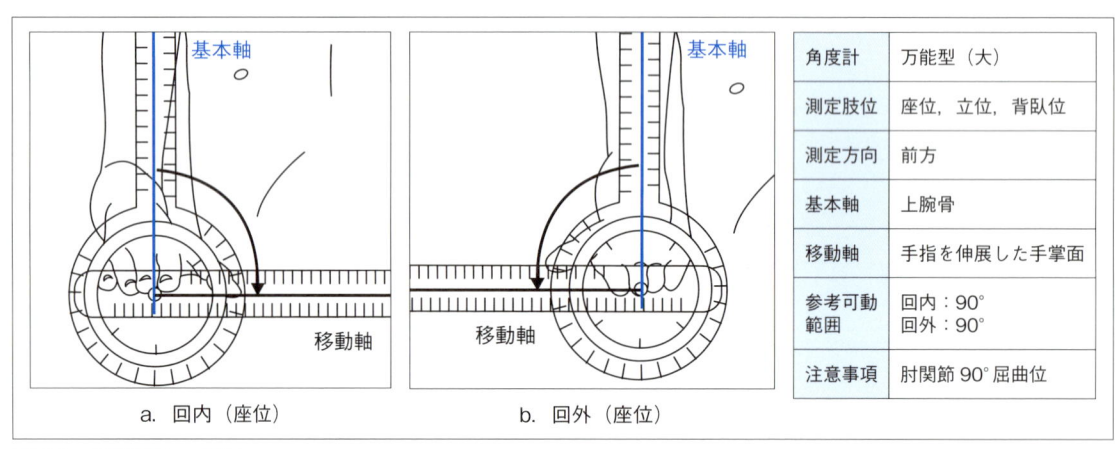

角度計	万能型（大）
測定肢位	座位，立位，背臥位
測定方向	前方
基本軸	上腕骨
移動軸	手指を伸展した手掌面
参考可動範囲	回内：90° 回外：90°
注意事項	肘関節90°屈曲位

a. 回内（座位）　　b. 回外（座位）

図12　前腕回内・回外

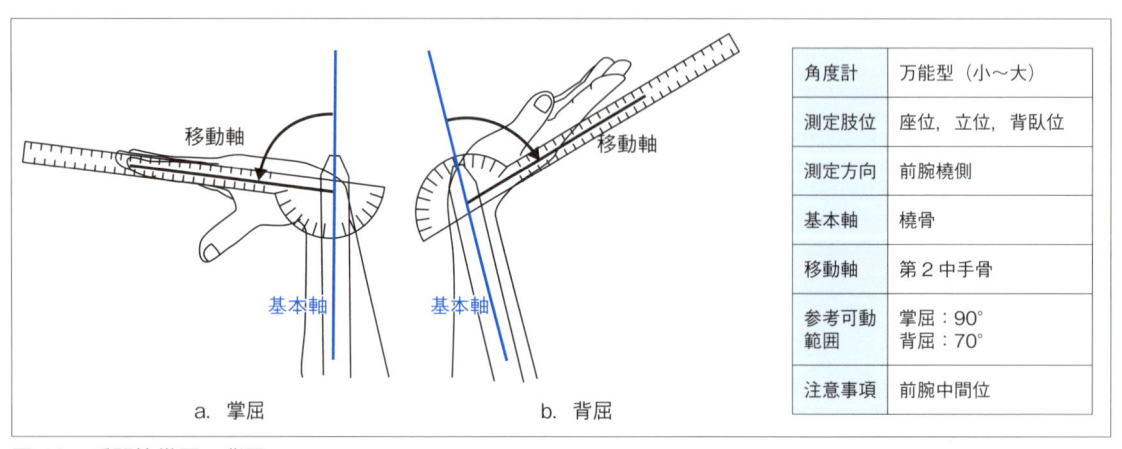

角度計	万能型（小～大）
測定肢位	座位，立位，背臥位
測定方向	前腕橈側
基本軸	橈骨
移動軸	第2中手骨
参考可動範囲	掌屈：90° 背屈：70°
注意事項	前腕中間位

a. 掌屈　　b. 背屈

図13　手関節掌屈・背屈

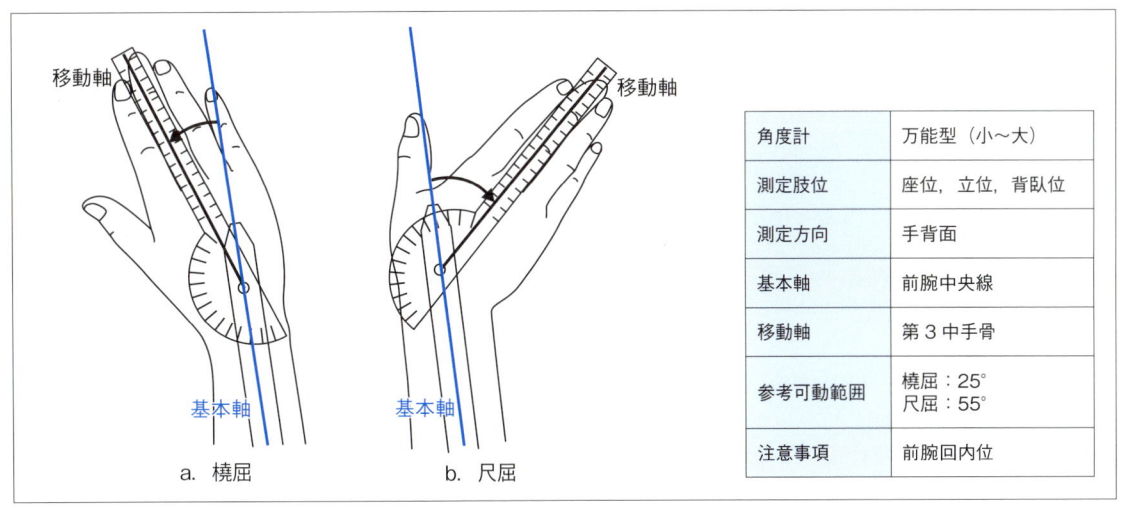

図14 手関節橈屈・尺屈

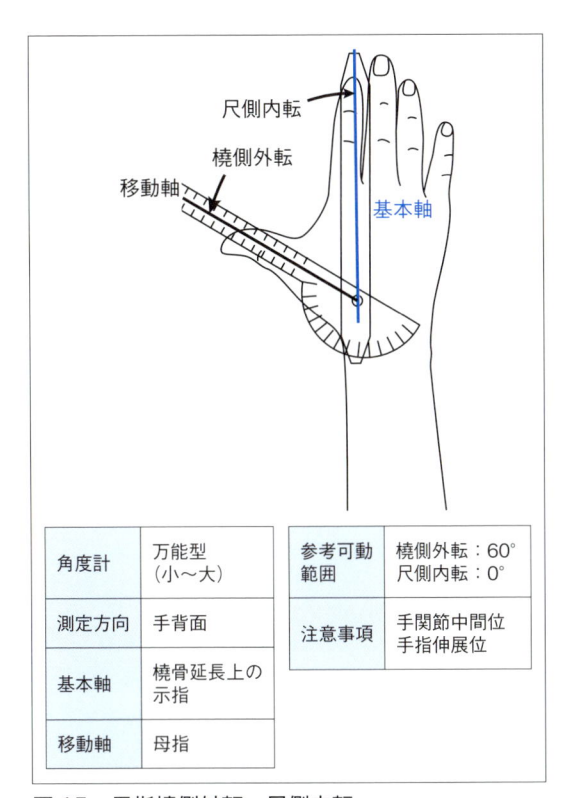

角度計	万能型（小〜大）
測定肢位	座位，立位，背臥位
測定方向	手背面
基本軸	前腕中央線
移動軸	第3中手骨
参考可動範囲	橈屈：25° 尺屈：55°
注意事項	前腕回内位

a. 橈屈　　b. 尺屈

図15 母指橈側外転・尺側内転

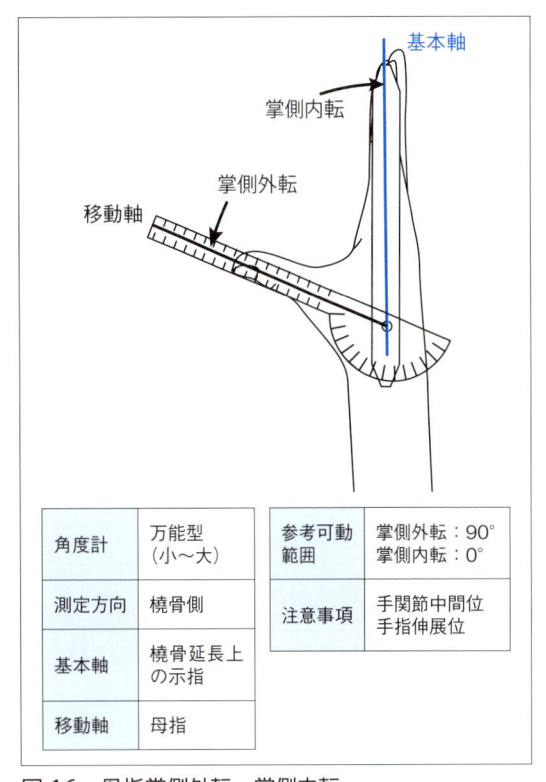

角度計	万能型 （小〜大）
測定方向	手背面
基本軸	橈骨延長上の示指
移動軸	母指

参考可動範囲	橈側外転：60° 尺側内転：0°
注意事項	手関節中間位 手指伸展位

図16 母指掌側外転・掌側内転

角度計	万能型 （小〜大）
測定方向	橈骨側
基本軸	橈骨延長上の示指
移動軸	母指

参考可動範囲	掌側外転：90° 掌側内転：0°
注意事項	手関節中間位 手指伸展位

対立（opposition）．母指の関節可動域は，手指背側もしくは側方から角度計で測定する．

① 橈側外転・尺側内転（図15）
② 掌側外転・掌側内転（図16）
③ 中手指節関節（母指）屈曲・伸展（図17）
④ 指節間関節（母指）屈曲・伸展（図18）
⑤ 対立（図19）：対立はその他の検査法であり，母指先端と小指（第5指）先端もしくは小指（第5指）基部との距離を定規などで計測する．

g) 指

母指以外の指（fingers）で第2指から第5指まであり，運動方向は中手指節関節（metacarpophalangeal joint：MCP）屈曲（flexion）・伸展

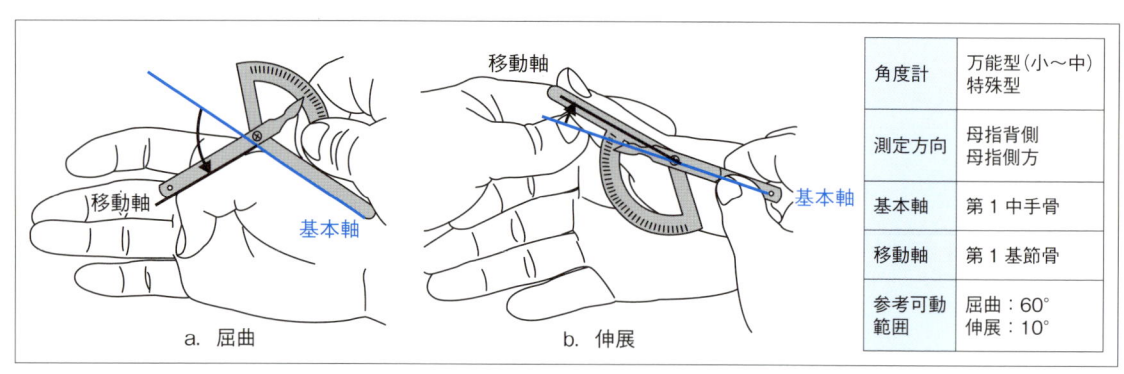

角度計	万能型（小～中）特殊型
測定方向	母指背側 母指側方
基本軸	第1中手骨
移動軸	第1基節骨
参考可動範囲	屈曲：60° 伸展：10°

a. 屈曲　　b. 伸展

図17　中手指節関節（母指）屈曲・伸展

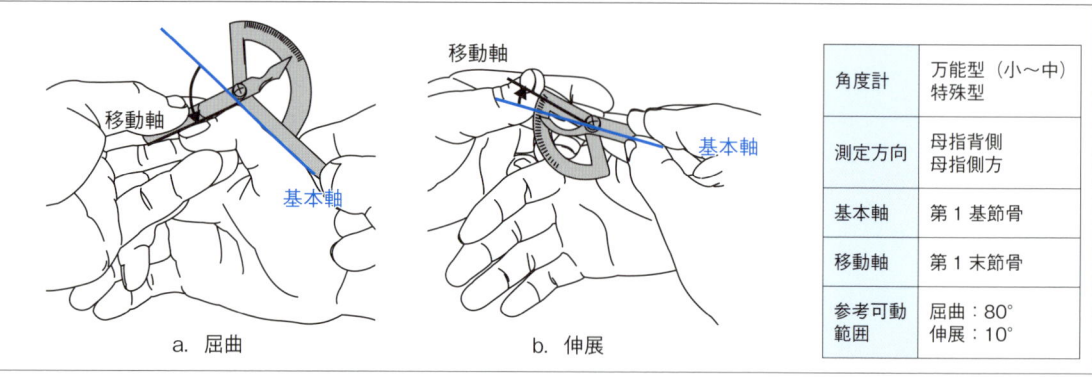

角度計	万能型（小～中）特殊型
測定方向	母指背側 母指側方
基本軸	第1基節骨
移動軸	第1末節骨
参考可動範囲	屈曲：80° 伸展：10°

a. 屈曲　　b. 伸展

図18　指節間関節（母指）屈曲・伸展

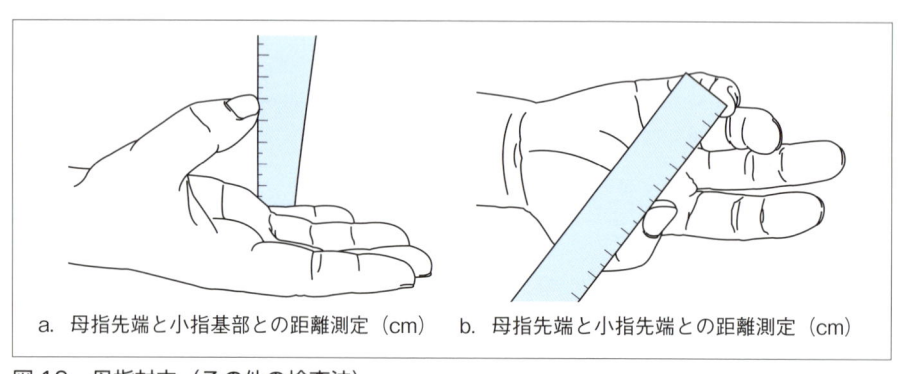

a. 母指先端と小指基部との距離測定（cm）　　b. 母指先端と小指先端との距離測定（cm）

図19　母指対立（その他の検査法）

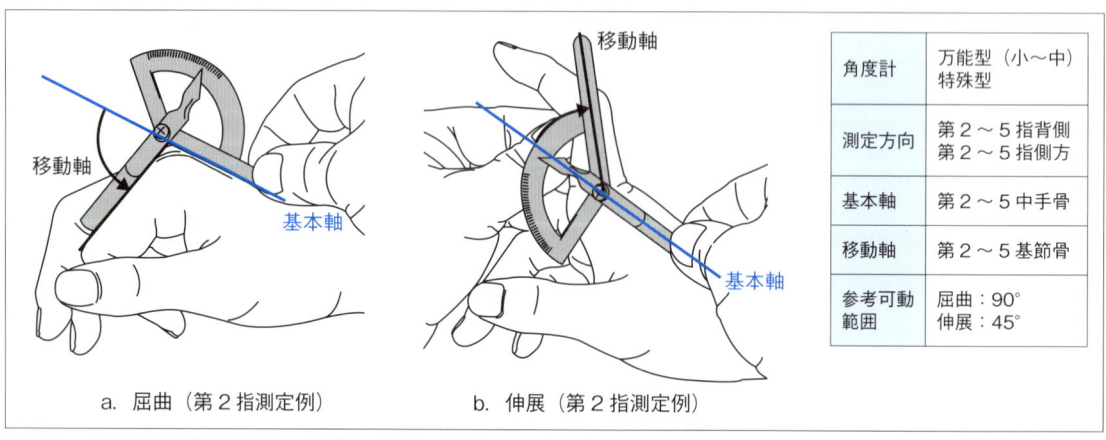

角度計	万能型（小～中）特殊型
測定方向	第2～5指背側 第2～5指側方
基本軸	第2～5中手骨
移動軸	第2～5基節骨
参考可動範囲	屈曲：90° 伸展：45°

a. 屈曲（第2指測定例）　　b. 伸展（第2指測定例）

図20　中手指節関節（第2～5指）屈曲・伸展

(extension), 近位指節間関節 (proximal interphalangeal joint：PIP) 屈曲 (flexion)・伸展 (extension), 遠位指節間関節 (distal interphalangeal joint：DIP) 屈曲 (flexion)・伸展 (extension), 手指外転 (abduction)・内転 (adduction) です．

① 中手指節関節（第2〜5指）屈曲・伸展（図20）
② 近位指節間関節（第2〜5指）屈曲・伸展（図21）
③ 遠位指節間関節（第2〜5指）屈曲・伸展（図22）
④ 手指外転・内転（図23）

第2指の外転は橈側外転，第4指，第5指の外転が尺側外転となる．

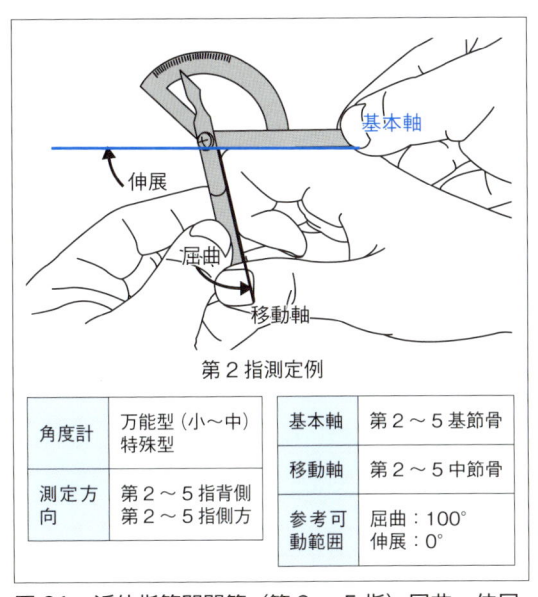

図21 近位指節間関節（第2〜5指）屈曲・伸展

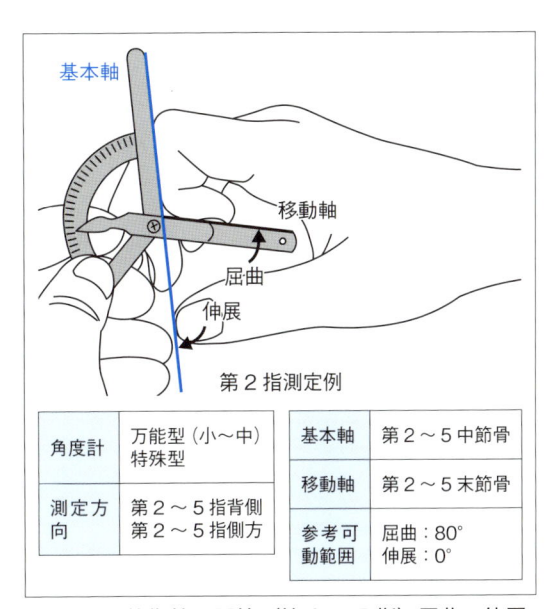

角度計	万能型（小〜中）特殊型	基本軸	第2〜5基節骨
		移動軸	第2〜5中節骨
測定方向	第2〜5指背側 第2〜5指側方	参考可動範囲	屈曲：100° 伸展：0°

図22 遠位指節間関節（第2〜5指）屈曲・伸展

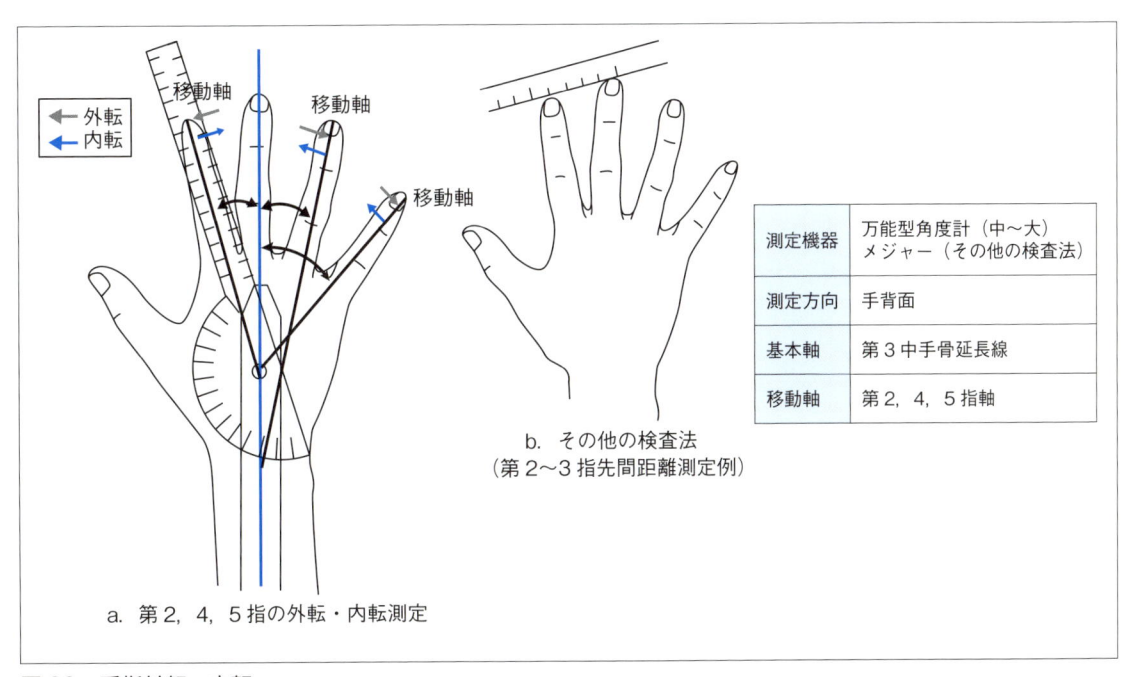

角度計	万能型（小〜中）特殊型	基本軸	第2〜5中節骨
		移動軸	第2〜5末節骨
測定方向	第2〜5指背側 第2〜5指側方	参考可動範囲	屈曲：80° 伸展：0°

a. 第2, 4, 5指の外転・内転測定
b. その他の検査法（第2〜3指先間距離測定例）

測定機器	万能型角度計（中〜大）メジャー（その他の検査法）
測定方向	手背面
基本軸	第3中手骨延長線
移動軸	第2, 4, 5指軸

図23 手指外転・内転

> **コラム④　手指・足趾の角度計の使用方法**
>
> 「関節可動域表示ならびに測定法」では，手指および足指は原則として背側に角度計をあてることになっていますが，万能型の角度計でも側面から軸を投影して計測することも可能です（図24）．

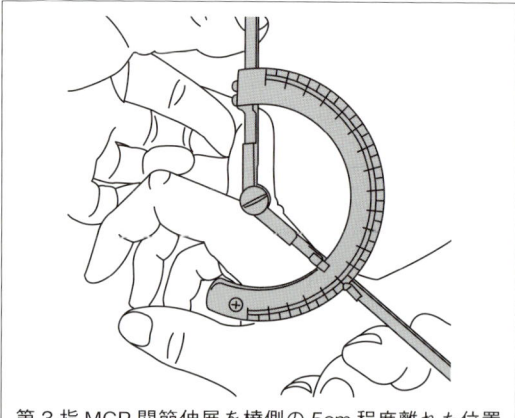

第3指MCP関節伸展を橈側の5cm程度離れた位置から測定

図24　手指の角度測定

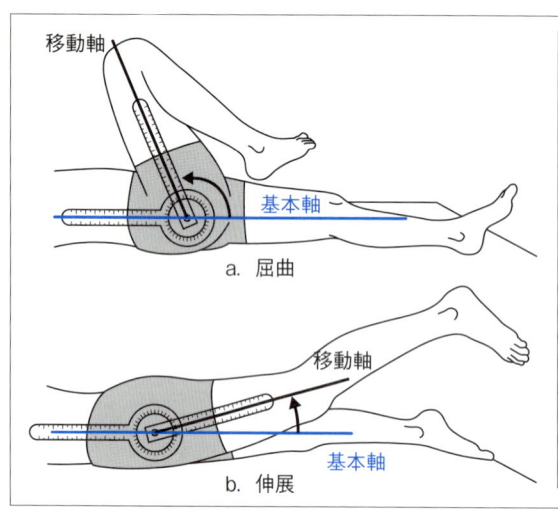

図25　股関節屈曲・伸展

角度計	万能型（大）
測定肢位	屈曲：背臥位 伸展：腹臥位 場合によっては，側臥位でも測定可能
測定方向	側方
基本軸	体幹と平行な線
移動軸	大腿骨（大転子と大腿骨外顆中心を結ぶ線）
参考可動範囲	屈曲：125° 伸展：15°
注意事項	原則は二関節筋の影響を除く肢位で測定 ・屈曲は膝関節屈曲位 ・伸展は膝関節伸展位

h）股関節

股（hip）の運動方向は，屈曲（flexion），伸展（extension），外転（abduction），内転（adduction），外旋（external rotation），内旋（internal rotation）の6方向です．

① 屈曲・伸展（図25）：股関節屈曲の測定時（図26）には，骨盤の後傾が加わる代償運動が生じやすいため，反対側の股関節の伸展をさせておくことが重要である．反対側の大腿部を押さえたり，検査側股関節屈曲の力を弱めたりすることが必要である．

② 外転・内転（図28）：基本軸を両側の上前腸骨棘を結ぶ線への垂線とする基本法の別法とし

> **コラム⑤　二関節筋の影響**
>
> 「関節可動域表示ならびに測定法」では，二関節筋の影響のない肢位で測定することになっています．しかし，二関節筋の影響を考慮して測定することも必要です（図27）．特に股関節屈曲では，膝関節伸展位での股関節屈曲角度の測定は重要です．このように，股関節だけでなく，多関節筋の影響のある場合とない場合の角度を測定しておくことが大切です．その際には，記録時に測定肢位を明らかにしておかなければなりません．

て，両上前腸骨棘を結ぶ線を基本軸とする方法が
ある（**図29**）．この方法は，骨盤の代償運動の
影響をある程度相殺することがでる．

③ 外旋・内旋（**図30**）：代償運動として，股関
節外転，内転に注意しておく必要がある．

i 膝関節

膝（knee）の運動方向は，屈曲（flexion），伸
展（extension）の2方向です．

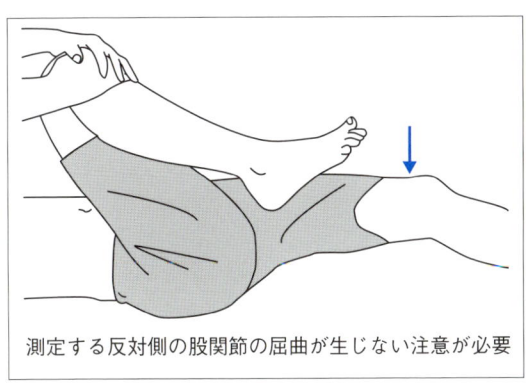

図26 股関節屈曲測定時の注意
測定する反対側の股関節の屈曲が生じない注意が必要

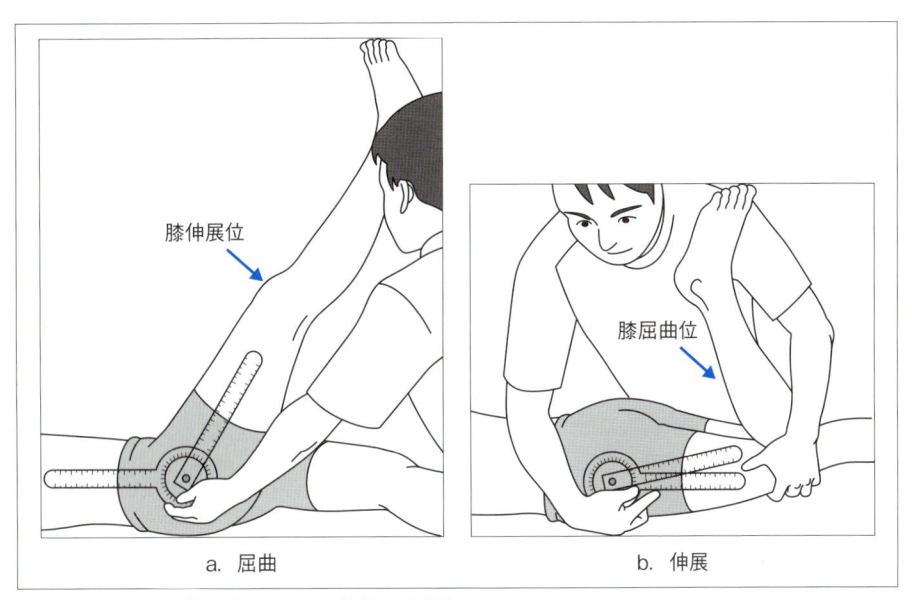

図27 股関節屈曲・伸展（二関節筋の影響）
a. 屈曲　膝伸展位
b. 伸展　膝屈曲位

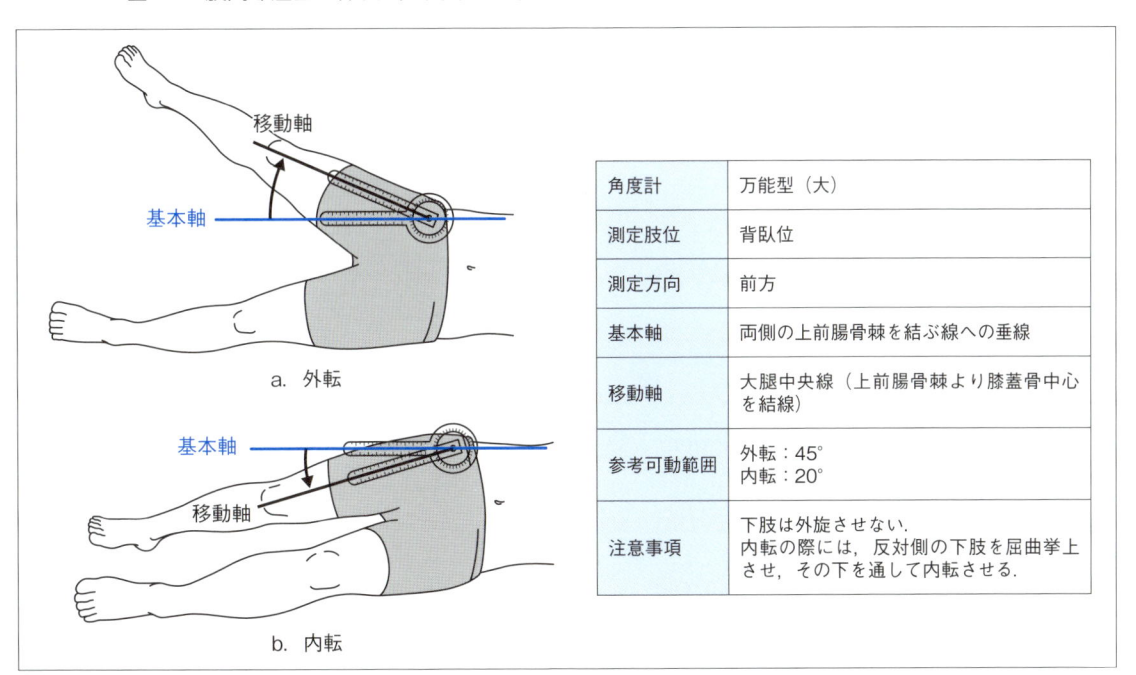

図28 股関節外転・内転
a. 外転
b. 内転

角度計	万能型（大）
測定肢位	背臥位
測定方向	前方
基本軸	両側の上前腸骨棘を結ぶ線への垂線
移動軸	大腿中央線（上前腸骨棘より膝蓋骨中心を結線）
参考可動範囲	外転：45° 内転：20°
注意事項	下肢は外旋させない． 内転の際には，反対側の下肢を屈曲挙上させ，その下を通して内転させる．

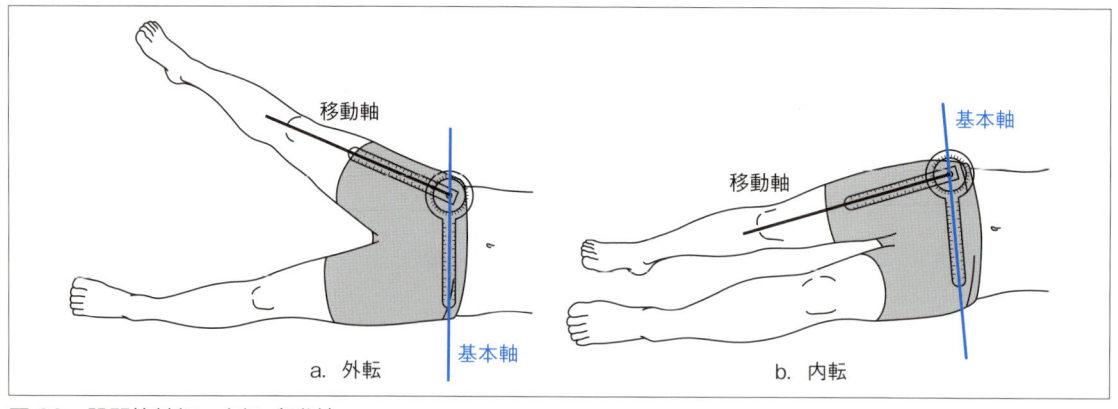

図29 股関節外転・内転（別法）

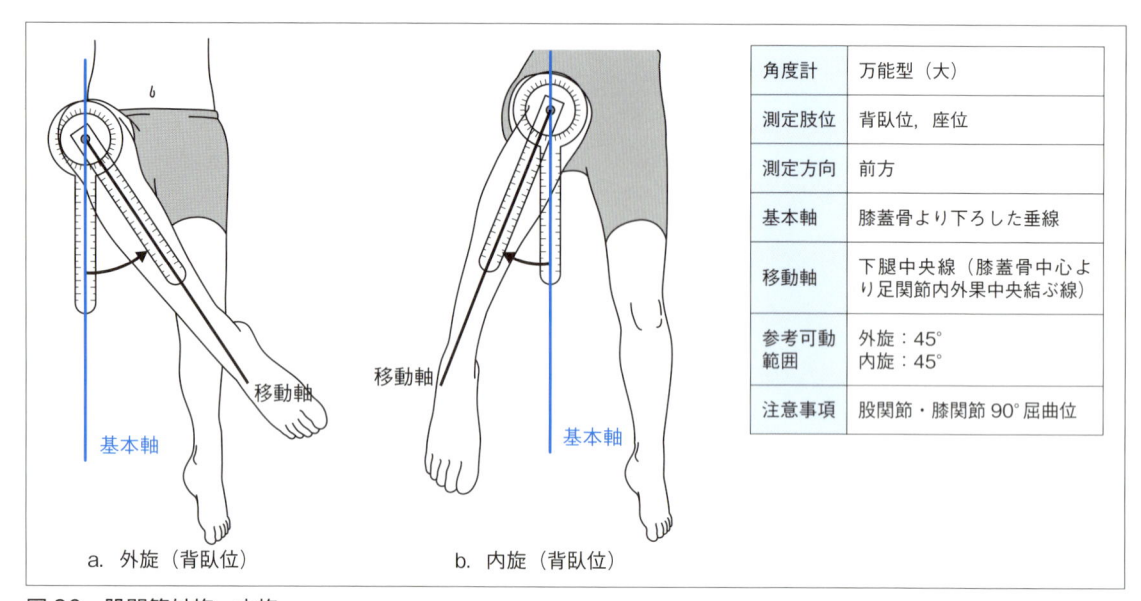

図30 股関節外旋・内旋

角度計	万能型（大）
測定肢位	背臥位，座位
測定方向	前方
基本軸	膝蓋骨より下ろした垂線
移動軸	下腿中央線（膝蓋骨中心より足関節内外果中央結ぶ線）
参考可動範囲	外旋：45° 内旋：45°
注意事項	股関節・膝関節90°屈曲位

膝関節屈曲・伸展（図31）：膝関節伸展において，基本軸と移動軸が一直線上にないことが多い．このような際には，どちらかの軸を平行移動して測定する．図31では実線が移動軸で，点線が移動軸を平行移動させた軸．

j 足関節

足（ankle）の運動方向は，屈曲（flexion），伸展（extension）2方向です．屈曲は底屈（plantar flexion），伸展は背屈（dorsi flexion）と表記されることが多いです．
屈曲（底屈）・伸展（背屈）（図32）：基本法では腓骨への垂線であるが，別法として腓骨を基本軸とする方法もある（図33）．

k 足部

足部（foot）の運動方向は，外がえし（eversion），内がえし（inversion），外転（abduction），内転（adduction）の4方向です．
① 外がえし・内がえし（図34）：基本法では下腿軸への垂線であるが，別法として下腿軸を基本軸とする方法もある（図35）．
② 外転・内転（図36）：基本法のなかで，足底で足の外縁または内縁で行う場合もある（図37）．

l 母指（趾）

母指（趾）（great toe）の運動方向は，中足趾節関節（metatarsophalangeal joints：MTP）屈

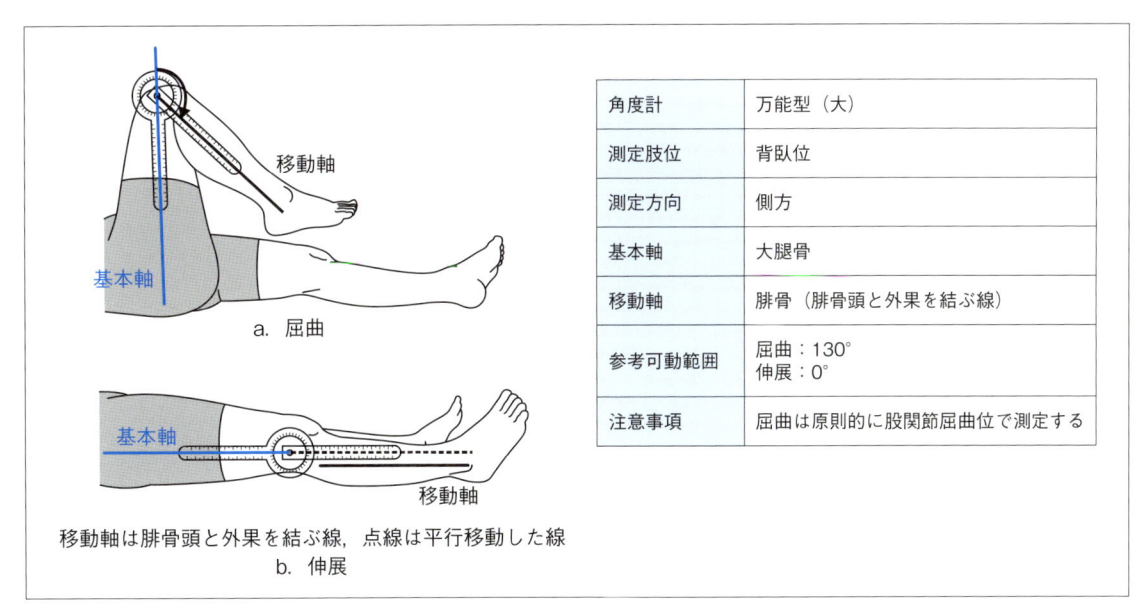

角度計	万能型（大）
測定肢位	背臥位
測定方向	側方
基本軸	大腿骨
移動軸	腓骨（腓骨頭と外果を結ぶ線）
参考可動範囲	屈曲：130° 伸展：0°
注意事項	屈曲は原則的に股関節屈曲位で測定する

移動軸は腓骨頭と外果を結ぶ線，点線は平行移動した線
a. 屈曲
b. 伸展

図31　膝関節屈曲・伸展

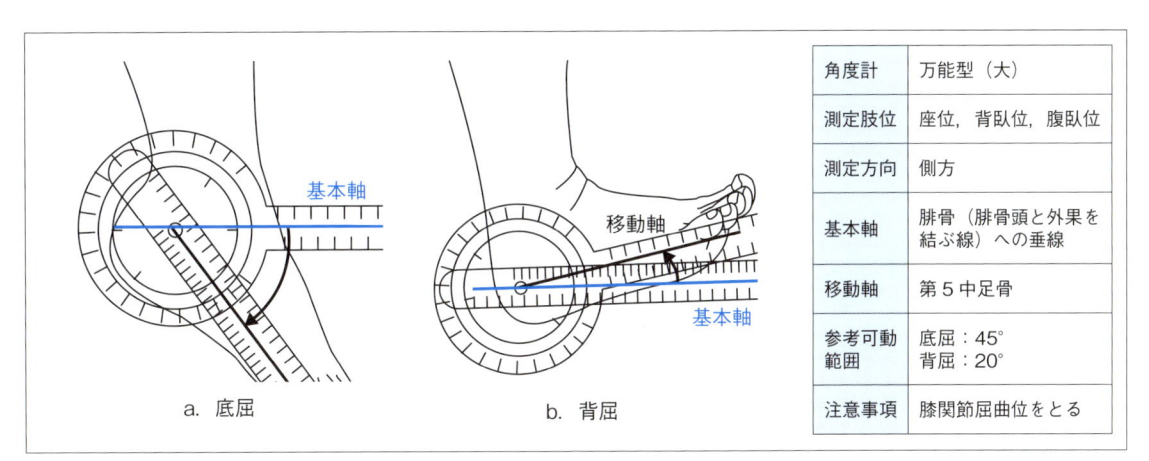

角度計	万能型（大）
測定肢位	座位，背臥位，腹臥位
測定方向	側方
基本軸	腓骨（腓骨頭と外果を結ぶ線）への垂線
移動軸	第5中足骨
参考可動範囲	底屈：45° 背屈：20°
注意事項	膝関節屈曲位をとる

a. 底屈
b. 背屈

図32　足関節底屈・背屈

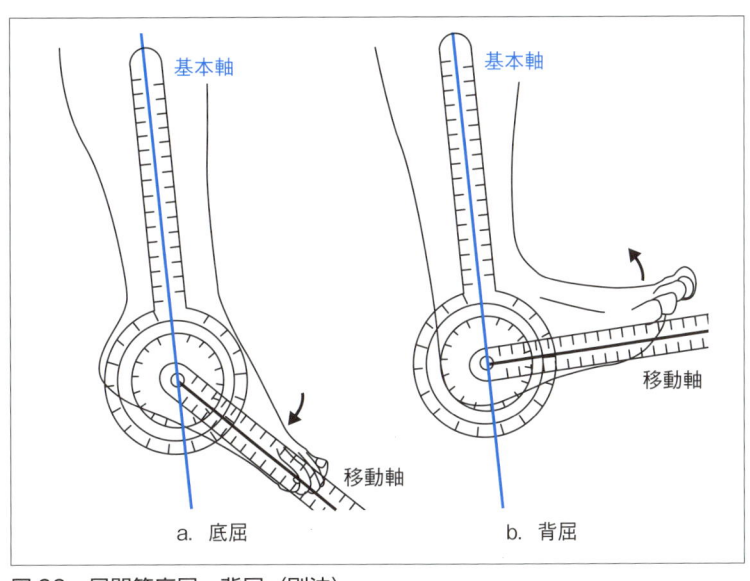

a. 底屈
b. 背屈

図33　足関節底屈・背屈（別法）

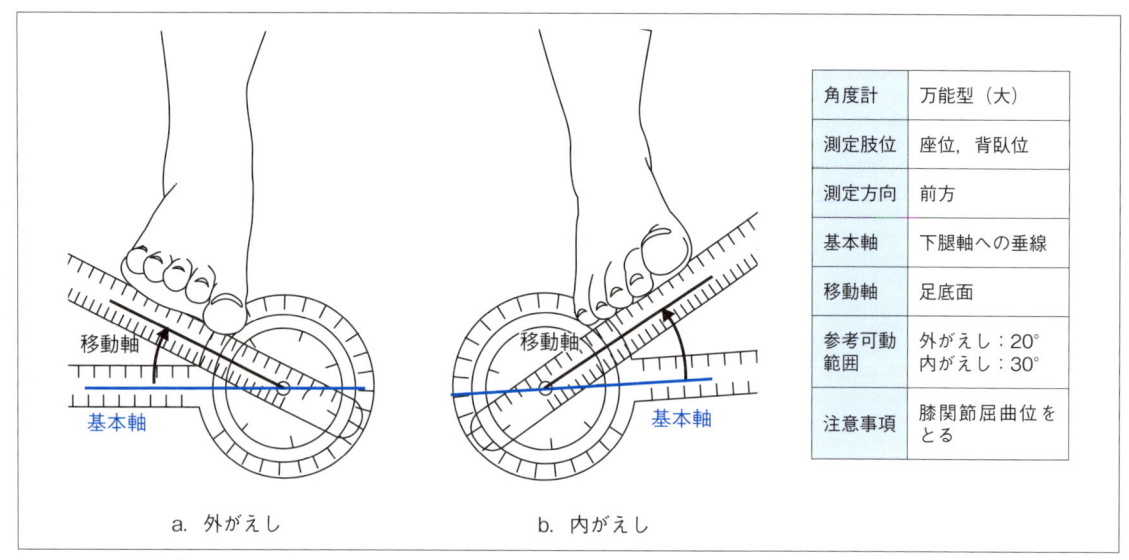

角度計	万能型（大）
測定肢位	座位，背臥位
測定方向	前方
基本軸	下腿軸への垂線
移動軸	足底面
参考可動範囲	外がえし：20° 内がえし：30°
注意事項	膝関節屈曲位をとる

a. 外がえし　　b. 内がえし

図34　足部外がえし・内がえし

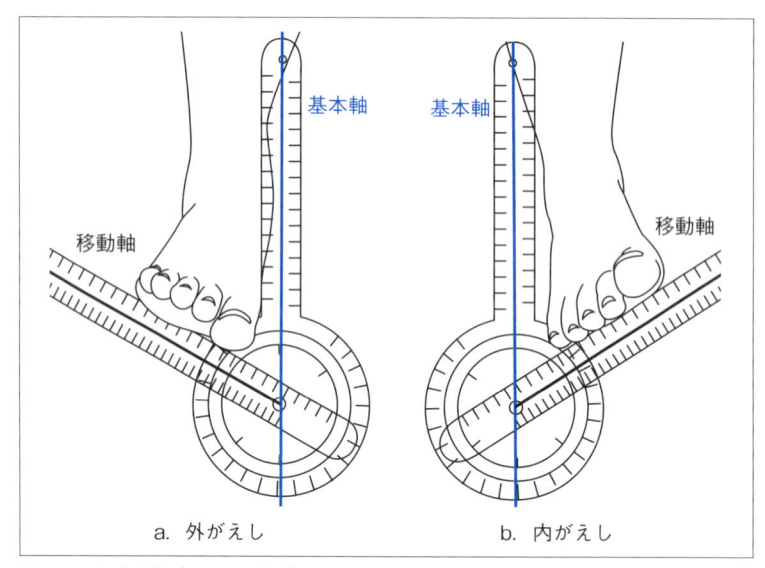

a. 外がえし　　b. 内がえし

図35　足部外がえし・内がえし（別法）

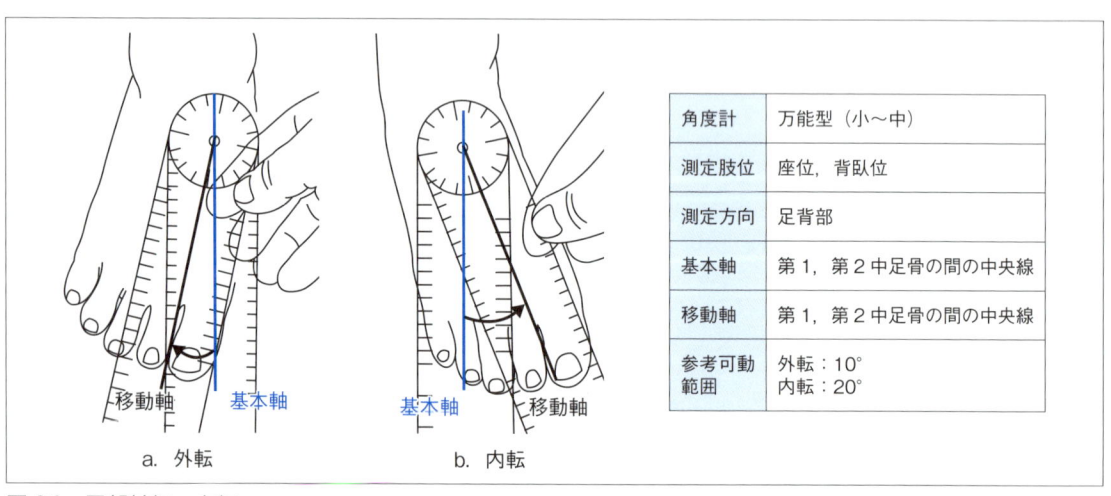

角度計	万能型（小～中）
測定肢位	座位，背臥位
測定方向	足背部
基本軸	第1，第2中足骨の間の中央線
移動軸	第1，第2中足骨の間の中央線
参考可動範囲	外転：10° 内転：20°

a. 外転　　b. 内転

図36　足部外転・内転

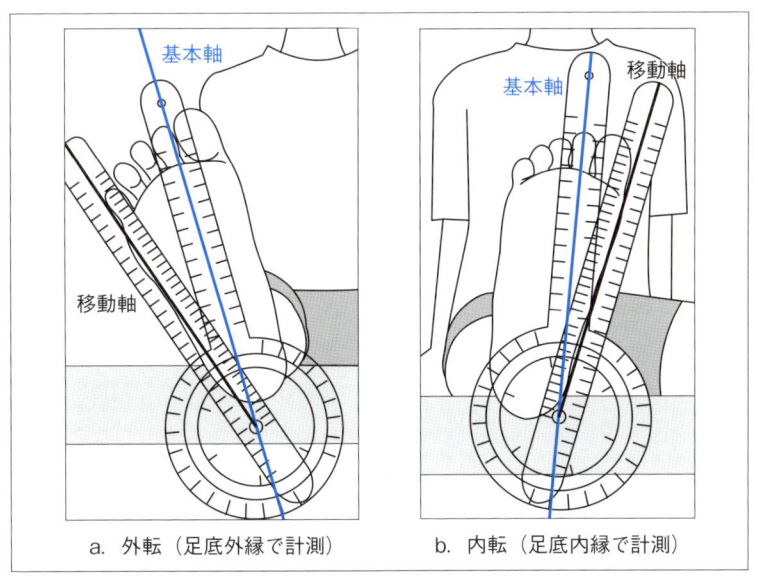

図37 足部外転・内転

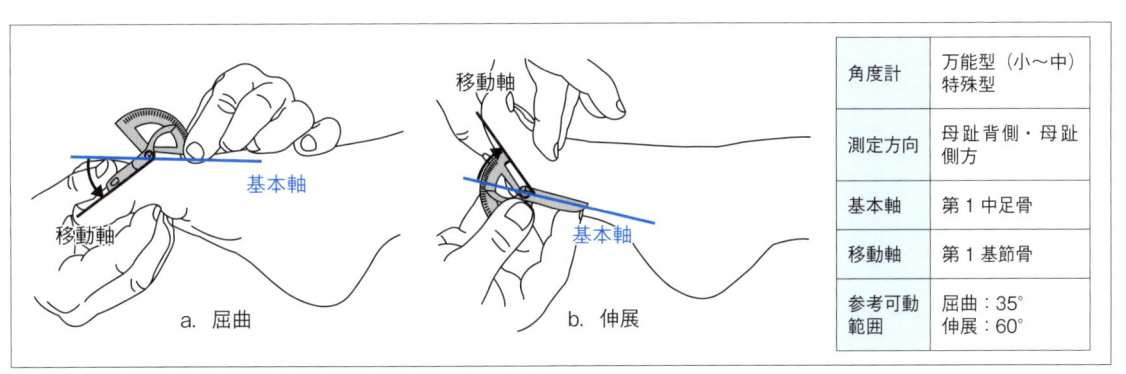

a. 外転（足底外縁で計測）　b. 内転（足底内縁で計測）

角度計	万能型（小～中）特殊型
測定方向	母趾背側・母趾側方
基本軸	第1中足骨
移動軸	第1基節骨
参考可動範囲	屈曲：35° 伸展：60°

図38 中足趾節関節（母趾）屈曲・伸展

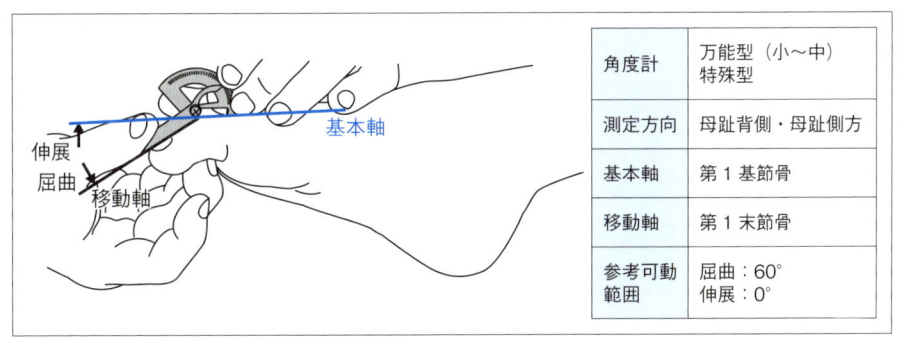

角度計	万能型（小～中）特殊型
測定方向	母趾背側・母趾側方
基本軸	第1基節骨
移動軸	第1末節骨
参考可動範囲	屈曲：60° 伸展：0°

図39 趾節間関節（母趾）屈曲・伸展

曲（flexion）・伸展（extension），趾節間関節（interphalangeal joint：IP）屈曲（flexion）・伸展（extension）の4方向です．

① 中足趾節関節（母趾）屈曲・伸展（図38）

② 趾節間関節（母趾）屈曲・伸展（図39）

ⓜ 足趾（toes）

母趾以外の足趾（toes）で第2指から第5指ま

であり，運動方向は中足趾節関節（metatarsophalangeal joints：MTP）屈曲（flexion）・伸展（extension），近位指節間関節（proximal interphalangeal joint：PIP）屈曲（flexion）・伸展（extension），遠位指節間関節（distal interphalangeal joint：DIP）屈曲（flexion）・伸展（extension）です．
① 中足趾節関節（第2〜5指）屈曲・伸展（図40）
② 近位・遠位趾節間関節（第2〜5指）屈曲・伸展（図41）

n 頸部
頸部（cervical spines）の運動方向は，屈曲（前屈）（flexion）・伸展（後屈）（extension），回旋（rotation），側屈（lateral bending）です．
① 頸部屈曲（前屈）・伸展（後屈）（図42）
② 頸部回旋（図43）
③ 頸部側屈（図44）

o 胸腰部
胸腰部（thoracic and lumbar spines）の運動方

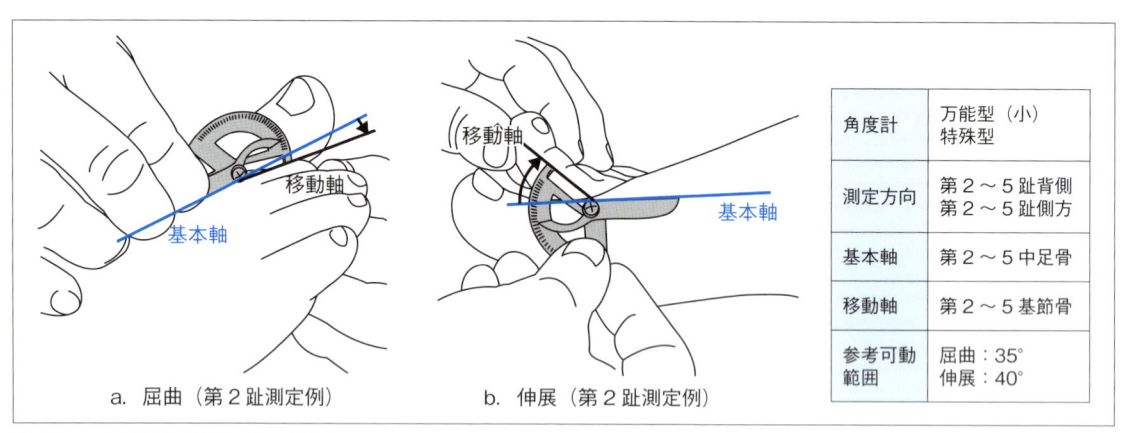

a. 屈曲（第2趾測定例）　　b. 伸展（第2趾測定例）

角度計	万能型（小）特殊型
測定方向	第2〜5趾背側 第2〜5趾側方
基本軸	第2〜5中足骨
移動軸	第2〜5基節骨
参考可動範囲	屈曲：35° 伸展：40°

図40　中足趾節関節屈曲・伸展

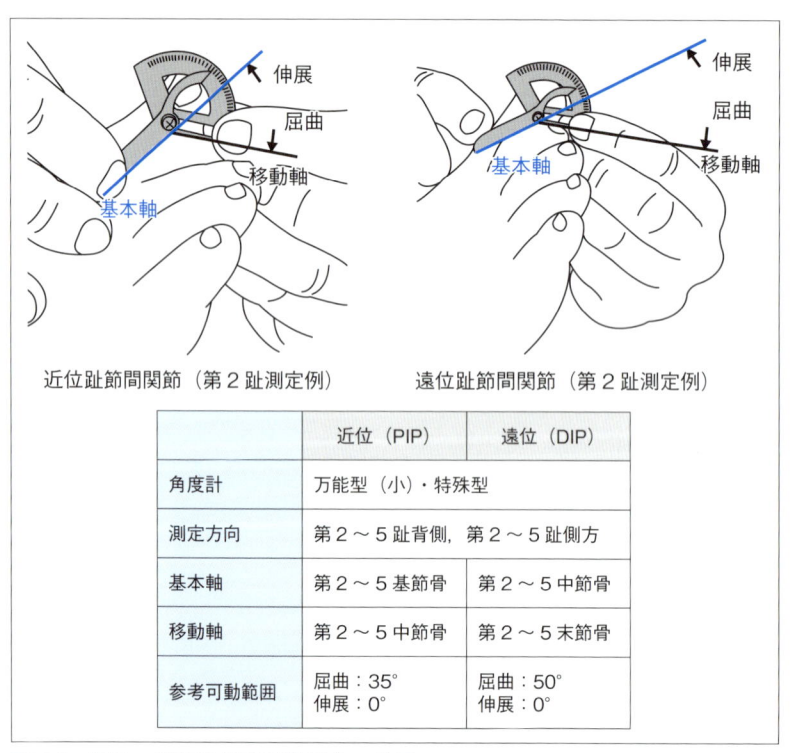

近位趾節間関節（第2趾測定例）　　遠位趾節間関節（第2趾測定例）

	近位（PIP）	遠位（DIP）
角度計	万能型（小）・特殊型	
測定方向	第2〜5趾背側，第2〜5趾側方	
基本軸	第2〜5基節骨	第2〜5中節骨
移動軸	第2〜5中節骨	第2〜5末節骨
参考可動範囲	屈曲：35° 伸展：0°	屈曲：50° 伸展：0°

図41　近位・遠位趾節間関節屈曲・伸展

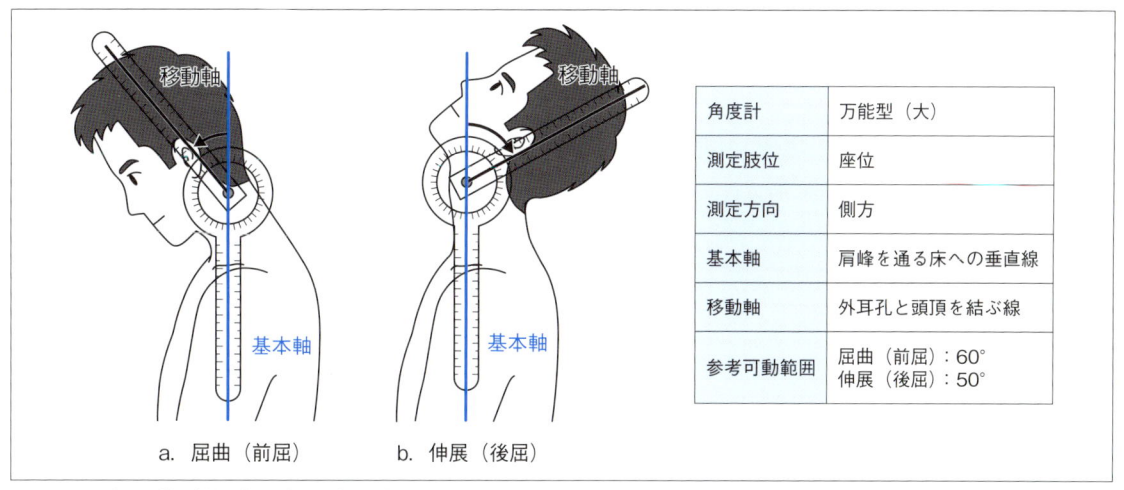

角度計	万能型（大）
測定肢位	座位
測定方向	側方
基本軸	肩峰を通る床への垂直線
移動軸	外耳孔と頭頂を結ぶ線
参考可動範囲	屈曲（前屈）：60° 伸展（後屈）：50°

a. 屈曲（前屈）　　b. 伸展（後屈）

図42　頸部屈曲（前屈）・伸展（後屈）

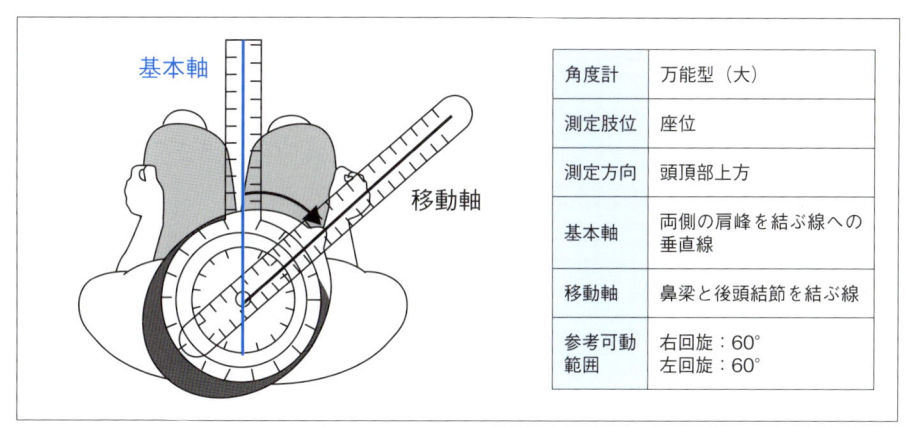

角度計	万能型（大）
測定肢位	座位
測定方向	頭頂部上方
基本軸	両側の肩峰を結ぶ線への垂直線
移動軸	鼻梁と後頭結節を結ぶ線
参考可動範囲	右回旋：60° 左回旋：60°

図43　頸部回旋（右回旋）

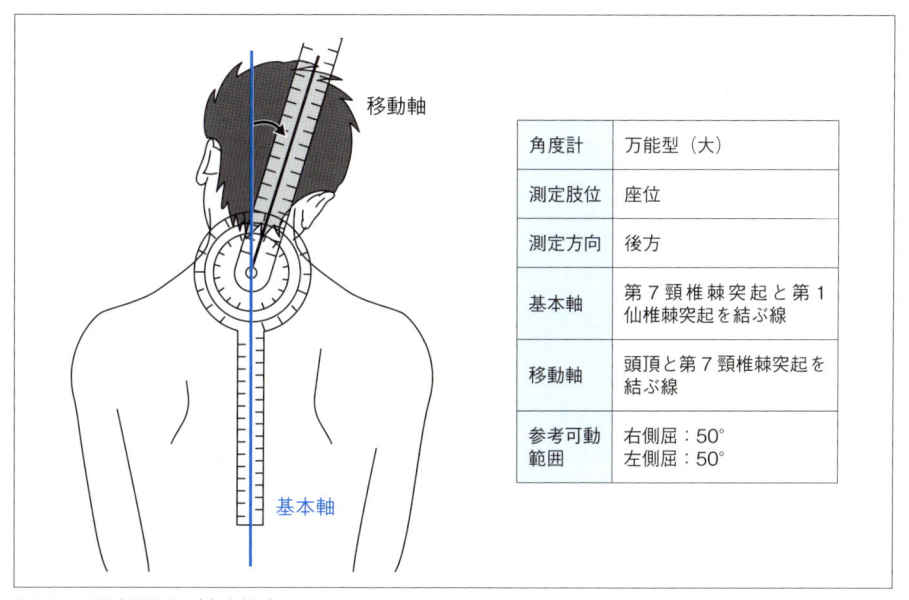

角度計	万能型（大）
測定肢位	座位
測定方向	後方
基本軸	第7頸椎棘突起と第1仙椎棘突起を結ぶ線
移動軸	頭頂と第7頸椎棘突起を結ぶ線
参考可動範囲	右側屈：50° 左側屈：50°

図44　頸部側屈（右側屈）

89

向は，屈曲（前屈）(flexion)・伸展（後屈）(extension)，回旋 (rotation)，側屈 (lateral bending) です．

① 胸腰部屈曲（前屈）・伸展（後屈）（図45）
② 胸腰部回旋（図46）
③ 胸腰部側屈（図47）

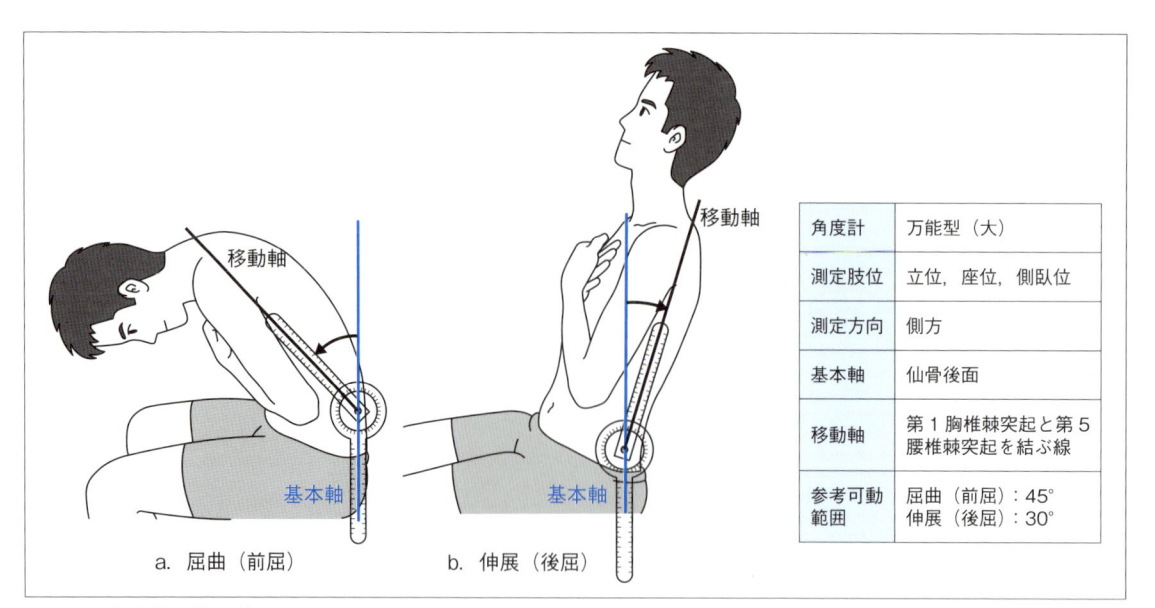

角度計	万能型（大）
測定肢位	立位，座位，側臥位
測定方向	側方
基本軸	仙骨後面
移動軸	第1胸椎棘突起と第5腰椎棘突起を結ぶ線
参考可動範囲	屈曲（前屈）：45° 伸展（後屈）：30°

a. 屈曲（前屈）　　b. 伸展（後屈）

図45　胸腰部屈曲・伸展

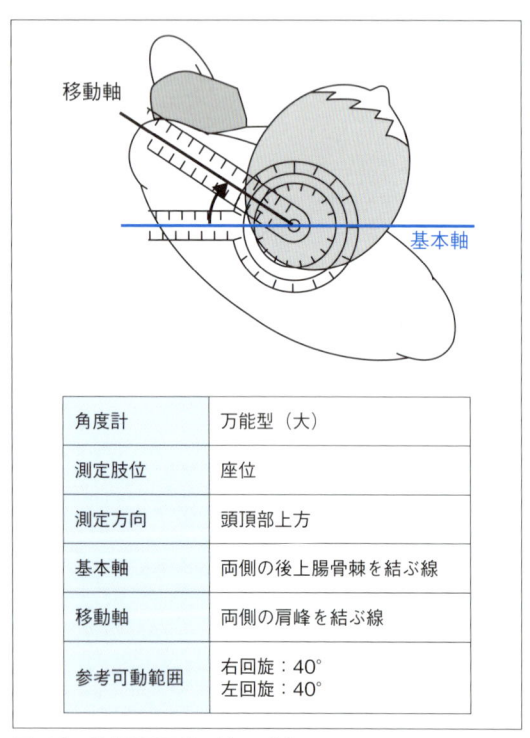

角度計	万能型（大）
測定肢位	座位
測定方向	頭頂部上方
基本軸	両側の後上腸骨棘を結ぶ線
移動軸	両側の肩峰を結ぶ線
参考可動範囲	右回旋：40° 左回旋：40°

図46　胸腰部回旋（右回旋）

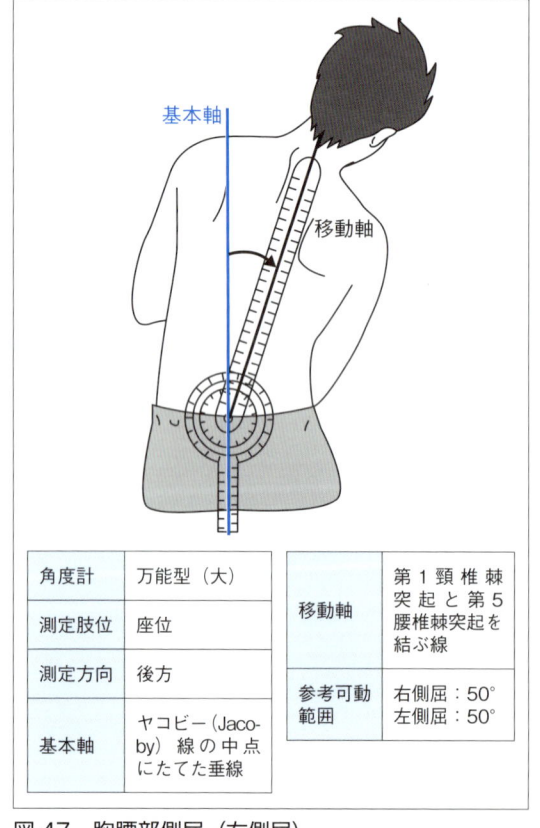

角度計	万能型（大）
測定肢位	座位
測定方向	後方
基本軸	ヤコビー（Jacoby）線の中点にたてた垂線
移動軸	第1頸椎棘突起と第5腰椎棘突起を結ぶ線
参考可動範囲	右側屈：50° 左側屈：50°

図47　胸腰部側屈（右側屈）

3 関節可動域測定の記録方法

関節可動域の測定結果は，評価用紙に記入します．評価用紙の必要項目は，対象者関連情報（カルテNO，氏名，性別，年齢など），部位，運動方向，測定日，結果記入欄（左右別）などです．経時的に関節可動域測定を実施し，記録します．

第6章　文献

1) 日本整形外科学会，日本リハビリテーション医学会：関節可動域表示ならびに測定法（平成7年4月改訂），リハ医学32（4）：207-217，1995．

（山路雄彦）

7章 筋力測定

Ⅰ. 理学療法に必要な筋力測定
Ⅱ. 筋力測定の実際

I. 理学療法に必要な筋力測定

> **はじめに**
>
> 筋力測定で学習するポイントは，以下の3つです．
> ・筋力測定の種類
> ・主な筋力測定の方法
> ・筋力測定結果のとらえ方
>
> 筋出力の調節や筋収縮の様式などは，生理学で学習した内容と関連があります．筋力低下は，運動器疾患，神経系疾患，内部障害など多くの症例で問題になる症候であり，その原因と関連づけて学習することが必要です．

1 筋力とは

筋力は，筋が収縮することで発生する**筋張力**をいいますが，生体で測定される力は筋張力そのものではなく，筋が付着する骨に作用することによって発生する，関節を中心とした肢節の**回転力**です（図1）．筋張力は随意運動だけでなく，反射や反応の現象としても発生します．また日常生活では，発揮される筋張力（筋力）は行われる動作や環境によって，必要な課題が効果的・効率的に遂行される程度に調整され，最大の筋力が発揮されることは多くはありません．

一般に測定される筋力は，**随意的な最大努力で遂行される運動の関節モーメント（トルク）の大きさ**です．この力は比較的短時間に発揮される最大筋力です．これに対して，長い時間にわたり筋力の発揮を連続して持続する場合や，ある運動を同程度の筋力で何回も反復する場合もあり，これらは**筋持久力**といわれています．

筋力測定とは，**随意的最大筋力**を測定することであり，その方法としては，機器を用いた定量的な計測，計測された値の体重比や健側比などを算出する方法，特別な機器を用いない筋力検査，立ち上がり動作などの動作パフォーマンスから筋力を推定する方法などがあります．機器を用いない徒手的な検査が**徒手筋力検査（Manual Muscle Testing：MMT）**であり，臨床で幅広く使用されています．定量的な計測に用いられる機器には，握力計，携帯が容易な**ハンドヘルドダイナモメーター（Hand-Held Dynamometer：HHD）**，重錘などの**フリーウェイト**，運動強度の調節が可能

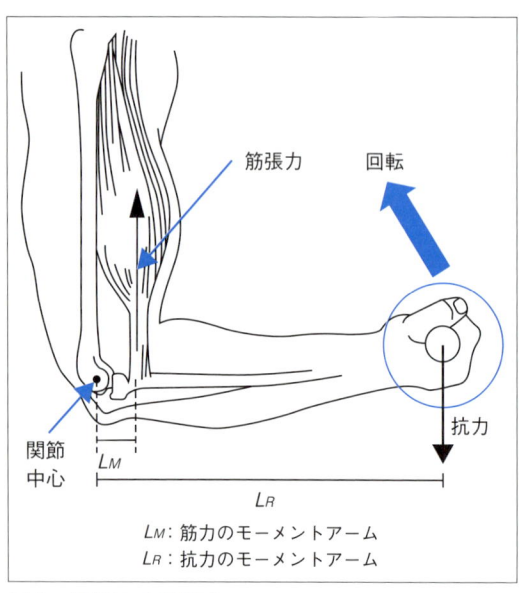

図1 筋張力と回転力
L_M：筋のモーメントアーム
L_R：抗力のモーメントアーム

> **コラム①**
> **モーメント（トルク）とは**
>
> モーメントは物を回転させる物理量であり，回転の中心から力が作用するまでの距離とその力の大きさの積です．トルクは，ある固定された回転軸を中心に作用する力のモーメントであり，両者は基本的に同義です．生体の現象を表現する場合にはモーメントが使われることが多いですが，トルクは工学系で使われることが多く，等速性マシンの場合に一般的に使われます．力の単位はN（ニュートン）で，**モーメントの単位はN·m（ニュートンメートル）**です（図2）．

表1　筋出力の調節に関与する要因

神経系	大脳興奮準位 意図 運動単位の動員数 運動単位の発射頻度 運動単位の同期化
筋組織	筋断面積 筋線維のタイプ
力学的要因	筋収縮様式 筋収縮速度 筋長・関節の角度

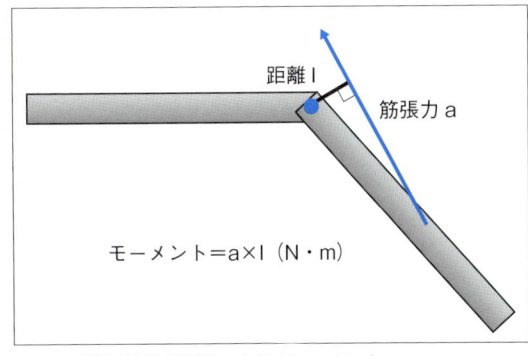

図2　膝関節伸筋群によるモーメント

モーメント＝a×l（N・m）

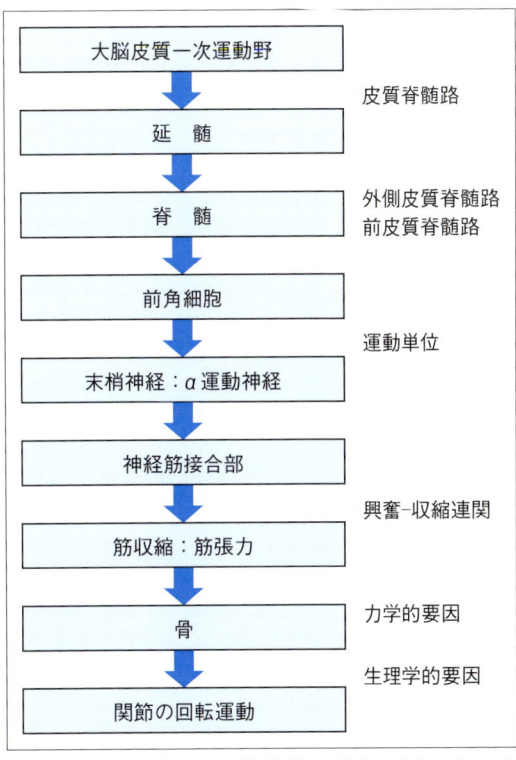

図3　大脳皮質から関節運動の発生に至るまでの経路

（大脳皮質一次運動野 → 皮質脊髄路 → 延髄 → 外側皮質脊髄路・前皮質脊髄路 → 脊髄 → 前角細胞 → 運動単位 → 末梢神経：α運動神経 → 神経筋接合部 → 興奮－収縮連関 → 筋収縮：筋張力 → 力学的要因 → 骨 → 生理学的要因 → 関節の回転運動）

な**筋力トレーニングマシン**，**等速性マシン**などがあります．動作パフォーマンスの測定などの特殊な例を除いては，基本的に**単関節運動**で測定が実施されます．

2　筋力測定にはどのような意味があるのか？

随意的最大筋力の発揮に関わる要因は多岐にわたり（表1，図3），**上位運動ニューロン**，**下位運動ニューロン（末梢神経）**，**神経筋接合部**，**筋線維**と最終的に運動が発生する**骨・関節**に至る部位に異常があると，測定される筋力は低下する可能性があります．このなかで，特に脊髄から末梢神経においては，興奮する**運動単位**の動員数，発射頻度と同期化の程度が筋力にとって重要です．

筋線維については，興奮する**筋線維のタイプ**（速筋と遅筋），**筋線維の断面積**が筋力に関係します．加えて，収縮する際の筋の長さ（関節角度），収縮様式（求心性，等尺性，遠心性），収縮速度などの**力学的要因**も関係します．筋力を繰り返し測定する場合には，特に力学的要因が同条件になるように配慮することが必要です．

筋力低下は，**運動器疾患**，**神経系疾患**，**内部障害**などの多くの疾患によって生じる機能障害であり，さらに活動性の低下による**廃用症候群**の主要

な症状でもあるため，多くの対象者に認められます．疾患によって，筋力低下の分布や程度，経過，さらに運動療法による介入効果などが異なります．

また，筋力は日常生活での姿勢の保持や変換など，多様な運動を制御する際に重要な役割があるため，筋力低下が生じると，その部位や程度に関連した運動や姿勢の制限が認められます．逆に，立位姿勢や歩行などの正常とは異なる状況から，筋力低下を疑う場合も臨床的には多く，実際に筋力低下の有無やその程度を確認するために，姿勢や動作の観察後に筋力測定を行います．

このように筋力低下が疑われる場合には，個々の筋力を客観的に測定する必要があります．筋力低下に対する介入はその程度によって行う運動の方法や強度なども異なるため，筋力を測定する必要があります．また，筋力低下に対する介入効果を判定するためにも，筋力自体を測定しなければなりません．

3 なぜ筋力測定が必要なのか？

筋力低下は，上肢であれば物を把持したり，持ち上げるなどの動作で，下肢であれば，立位や歩行，立ち上がり，階段昇降などの動作で，その異常が比較的自覚されやすい機能障害です．このような動作の能力で，ある程度筋力低下の影響を推測することは可能ですが，一部の筋力低下の場合には，他の部分の筋力や他の機能によって代償されることも少なくありません．そのため，個々の筋力の客観的な測定が必要になります．

神経系や筋に関連した疾患の場合には，筋力低下が主要な症状のことも多く，診断の補助および疾患の経過を把握するために測定する必要があります．筋萎縮を伴うことも多く，観察や触診も大切です．

薬物療法や外科的治療の効果，運動療法など理学療法の介入効果を判定するためにも測定が必要です．そのためには，客観的，定量的に測定することが必要であり，特に介入前後で同一方法，同一条件で測定を行います．変化や経過を判断する際には，MMTは順序尺度で段階づけも大まかであるため不十分な場合があり，HHDなどを用いた定量的な測定を実施します．

また，具体的な介入内容を検討する情報としても必要です．特に筋力増強運動を実施する際の適切な運動方法，運動強度などは筋力の程度によって異なります．また，装具の適用を判断する際の参考情報になります．

筋力測定の目的
- 動作に影響する筋力低下を特定するため
- 疾患の診断の補助および経過を把握するため
- 薬物療法，外科的治療，運動療法などの介入効果を判定するため
- 介入方法を決定するため

疾患によって特徴的な筋力低下の分布
- 遠位部優位：筋萎縮性側索硬化症などの運動ニューロン疾患
- 近位部優位：進行性筋ジストロフィーや多発性筋炎（皮膚筋炎）などの筋疾患
- 脊髄髄節レベルに分布：脊髄・脊椎疾患
- 末梢神経支配筋に分布：末梢神経疾患

コラム② 上位運動ニューロン障害に対する筋力測定の適用

上位運動ニューロン障害の場合には，筋力低下に加えて，病的な共同運動パターンの出現や，選択的運動（分離運動）の遂行が困難となり，正確な単関節運動を随意的に実施できないことが多くあります．複数の関節を同時に動かす際や，連合反応などの反射的な活動の際には，強い筋力を発揮できることもあります．このような場合には，正確な筋力測定の実施は困難です．上位運動ニューロン障害でも，選択的運動が実施可能な程度に運動障害が軽度の場合には，筋力測定を実施することが可能です（⇒11章の127〜128頁を参照）．

> **コラム③　運動麻痺とは**
>
> 神経系（上位運動ニューロンと下位運動ニューロン）の異常による，随意運動が障害された状態です．ある範囲で全く随意運動が認められない場合を**完全麻痺**，部分的に随意運動が可能な場合を**不全麻痺**といいます．運動麻痺を認める分布から**単麻痺**，**片麻痺**，**対麻痺**，**両麻痺**，**四肢麻痺**などに分けられます．

4　筋力測定で何がわかるのか？

　筋あるいは関節運動ごとの筋力低下の有無とその程度がわかります．筋力低下を認める場合には，その分布がわかります．特に筋力低下の分布から，その疾患や障害されている脊髄髄節レベル，末梢神経などをある程度推測できます．

　神経根の障害であれば，その髄節に対応した筋群の筋力低下を認めます．脊髄損傷の完全麻痺であれば，たとえばC6レベル以下の完全損傷では肘関節屈筋群はほぼ正常ですが，手関節背屈筋群以下の筋力低下を認めます（**表2**）．同様に，各末梢神経が支配する代表的な筋に筋力低下を認める場合には，その該当する末梢神経の障害が推測されます（**表3**）．

　これらは，感覚検査や深部腱反射検査などの結果と統合して解釈することが必要です．

表2　各髄節の代表的な筋群

髄節	代表的な筋
C5	肘関節屈筋群
C6	手関節背屈筋群
C7	肘関節伸筋群
C8	手指屈筋群
T1	手指外転
L2	股関節屈筋群
L3	膝関節伸筋群
L4	足関節背屈筋群
L5	長母趾伸筋
S1	足関節底屈筋群

表3　末梢神経に対応する代表的な筋

末梢神経	代表的な筋
腋窩神経	三角筋
筋皮神経	肘関節屈筋群
橈骨神経	肘関節伸筋群，手関節背屈筋群
正中神経	母指から中指の手指屈筋群
尺骨神経	環指から小指の手指屈筋群，骨間筋，虫様筋
大腿神経	膝関節伸筋群
坐骨神経	膝関節屈筋群
脛骨神経	足関節底屈筋群
総腓骨神経	足関節背屈筋群

II. 筋力測定の実際

はじめに

筋力測定の方法には，徒手筋力検査，Hand-Held Dynamometer やフリーウェイトなどを用いた方法があります．筋力測定の進め方を理解したうえで，代償運動を抑止して，正確な測定を心がけましょう．固定の方法や抵抗の加え方など，繰り返して練習しましょう．

1 筋力測定の進め方

筋力測定は対象者の協力が必須であり，対象者の状況や測定方法を考慮したうえで実施することが必要です．

①診断を目的とした測定（特に MMT）では，事前の医学的情報や問診の結果，他の検査結果にもとづいて，測定する関節，部位，筋群をあらかじめ決める．

②対象者に測定の目的や方法を十分に説明し，同意と協力を得る．意識，精神状態，理解力などに問題がある場合には，正確な測定は困難である．

③測定を行う運動（筋群）により，重力などを考慮して体位や構え（姿勢）を決定する．

④変化や経過の把握を目的とした測定では，体位などの測定条件を同一にする．

⑤測定を行う関節の近位関節は固定して他の関節の運動が伴わないようにし，運動方向などを配慮して，代償運動を生じないように注意する．

⑥抵抗は運動する関節の末梢肢節の遠位端とし，運動方向と反対方向に加える．

⑦疼痛や疲労に配慮する．

⑧姿勢変換ができるだけ少なくなるように，同一の体位で可能な測定は続けて実施する．

⑨最大努力で運動が実施できているかを確認しながら実施する．

⑩障害部位と正常部位，健側と患側などの比較を必ず行う．

⑪他動的運動で関節可動域制限の有無を確認したうえで，筋力測定を実施する．

⑫筋力低下を認めた場合には，その筋が関与する特徴的な動作について，筋力低下の影響の有無や程度を確認する．

2 筋力測定の方法

a 徒手筋力検査（MMT）

① 特徴

MMT は特別な機器は用いずに，患者の遂行可能な運動について，重力の影響と徒手的な抵抗，筋収縮の有無を基準に 0 から 5 の 6 段階の順序尺度で段階付けする方法です．わが国では，Daniel と Worthingham による測定法が一般的に用いられています．

特別な機器を用いないため，どこでも容易に実施可能であり，固定や抵抗などを適切に実施することで，代償運動の把握も行いやすい利点があります．

反面，6 段階の順序尺度のため，比較や変化を把握するには情報が少ない，測定者の技能によって誤差を生じる可能性がある，正常以上の強力な筋力について正確な測定が困難であるなどの欠点があります．特に抵抗の与え方や強さの程度が難

しく，抵抗の強さの判断は主観的です．重力の影響に対する判定は，適切な体位を選択し，運動を注意深く観察することで正確な判定が可能です．

② 判定基準（表4）

判定は，筋収縮の有無，重力に抗した運動が可能か否か，重力に抗した運動が可能な場合には測定者の徒手抵抗に対して運動が可能か否かを基準に判定します．運動も筋収縮も認めない場合が0，運動は認めないが筋収縮を認める場合が1です．運動の方向を水平面とし，重力の影響を最小にすることで運動範囲を完全に運動可能な場合が2，運動を垂直方向とし，重力に抗した運動範囲を完全に運動可能な場合が3です．重力に抗して運動が可能な場合に，ある程度強い抵抗に抗して最終の運動域を保持することが可能な場合が4，最大の抵抗を加えても最終の運動域を保持することが可能な場合が5です．

3以上で，軽い抵抗に抗して最終運動域を保持することができる場合を3+とし，2以下で，重力の影響を最小にした肢位で運動範囲の一部が可能な場合を2−とすることがあります．

以上は基本原則であり，体幹屈曲，体幹回旋，足関節底屈などの例外もあります．

③ 手順

測定する運動，筋および筋群によって，さらに判定基準の3以上と3未満によって体位が異なるため，体位の決定がまず重要です．

一般的には，最初に重力に抗した運動が行える体位を選択し，まず運動範囲（関節可動域）の確認と運動を理解してもらうために他動運動を行います．その後，適切に近位部を固定したうえで自動運動を行い，重力に抗した運動が完全に可能かどうかを判定します．

重力に抗した運動が可能な場合には，やや強い抵抗を加え最終の運動域が保持できれば，さらに最大の抵抗を加えて保持可能かどうかを判定します．

重力に抗した運動ができない場合には，重力の影響が最小になる姿勢（体位と構え）をとります．その姿勢で水平方向に，摩擦がないように配慮しながら，運動が可能かどうかを判定します．運動が行えない場合には，動筋の筋腹や腱を触知し，筋収縮の有無を観察と触診で判定します．

④ 体位の選択

MMTの判定基準として，重力の影響を基本にしているため，体位の選択は最も重要です．部位と関節運動（筋および筋群）によって原則として定められた体位を選択します（表5）．その体位で重力に抗した垂直方向の運動，あるいは重力の影響を最小にした水平方向の運動を行います．

所定の体位での安定性，安楽性に配慮し，最大努力での運動が行いやすい状況をつくります．また，測定の際に対象者に不快感や疼痛などを与えないように注意します．

疼痛や術後の禁忌など対象者の状態によって定められた体位をとれない場合には，重力に抗した運動と重力の影響を最小にした運動の原則にもとづいて，他の体位を工夫し，測定します．規定の体位と異なる場合には，記録に残します．

⑤ 固定の重要性

原則として，対象関節の近位部を固定します．固定の目的は，正確な運動を可能にし，後述する代償運動を抑制することです．また，適切に固定を行うことで，対象者が運動を行いやすくなりま

表4 MMTの段階と判定基準

段階付け	判定基準
5 正常　Normal (N)	重力に抗して運動範囲を完全に動かすことができ，最大の抵抗を加えてもそれに抗して最終運動域を保持することができる．
4 優　Good (G)	重力に抗して運動範囲を完全に動かすことができ，強力な抵抗を加えてもそれに抗して最終運動域を保持することができる．最大の抵抗に抗しては保持することができない．
3 良　Fair (F)	重力に抗して運動範囲を完全に動かすことができるが，弱い抵抗にも抗して運動はできない．
2 可　Poor (P)	重力の影響を最小にした姿勢で，運動範囲を完全に動かすことができる．
1 不可　Trace (T)	筋収縮を観察，触知できる．
0 ゼロ　Zero (Z)	筋収縮を観察，触知できない．

表5 MMTの主な項目と測定体位

関節	運動	3以上の体位	2以下の体位
頸部	頭部伸展	腹臥位	背臥位
	頸部伸展	腹臥位	背臥位
	頸部複合伸展	腹臥位	背臥位
	頭部屈曲	背臥位	背臥位
	頸部屈曲	背臥位	背臥位
	頸部複合屈曲	背臥位	背臥位
	頸部複合屈曲と回旋	背臥位	背臥位
	頸部回旋	背臥位	座位
体幹	伸展―腰椎	腹臥位	腹臥位
	伸展―胸椎	腹臥位	腹臥位
	骨盤挙上		
	屈曲	背臥位	背臥位
	回旋	背臥位	背臥位
肩甲骨	外転と上方回旋	座位	座位
	挙上	座位	背臥位
	内転	腹臥位	腹臥位
	下制と内転	腹臥位	腹臥位
	内転と下方回旋	腹臥位	腹臥位（座位）
肩	屈曲	座位	座位
	伸展	腹臥位	腹臥位
	肩甲骨面挙上	座位	座位
	外転	座位	背臥位
	水平外転	腹臥位	座位
	水平内転	背臥位	座位
	外旋	腹臥位	腹臥位
	内旋	腹臥位	腹臥位
肘	屈曲	座位	背臥位
	伸展	腹臥位	座位
前腕	回外	座位	座位
	回内	座位	座位
手	背屈	座位	座位
	掌屈	座位	座位
手指		座位	座位
股	屈曲	座位	側臥位
	屈曲・外転・外旋	座位	背臥位
	伸展	腹臥位	側臥位
	外転	側臥位	背臥位
	外転と屈曲	側臥位	座位
	内転	側臥位	背臥位
	外旋	座位	背臥位
	内旋	座位	背臥位
膝	屈曲	腹臥位	側臥位
	伸展	座位	側臥位
足	底屈	立位	腹臥位
	背屈と内がえし	座位	座位
	内がえし	座位	座位
	外がえし	座位	座位
足趾		座位	座位

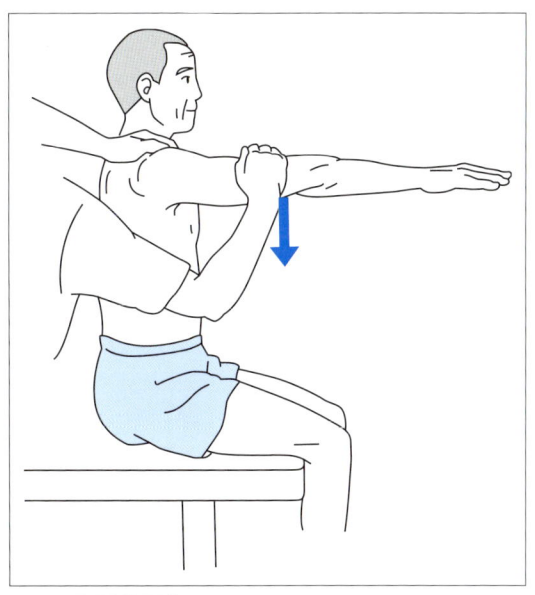

図4　肩関節屈曲

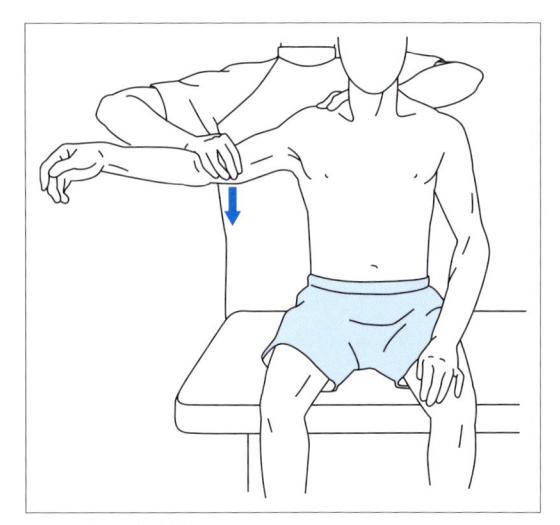

図5　肩関節外転

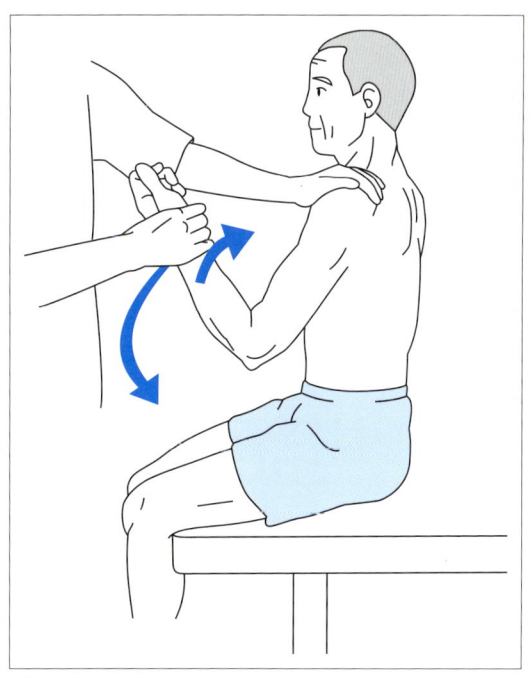

図6　肘関節屈曲

す．

⑥ 抵抗の与え方（図4〜12）

　関節の運動中心から抵抗を加える部位までの距離は，関節に与えるモーメントに影響します．距離が近いと強い抵抗が必要ですが，距離が遠くなると弱い抵抗でも運動を困難にします．そのため，抵抗を加える部位が毎回異ならないように注意が必要です．一般的に，測定する関節の末梢肢節の遠位端に加えます．たとえば，肩関節であれば上腕の遠位端（肘関節の直上），股関節であれば大腿の遠位端（膝関節の直上）です．

　抵抗の加え方には，運動の最終域で運動を保持しているときに加える **break test** と，運動の全体の範囲を通して加える **full arc test** があります．現在の成書では break test が一般的です．full arc test に比べて break test のほうが抵抗の加え方が容易であり，誤差が少ない利点があります．

　break test の際の筋収縮の様式は等尺性（静止性）収縮から遠心性収縮です．これに対して full arc test では求心性収縮であり，運動に従って抵抗の強さや方向を連続的に調整する必要があるため，測定者の技能が求められます．抵抗の強さは開始域で弱く，中間で強くし，最終域で弱くなるように調整します．full arc test では，運動範囲の全体にわたって筋力の強さを感じることが可能であり，筋力増強運動の際に参考にすることができます．

　抵抗の強さの調整には測定者の力の入れ方の工夫が必要です．たとえば，弱い抵抗は測定者の手や指の力のみ，強力な抵抗は測定者の上肢全体の力，最大の抵抗は測定者の体重を利用した力などで調整が可能です．

Ⅱ　筋力測定の実際

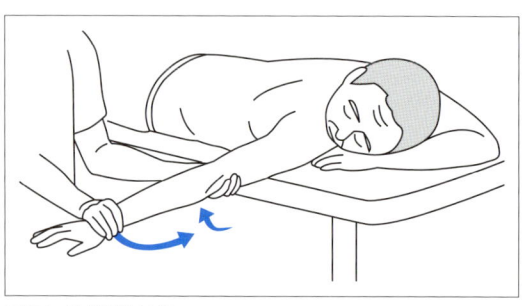

図7　肘関節伸展

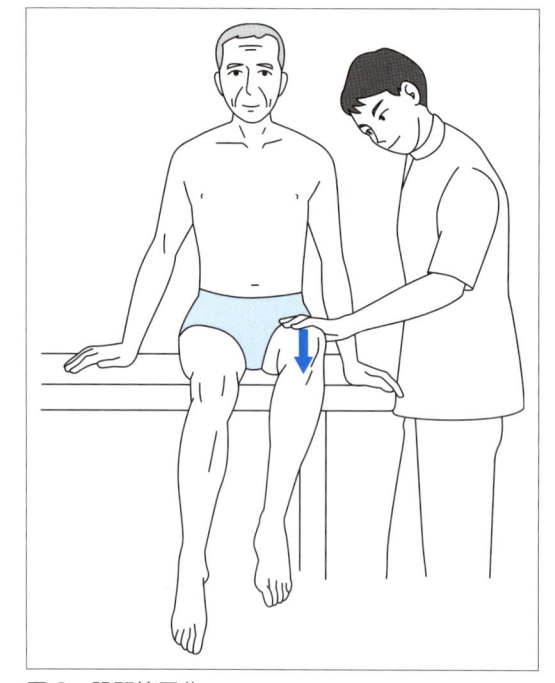

図8　股関節屈曲

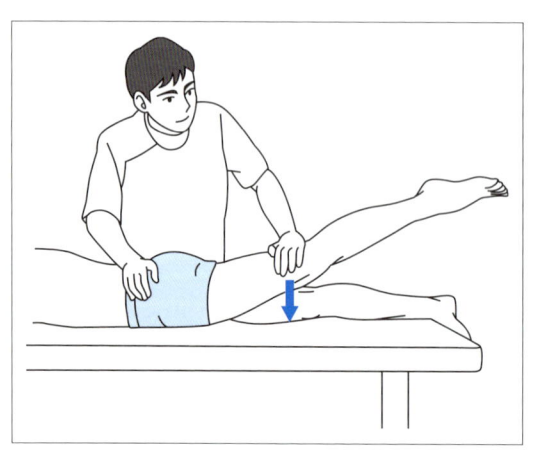

図9　股関節伸展

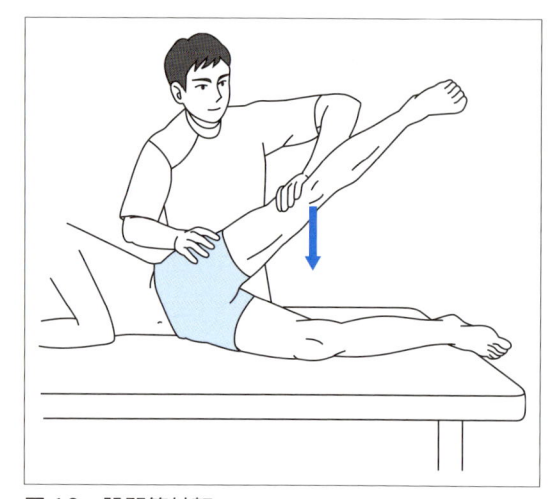

図10　股関節外転

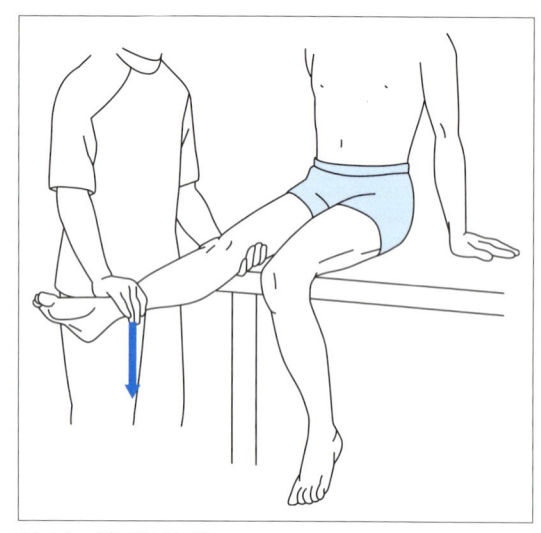

図11　膝関節伸展

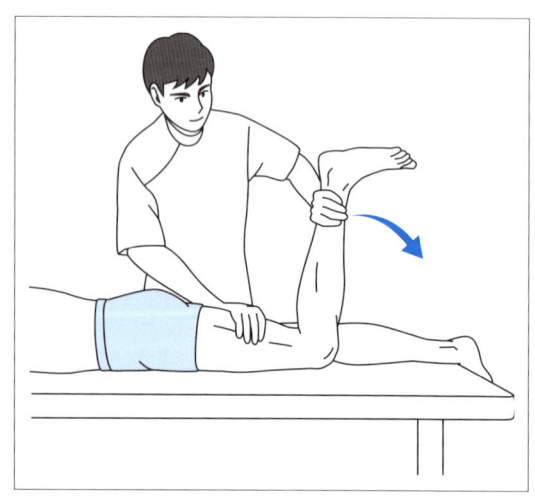

図12　膝関節屈曲

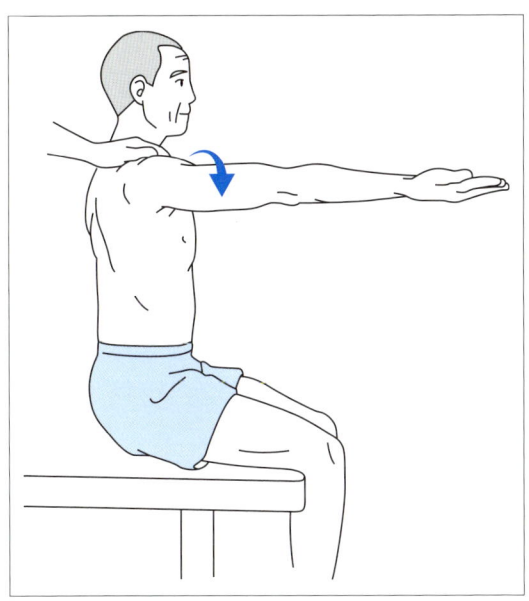

図13 肩関節屈曲の代償運動の例
肩関節の外旋を伴う場合

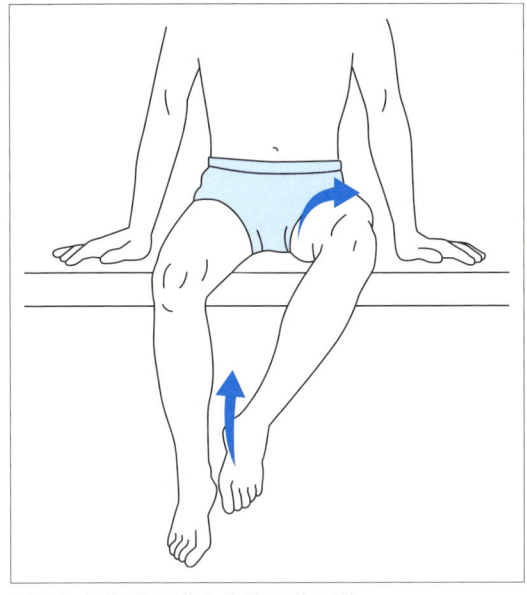

図14 股関節屈曲の代償運動の例
股関節の外旋を伴う場合

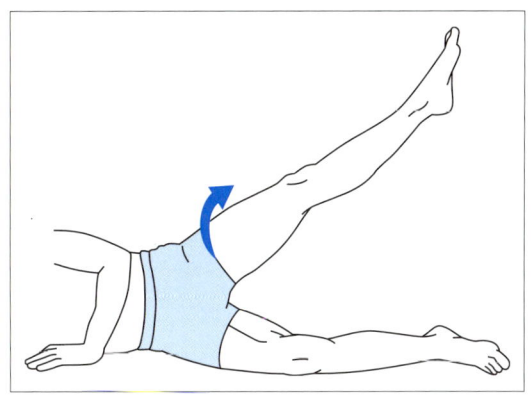

図15 股関節外転の代償運動の例
股関節の外旋を伴う場合

> **コラム④**
> **extension lag とは**
>
> 　膝関節伸展の際に，抗重力運動の最終域の手前まではある程度の抵抗に抗した運動が可能であるが，最終域は抵抗がなくても伸展ができず，明らかな関節可動域制限を認めない場合を extension lag といいます．この現象は，立位や歩行時の膝関節の安定性が低下する一因になります．内側広筋の筋力低下や関節周囲組織の炎症，screw home movement の制限などが原因として考えられています．
> 　膝関節以外に，股関節外転などでも同様な現象を認める場合があります．
> 　このように運動域全体にわたって筋力を検査することにより，発揮できる筋力の変化を確認することができます．

⑦ 代償運動の解釈と抑止（図13〜15）

　測定したい関節運動の動筋の筋力が低下している場合に，他の方法で一見運動が可能なように運動が遂行される現象を代償運動といいます．筋力低下以外に，正確な運動を理解していない場合や疼痛がある場合などにも認めることがあります．

　正確な運動が行われているかの判断が重要です．動筋の筋力低下による代償運動には，他の筋で代償する場合，重力を利用する場合，手指などでは腱の作用による場合などがあります．著しい筋力低下を認める対象者では，これらの代償運動を日常生活で有効に利用している場合も少なくありません．

　また，上位運動ニューロン障害による症状として，分離運動が困難な場合があります．共同運動パターンが出現することが多く，単関節運動が正

103

確に実施できているかの判定が重要です．

正確に筋力測定を行うためには，できるだけ代償運動を抑止することが必要です．そのためには，姿勢の選択，運動方向の理解，適切な固定と抵抗の加え方が大切です．また，急激な運動は避け，ゆっくりとした運動で測定します．重力に抗した運動の可否の判断を慎重に行う場合には，最終運動域に他動的に保持し，他動的な支持をはずしてもその構えを保持できるかを判定すると，代償運動の見極めが行いやすくなります．

⑧ 準備と練習の重要性

成書に記載されている体位，運動，固定や抵抗の部位，段階付けの判定基準などを理解したうえでの正確な測定が最も重要です．順序尺度での段階付けのため，各グレードの基準が不明確であると測定の信頼性が低下します．

運動の際の固定の方法，抵抗の加え方は，対象者と測定者の位置関係や測定者の身体の使い方など熟練を要する技能です．数回の練習で熟練することは難しく，いろいろな状況での多様な対象者への反復練習が必須です．

また，実際に対象者に実施する場合には，事前の準備をしましょう．測定する運動（筋および筋群）の項目を一覧にする，体位別に整理する，関節別に一覧にする，脊髄髄節別あるいは末梢神経別に整理するなど，目的によって準備をしましょう．

ⓑ HHDを用いた筋力測定

① 特徴

携帯可能な筋力計であるHHDは，比較的安価に入手でき，数種類の機器が市販されています．ひずみ計を用いて荷重を検出するセンサーにより，機器に加わる力を測定でき，筋力を定量的に測定できます．得られる数値は比率尺度であるため，筋力の変化に対する反応性が高く，筋力の経過や変化を把握するために有用です．

場所を選ばずに測定が可能ですが，正確に測定するためには，測定姿勢の選択，機器の固定や操作，抵抗の加え方などについての配慮が必要です．

測定方法には，機器に付属するベルトで安定した物体に固定して測定する方法と，測定者がHHDを手に持って徒手的に測定する方法の二通りがあります．後者の測定方法では，正確に測定できる筋力の程度は，測定者の体格，筋力，測定技術などに依存し，最大でも30kg程度までとさ

表6　HHDを用いた筋力測定の一般的な体位・構えとHHDをあてる位置

関節	運動	体位	構え	HHDの位置
肩	屈曲	背臥位	肩関節90°屈曲，肘関節伸展位	上腕骨遠位端の上腕屈筋群表面
	伸展	背臥位	肩関節90°屈曲，肘関節伸展位	肘頭近位部の上腕伸筋群表面
	外転	背臥位	肩関節45°外転，肘関節伸展位	上腕骨外側上顆近位部外側面
	外旋	背臥位	肩関節外転45°，内外旋中間位，肘関節90°屈曲，前腕中間位	茎状突起近位部の前腕伸筋群表面
	内旋	背臥位	肩関節外転45°，内外旋中間位，肘関節90°屈曲，前腕中間位	茎状突起近位部の前腕屈筋群表面
肘	屈曲	背臥位	肩関節30°外転，肘関節90°屈曲，前腕中間位	橈骨茎状突起近位部
	伸展	背臥位	肩関節30°外転，肘関節90°屈曲，前腕中間位	尺骨茎状突起近位部
手	伸展	背臥位	肘関節90°屈曲，手関節中間位	MP関節近位部
股	屈曲	背臥位	股膝関節90°屈曲位	膝関節近位部大腿前面
	伸展	背臥位	股膝関節90°屈曲位	膝関節近位部大腿後面
	外転	背臥位	股関節中間位，膝関節伸展位	大腿骨外側上顆近位部外側面
膝	屈曲	椅座位	股関節90°屈曲位	外内果近位部後面
	伸展	椅座位	股関節90°屈曲位	外内果近位部前面
足	背屈	背臥位	股関節中間位，膝関節伸展位，足関節中間位	MP関節近位部足背面
	底屈	背臥位	股関節中間位，膝関節伸展位，足関節中間位	MP関節近位部足底面

れています．そのため，一般に健常者よりも筋力が低下している患者に用いられます．

② 手順

MMTのように，明確な測定方法はありませんが，信頼性の高い測定値を得るためには，次のような手順で実施します．

測定の姿勢は，重力の影響を除去できる体位と構えが推奨されます．構えは，測定する筋の筋長が中等度になるように配慮します．主な運動における一般的な姿勢やHHDのあてる部位を表6に示しています（図16）．

測定する筋力は等尺性収縮による静的な筋力であり，その測定にはbreak testとmake testがあります．break testは，測定者が対象者の肢節に対してHHDをあてて力を加えて，対象者がそれに負けないようにその関節角度を保持できる最大の筋力を測定する方法です．厳密な等尺性収縮ではなく，遠心性収縮を伴います．make testは，測定者がHHDを保持し，対象者がそれに対して最大努力で力を発揮したときの筋力を測定する方法です．一般にbreak testのほうが測定値が大きく，誤差も大きくなる傾向にあり，make testによる方法が推奨されます．

通常は1回の測定に4～5秒をかけて，数秒間で最大値に達するように徐々に力を増加させます．これを2～3回繰り返して測定し，正確に測定できた値，あるいは最大値を採用します．

変化や経過を把握するために測定する際には，同一の体位と構えで測定しなければなりません．

c フリーウェイトや筋力トレーニングマシンを用いた筋力測定

① 特徴

重錘バンドや鉄アレイ（ダンベル），バーベルなどのフリーウェイト，ウェイトや空気圧などを利用した筋力トレーニングマシンを用いて筋力を定量的に測定することが可能であり，特に筋力増強運動の際の最適な運動強度を選択することが必要な運動処方に有用です．

これらの筋力測定では，繰り返し運動可能な回数の指標である反復最大可能重量（repetition maximum：RM）を測定します．通常，1RMか10RMを測定することが多く，1RMは1回しか運動できない重量であり，10RMは10回運動が可能で，11回は運動できない重量を意味します．

反復可能な回数とその際の発揮能力には一定の関係があり，1回の場合は最大筋力の100％が発揮され，20回可能な場合には約60％とされています（表7）．

重力に抗し，かつある程度の抵抗に抗した運動が可能な筋力以上（MMTにて3+以上）が適応です．一般的に健常者や虚弱高齢者を対象に用いられます．

フリーウェイトは運動の自由度が高く，いろいろな運動が可能ですが，運動フォームの習得が難しい面があります．筋力トレーニングマシンは運動フォームを決めやすく，適切な運動が行いやすいですが，基本的に1種類のマシンで行える運動は1つであり，多くの種類のマシンが必要になり

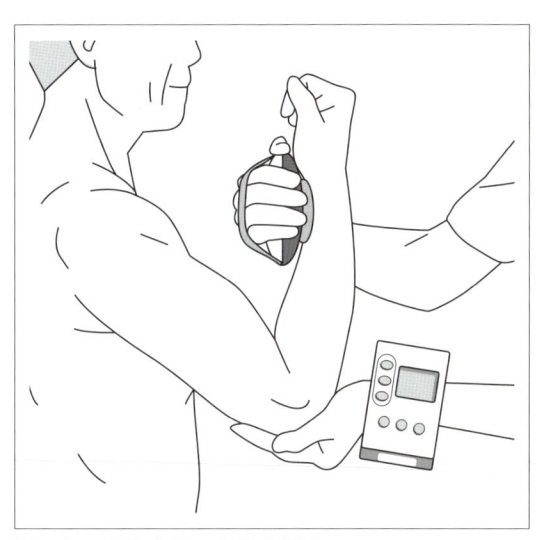

図16　HHDを用いた筋力測定

表7　反復回数と最大筋力に対する割合の関係

回数（回）	1	2	4	6	8	10	12	18	20
割合（％）	100	95	90	85	80	75	70	65	60

ます．ウェイトの切り替えはマシンのほうが容易です（図17, 18）．

② 1RMの測定手順

初回に測定する際には，どの程度の重量かの予想が難しいため，何回もウェイトを変える必要がありますが，ある程度の予想から重めのウェイトより始めて，1回しか運動ができない重量を決めるのが直接的な測定です．変化をみるために，ある期間ごとに繰り返し測定する際には，前回の1RMが参考になるため，初回よりは容易に測定が可能です．

これに対して間接的に1RMを推測する方法があります．あるウェイトで実施可能な回数を測定します．実施可能な回数と発揮筋力にはおよそ一定の関係が表7のようにあるため，回数から1RMに該当するウェイトを計算します．たとえば，3kgのウェイトで12回運動ができた場合には，12回の最大筋力に対する割合が70％であるため，3÷0.7≒4.3kgとなり，これが1RMに相当します．直接的な測定よりも患者への負担が少ない方法のため，特に初回や運動に慣れていない時期には，間接的な測定法が推奨されます．慣れてくれば，直接1RMを測定します．

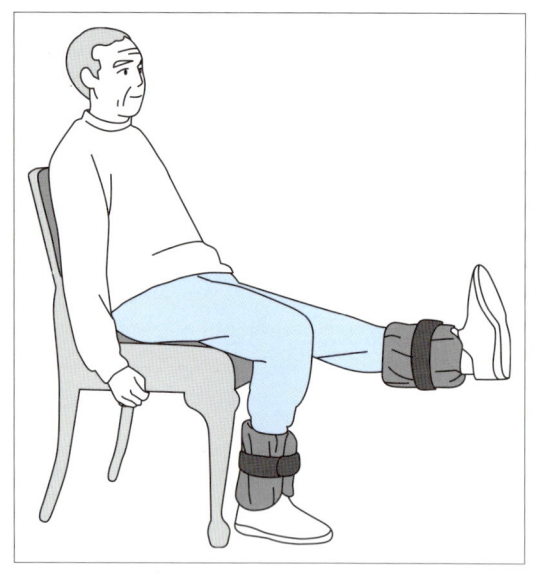

図17　重錘バンドを用いた筋力測定

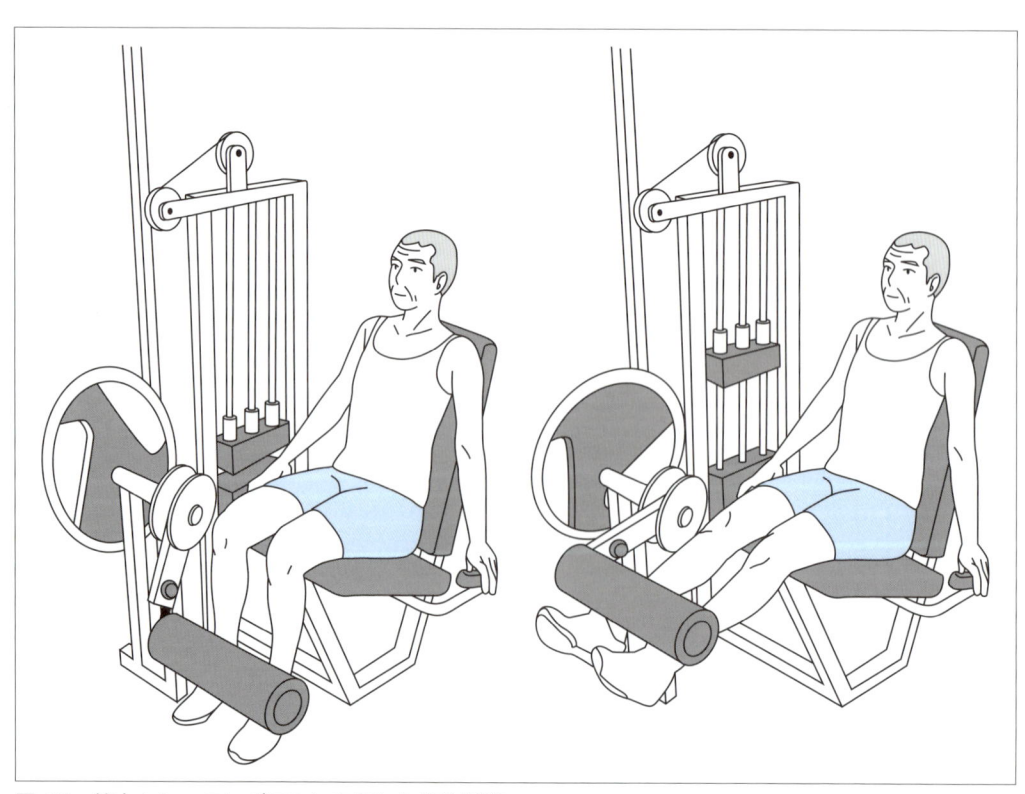

図18　筋力トレーニングマシンを用いた筋力測定

3 所見の記録方法

筋力測定の結果は，各関節運動（筋）ごとにその結果を記録します．MMTの場合には0から5の段階を記録します．術後の制約や疼痛などにより，測定体位などが標準的な方法以外を用いた場合には，その条件も記録します．extension lagや関節可動域制限の影響がある場合にも，その旨を記録します．脊髄疾患や末梢神経疾患では，髄節レベルごとや末梢神経ごとに測定結果をまとめると，解釈しやすくなります．

HHDやフリーウエイトの場合は，実際の測定値を記録します．HHDの場合には，機器によって単位がkgとNと異なる場合があります．また，絶対的な筋力だけでなく，関節中心からHHDの位置までの距離をかけたモーメント（Nm）を算出する場合や，さらに体重比に換算する場合もあり，自立歩行の可否の判断に用いられる場合などがあります．

第7章 文献

1) Hislop HJ, Montgomery J：新・徒手筋力検査法（津山直一，中村耕三訳），原著第8版，協同医書出版，2008.
2) Amundsen, LR編：筋力検査マニュアル，（高橋正明，乗安整而監訳），医歯薬出版，1996.
3) Cameron MH, Monroe LG ed,：Physical Rehabilitation, Elsevier Health Sciences, 2007.

（臼田　滋）

8章 感覚検査

I. 理学療法に必要な感覚検査
II. 感覚検査の実際

I. 理学療法に必要な感覚検査

> **はじめに**
>
> 感覚検査で学習するポイントは，以下の3つです．
> ・感覚の種類
> ・主な感覚検査の方法
> ・感覚検査結果のとらえ方
>
> 感覚の種類や感覚の伝導路については，解剖学，生理学で学習した内容を確認しましょう．感覚障害は神経疾患の重要な症候ですので，神経疾患の学習と関連づけてください．

1 感覚とは

　感覚と知覚は混同して使われることもありますが，区別して使用しましょう．**感覚**は，sensationやsenseに相応して，光・音・機械的刺激などに対応する感覚受容器からの情報を指します．**知覚**とは，perceptionに相応し，感覚受容器官を通じて伝えられた情報から，外界の対象の性質・形態・関係や，体内の諸臓器・器官の状態を感知分別することです．

　感覚検査とは，複数の感覚について，感覚障害の有無や程度，分布などを検査することです．感覚障害は，運動麻痺や筋力低下などの運動障害と並んで神経疾患の重要な症候です．しかし，感覚障害は患者の主観によって表現されるので，運動障害よりも捉えにくい症候であり，精密な検査が難しい場合も少なくありません．

　感覚は，**特殊感覚**，**体性感覚**，**内臓感覚**に大別されます（**図1**）．特殊感覚は，視覚や聴覚などで，主として脳神経によって伝達されます．体性感覚は，皮膚や粘膜の感覚である**表在感覚**と，骨膜，筋，関節などから伝えられる**深部感覚**があり，末梢神経によって伝達されます．また，複数の感覚が複合して大脳皮質で認識される感覚として，**複合感覚**があります．内臓には，主として自律神経によって伝達される**内臓感覚**があります．感覚検査は，

> **コラム①**
> **感覚と知覚の違い**
>
> 　手で物を触った時に感じる感触や，温かさ・冷たさは，手の表面にある感覚受容器が興奮して伝達される感覚です．物の表面のつるつるさやざらざらした感じなど物の性質や形態に関わる情報が知覚です．
> 　機能障害としての症状では感覚について検査をすることが多いですが，日常生活の運動や行動には知覚が極めて重要です．

> **コラム②**
> **体性感覚受容器とは**
>
> 　体性感覚の主な感覚受容器を**表1**に示します．感覚受容器の感覚特異性は，閾値の低さから決まるものです．非常に強い刺激に対しては，どの受容器もある程度興奮すると考えられています．

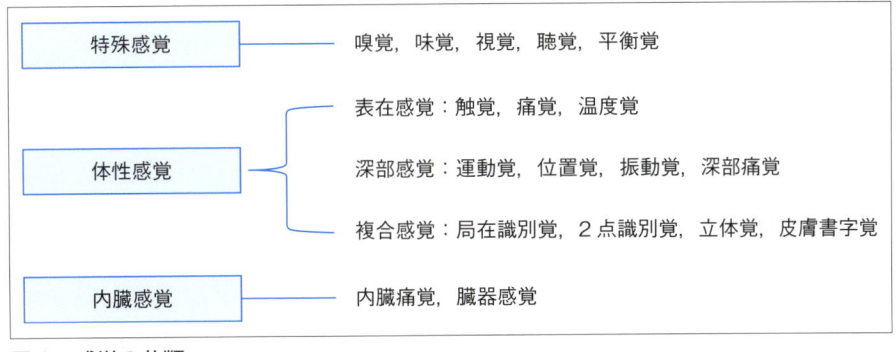

図1 感覚の分類

```
特殊感覚 ── 嗅覚，味覚，視覚，聴覚，平衡覚

体性感覚 ┬ 表在感覚：触覚，痛覚，温度覚
         ├ 深部感覚：運動覚，位置覚，振動覚，深部痛覚
         └ 複合感覚：局在識別覚，2点識別覚，立体覚，皮膚書字覚

内臓感覚 ── 内臓痛覚，臓器感覚
```

表1 体性感覚の主な受容器

種類	受容器
痛覚と温度覚	自由神経終末
触覚	毛嚢終末，Krause 小体，Ruffini 小体，自由神経終末
触圧覚	Meissner 小体，Merkel 板，Pacini 小体
深部感覚	筋紡錘，Golgi 腱器官，関節受容器

一般的に体性感覚に対して行われる検査です．

2 感覚検査にはどのような意味があるのか？

体性感覚は健常者では意識されることは少ないですが，日常生活のなかでさまざまな姿勢や運動を制御するために重要な役割を果たしています．筋力や関節可動域に問題がなくても，感覚が低下していると，力や運動範囲の調節が不適切になったり，物を持っていることがわからなくなったり，立位姿勢が不安定になったりすることがあります．このような状態が**感覚性運動失調**です．特に深部感覚の障害が大きく影響します．体性感覚の状態を検査することで，**協調運動**，**姿勢調節**や**運動制御**，**バランス障害**への影響を考察し，適切な介入内容や生活への指導に役立てることができます．

また，感覚障害は神経疾患の主要な症状の一つであり，感覚検査を定期的に行うことで疾患の状態や症状の経過，変化・推移の把握，医学的治療・

コラム③ 識別性触覚と非識別性触覚，意識型深部感覚と非意識型深部感覚

非識別性触覚は単純な触覚で，皮膚への接触の有無の感覚です．識別性触覚は精細な触覚で，皮膚になぞられた文字の識別や2点識別覚などの触覚です．通常の触覚の検査は，非識別性触覚です．識別性触覚は複合感覚に含まれます．

位置覚や運動覚のような深部感覚は，意識型深部感覚です．筋紡錘，Golgi 腱器官からの情報は意識されることはなく非意識型深部感覚であり，検査はできません．

非識別性触覚は温痛覚と同一の伝導路で，意識型深部感覚と識別性触覚も同一の伝導路です．

コラム④ 感覚障害の影響

表在感覚の障害によって，物に触れたことがわからない，針を刺しても気づかない，熱いお湯に触れたことがわからないなど，皮膚などの防御機能に問題が生じます．また，深部感覚に障害があると，手足がどの位置にあるのかがわからない，運動がぎこちなくなるなど，身体の調整や運動の制御が難しくなります．

> **コラム⑤　ロンベルグ徴候**
>
> 　閉脚立位で開眼していると動揺が大きくなく，閉眼すると動揺が顕著に増加する状態をロンベルグ徴候が陽性といいます．下肢に感覚障害がある場合に陽性になります．下肢に感覚障害があると，下肢の位置関係や足底の情報がわかりにくく，立位姿勢の制御を視覚で代償しています．閉眼にすることで視覚の代償が使用できなくなり，動揺が増加します．このような症状のある患者は，立位姿勢制御に絶えず視覚情報を用いるので，暗い場所でバランスが低下することがあります．

> **コラム⑥　脊髄損傷や糖尿病では感覚検査が重要**
>
> 　脊髄損傷の患者では，褥瘡の発生を予防することが極めて重要です．感覚障害のある部位に長時間にわたって限局的な圧が持続的に加わらないように，圧の分散や除圧が必要です．糖尿病の患者ではニューロパチーを伴うことが多く，特に足部の感覚障害では，潰瘍を生じることが少なくありません．潰瘍が原因で血管原性切断に至る場合もあり，フットケアが必要になります．

手術の効果の判定などを行うことができます．感覚障害の有無や範囲，障害されている感覚の種類などから，障害されている神経の局在や診断に役立つ情報が得られます．代表的な神経系障害の感覚障害の特徴をふまえて検査を実施することが重要です．

感覚検査と臨床所見との関連性
・神経疾患の症状
・協調運動
・運動・姿勢制御
・バランス

3　なぜ感覚検査が必要なのか？

　感覚障害は，筋力低下や運動麻痺など運動機能の障害に比べて，対象者自身が気付きにくいという特徴があります．特にシビレなどの異常感覚は，感覚障害であることが理解されていない場合も多くあります．そのため，感覚障害の出現が予想される疾患や経過の場合には，運動機能に問題がなくても，感覚検査を実施することが必要です．

　感覚障害がある場合，四肢の**協調運動**が制限されたり，立位や歩行時のバランスが低下するなどの運動制御・姿勢制御への影響もあるため，このような症状を示す対象者には，その原因を特定するために感覚検査を実施することが必要です．

　対象者の日常生活と関係して，**転倒**が問題となる対象者では，感覚障害が一因であることが多いため，感覚検査を行う必要があります．また，特に痛覚の低下があると，**褥瘡**や**潰瘍**を生じやすく，温度覚の低下がある場合には，熱湯などによる**熱傷**を生じやすくなることがあり，感覚障害のある場合には，このような合併症の予防のための生活指導が必要になります．

　理学療法の介入内容との関係では，立位バランス練習や歩行練習を行う際に，感覚障害の程度を考慮することが必要になります．また，**物理療法**のなかで，特に**温熱療法**を実施する際には，事前に感覚検査を行うことが必要です．温度覚が重度に低下している場合には，温熱療法は熱傷の可能性があるため，禁忌です．

感覚障害の日常生活への影響
・転倒
・褥瘡
・潰瘍
・熱傷

4 感覚検査で何がわかるのか？

検査によって直接わかることは，障害されている**体性感覚の種類**，その**程度（正常，鈍麻，消失，あるいは脱失）**とその**範囲・部位**です．これらから，感覚神経伝導路や脊髄髄節および末梢神経支配領域などを考慮して，障害されている神経系の範囲を推定します．

中枢神経障害による感覚障害は，比較的広い範囲に認められ，境界があまり明確ではありません．それに対して，**末梢神経障害**による感覚障害は，限局した部位に認められ，境界がはっきりしています．末梢神経障害が疑われる場合には，末梢神経支配や脊髄髄節支配を念頭に検査を実施します（**表2**）．

脊髄における感覚神経伝導路は，**後索**に振動覚などの深部感覚の経路があり，温痛覚の経路は**外側脊髄視床路**にあります．触覚には2つの経路があり，一つは深部感覚と同様に後索を通り，もう一つは**前脊髄視床路**を通ります（**図2**）．そのため，片方の経路のみの障害であれば触覚は保たれ，両方の経路が障害されると触覚が低下します．また，温痛覚が保たれていて，振動覚など深部感覚のみが低下している場合には，脊髄の後索が障害されていることがわかります．

中枢神経系における感覚神経伝導路は，その走行と交叉する部位が重要です．**温痛覚**と**触覚（前脊髄視床路）**は，脊髄の高さで交叉して，大脳皮質まで上行します．そのため，障害部位に対してその症状は反対側に出現します．**深部感覚**と**触覚（後索）**は，脊髄を上行してから延髄下部の高さで交叉します（**図3**）．そのため，障害される高さによって，症状の出現する部位が異なります．大脳や脳幹の障害では，反対側に症状が出現しますが，脊髄の障害では，同側に症状が出現するこ

表2 感覚障害の中枢神経障害と末梢神経障害の特徴の違い

	中枢神経障害	末梢神経障害
特徴	・比較的広い範囲に出現 ・境界があまり明確ではない ・中枢神経の障害部位によって特徴が異なる	・限局して出現 ・境界がはっきりしている ・末梢神経支配や脊髄髄節支配を念頭に検査

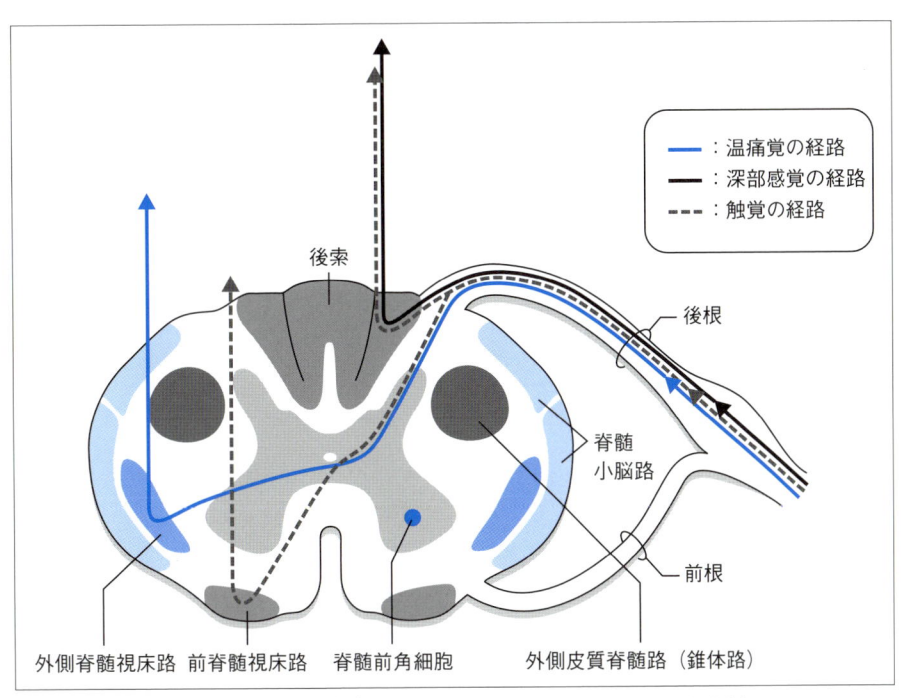

図2 脊髄横断面と感覚神経伝導路（田崎，斎藤，文献3，1999より一部改変）

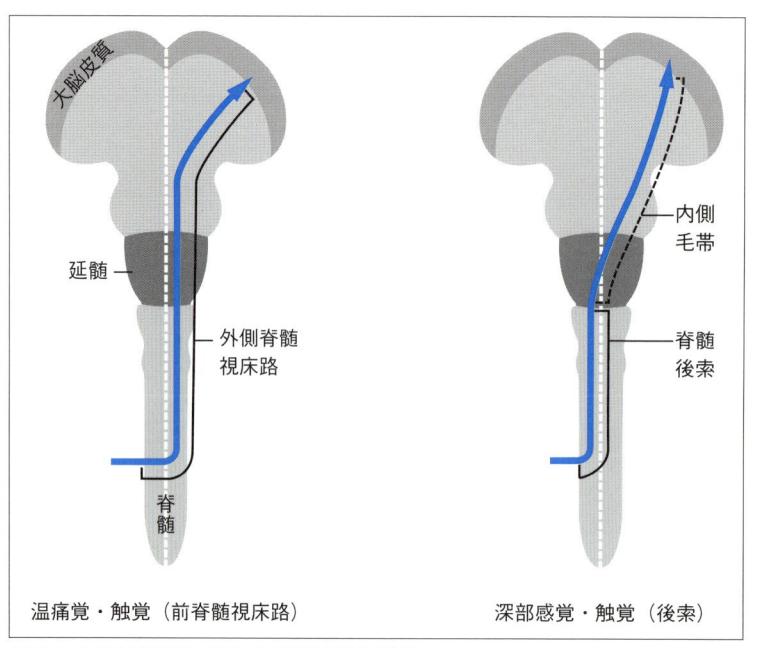

図3　中枢神経系における感覚神経伝導路（田崎, 斎藤, 文献3, 1999より引用）

とが特徴です．

　このように障害される神経の部位によって，障害される感覚の種類や，感覚障害を示す部位が異なります．大脳，延髄，脊髄，末梢神経などによる特徴を理解し，感覚検査の結果から，障害されている神経の部位を推定することが必要です．

> **コラム⑦　感覚解離（解離性感覚障害）とは**
>
> 　ある感覚は障害され，他の感覚が正常に保たれている場合を感覚解離といいます．たとえば，温痛覚が正常で，深部感覚が低下している場合や，逆に温痛覚が低下していて，深部感覚が正常な場合があります．脊髄や延髄の障害では，このような症状を示す場合があります．

Ⅱ. 感覚検査の実際

はじめに

　感覚の種類によって，感覚検査の方法が異なります．感覚検査の進め方を理解したうえで，対象者の負担も考慮した検査を心がけましょう．理学療法の対象者の多くが何らかの疼痛を訴えます．効果的な介入プログラムを立案し，その効果を判定するためには，疼痛を適確に評価することが必要です．

1 感覚検査の進め方

　感覚検査は対象者の主観に左右されるため，対象者の状況や検査の目的をふまえて，次のポイントを考慮したうえで，実施することが必要です．

①診断を目的とした検査では，事前の医学的情報や問診の結果，他の検査結果にもとづいて，検査する部位や感覚の種類をあらかじめ決める．神経疾患の場合には，対象者が感覚障害を自覚していない場合もあるため，感覚障害の訴えがない場合にも，一応行ったほうがよい．

②感覚検査には対象者の協力が必要であるが，精密な検査では，対象者が疲労してしまう．そのため，最初はおおまかな検査を行い，感覚障害を認めた場合には，日を変えて詳細に検査を行う．

③対象者の意識，精神状態，理解力などに問題がある場合には，正確な検査は困難である．

④検査方法を十分に説明する．特に検査に対して，どのように答えたらよいかを明確に説明する．正常な部分で，理解が得られているかを確認する．

⑤対象者が注意を集中できるよう，静かな場所で検査する．検査部分は露出するので，適温の場所で行う．背臥位か座位でリラックスした姿勢をとる．

⑥眼を閉じるか，目隠しで検査部分が見えないようにする．

⑦指示や質問は簡潔に行い，対象者が注意を集中できるように余分な会話は慎み，誘導的な言葉は避ける．

⑧刺激を感じたら，すぐに答えてもらう．感じたかどうかだけではなく，どのような感じがしたか，どこに感じたかも答えてもらう．特に感じ方は，対象者の表現を記録する．

⑨全身をスクリーニングとして検査する場合には，顔面（前頭部，頬部，口から顎），左右上肢（上腕部，前腕部，手部），体幹，左右下肢（大腿部，下腿部，足部）の順に検査する．

⑩正常な部分と比較して検査する．左右差がある場合には対側と，脊髄や末梢神経による障害の場合には正常範囲と比較する．

⑪表在感覚の障害の程度は，一般的に**正常，鈍麻，脱失（消失），過敏**で表現する．過敏は，後述する**異常感覚**と区別することが困難なことも多い．深部感覚では，正常，鈍麻，脱失（消失）で表現する．

⑫感覚障害の境界部分を判定する場合，鈍麻や脱失している部分から正常な部分へ向かって検査すると，境界がわかりやすい．

⑬表在感覚の鈍麻の程度を測定する場合には，正常な部分（左右の場合には対側）の感じを10として，どの程度かを答えてもらう（採点法）．

115

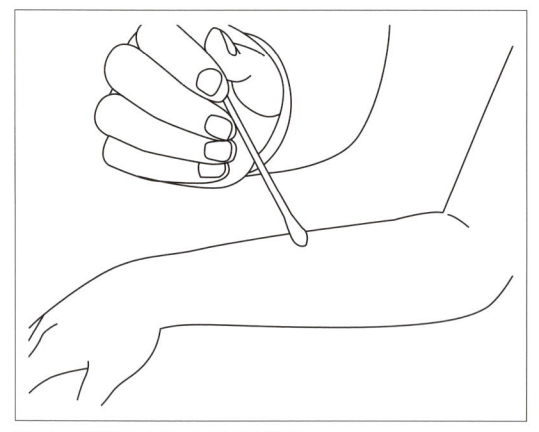

図4 綿棒を用いた触覚検査

> **コラム⑧ Semmes-Weinstein monofilament（SWM）を用いた触覚検査（図5）**
>
> 太さと硬さの異なる複数のフィラメントのセットで行う検査です．異なるフィラメントで刺激して，感じることのできたフィラメントの番号を記録することで，触覚を定量的に検査できます．

一般的に，1～3/10を重度鈍麻，4～6/10を中等度鈍麻，7～9/10を軽度鈍麻と解釈する．

⑭深部感覚（関節覚：位置覚と運動覚）の鈍麻の程度は，5回検査を試行して，その正答回数で程度を表現する．一般的に，正当回数が1～2/5を重度鈍麻，3/5を中等度鈍麻，4/5を軽度鈍麻と解釈する．

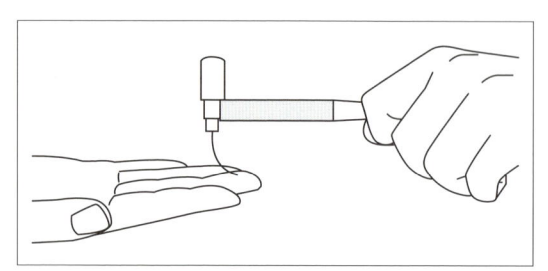

図5 Semmes-Weinstein monofilamentを用いた触覚検査

⑮時々，実際には触れずに，触ったかどうかを答えさせて，検査の正確さを確認する．

2 感覚検査の方法

ⓐ 表在感覚

(1) 触覚

筆，ハンマーに付属した筆，脱脂綿，綿棒，ティッシュペーパーなどを用います（**図4**）．軽く触れた感じ（light touch）を検査します．できるだけ軽く触れ，わかりにくいときには少しなでます（上下肢では長軸方向，体幹では肋骨に平行に）．器具がないときには指先で軽く触れてもよいでしょう．触れたことがわかるかどうか，その感じや程度，触れた場所を答えてもらいます．使用する器具は，衛生面を考慮すると，脱脂綿，綿棒，ティッシュペーパーなどのディスポーザブルな器具が望ましいでしょう．

(2) 痛覚

針，ハンマーに付属した針，安全ピン，ピン車（ルレット），つまようじなどを用います（**図6**）．

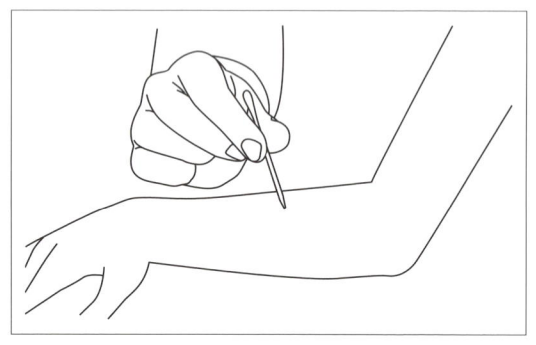

図6 痛覚検査

皮膚を軽くつつき，痛みとして感じたら答えてもらい，その感じや程度，つついた場所を答えてもらいます．対象者によっては触れたことを答える場合があり，「痛み」として感じたかを確認します．痛覚鈍麻の境界は，ピン車を使用して，障害部位から正常な部分へ向かって検査します．また，痛覚閾値が低下して，少しの刺激でも強い痛みを感じる痛覚過敏を呈する場合もあります．使用する器具は，衛生面を考慮すると，つまようじなどのディスポーザブルな器具が望ましいでしょう．

(3) 温度覚

試験管やフラスコに温水（40～45℃程度）と

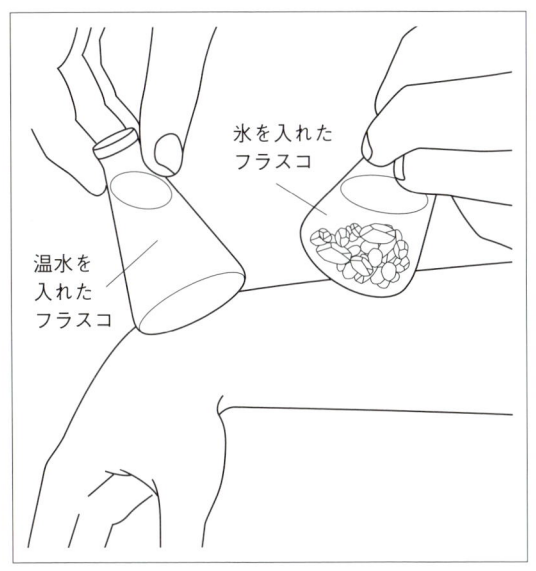

図7 温度覚検査

> **コラム⑨**
> **異常感覚の感じ方**
>
> しびれる，ほてる，ぴりぴりする，うずく，ひびく，じんじんするなどの感じ方や訴えは対象者によってさまざまです．対象者によっては，運動麻痺や感覚鈍麻と混同して訴える場合もありますので，詳細な症状の把握が必要です．

冷水（10℃程度）を入れて検査します．（**図7**）．温度が熱すぎたり，冷たすぎたりすると痛覚を生じます．数秒間接触させて，触ったかどうかではなく，「温かい」か「冷たい」かを答えてもらいます．2種類を交互に触れさせると検査しやすいでしょう．

(4) 異常感覚

しびれなど正常とは異なる異常な感じを訴えることがあります．外界から刺激が与えられた場合（錯感覚）と，刺激なしに自発的に生じる異常感覚があります．触覚や痛覚検査の際に訴えのある場合があります．異常感覚に対しては，どんな感じか，その程度，範囲，影響因子（どんなときに増減するか），持続時間や生活への影響などを把握します．

(5) 局在識別覚

複合感覚に属す感覚ですが，表在感覚を検査するときに，一緒に検査できます．刺激された部位を答えてもらいます．あるいは，部位を指さしてもらいます．

b 深部感覚

(1) 位置覚

次の運動覚とまとめて**関節覚**と呼ばれます．

四肢を他動的に動かして，その位置を感知する感覚です．口頭で答えてもらう方法，反対側で模倣する方法，検査した肢節で再現する方法があります．いずれの方法でも，最初は開眼で行って正確に行えることを確認してから，閉眼で検査します．

口頭で答えてもらう方法は，他動的に動かした四肢の位置を説明してもらいます．「曲がっている」，「伸びている」や，「少し曲がっている」，「たくさん曲がっている」，あるいは「肩よりも高い」など，いろいろな答え方があります．模倣する方法は，検査側を他動的に動かして，その位置を対側で模倣してもらいます．対側に麻痺や筋力低下，関節可動域制限があると，正確に検査できません．再現する方法は，検査側を他動的に動かして，ある位置にした後に開始の位置に戻して，再度どのような位置にあったかを再現してもらいます．検査側に麻痺や筋力低下などがあると，正確に検査できません．全身のスクリーニングをする場合には，上肢では肩関節，肘関節，前腕，手関節へ，下肢では股関節，膝関節，足関節へと順に検査します．

(2) 運動覚

四肢の関節を他動的に動かした際の運動の有無とその方向を感知する感覚です．位置覚と同様に，まずは開眼で行ってから，閉眼で検査します．たとえば，足趾の場合では，伸展・屈曲させて動いているのがわかるかを確認し，その方向については，伸展すれば「上」，屈曲すれば「下」と答えるように指示します．その際，指の側面からつかむようにします（**図8**）．特に，他動運動の前の静止している位置からどちらに動いたかを答えてもらいます．運動の範囲と速度によって影響され

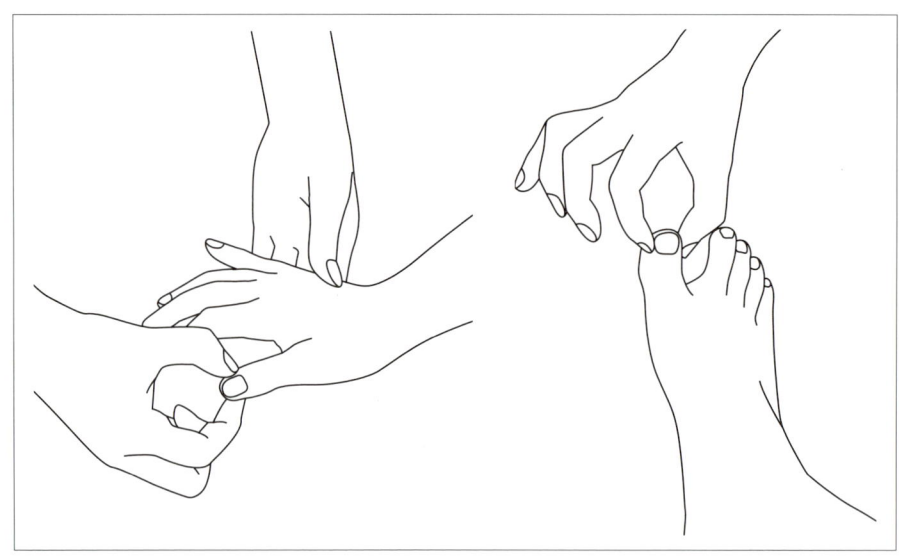

図8　運動覚検査

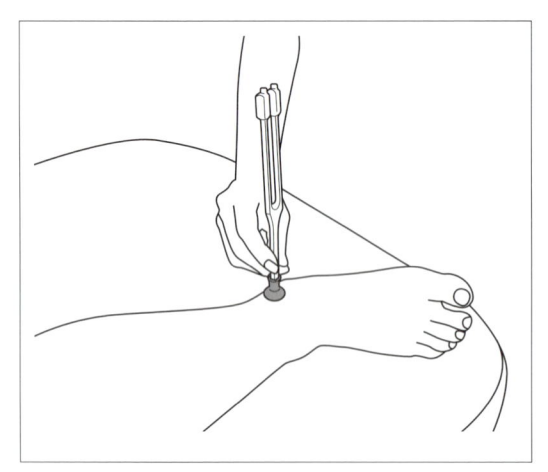

図9　音叉による振動覚検査

コラム⑩
振動覚検査の定量性

　感覚検査の多くは，その程度を順序尺度で段階付けして記録します．そのため対象者の変化に対する感度はそれほど高くありません．振動覚検査で，振動が消失するまでの時間を計測する方法は，定量的に結果が得られるため，手術の効果や症状の経過など対象者の変化を把握したい時には，有用な方法です．

ます．大きく動かして運動の方向がわかれば，運動範囲を狭くして検査します．一般的に四肢の末梢から障害されやすいため，上肢の母指，手指，下肢の母趾，足趾で検査し，障害されている場合に，手関節，肘関節，あるいは足関節，膝関節を検査します．

（3）振動覚

　音叉（128HzのC音叉）を用います（図9）．振動させた音叉を，内果，外果，膝蓋骨，上前腸骨棘，橈骨・尺骨の茎状突起，肘頭，肩峰などの骨突出部にあて，振動を感じるかどうかを聞きます．まずは胸骨にあてて，振動がわかるかを確認してから，検査部位にあてます．このとき，触っているかではなく，振動を感じるかどうかを聞くことが重要です．

　検査には複数の方法があります．振動していると感じる程度を，表在感覚と同様に答えてもらいます．あるいは，検査側で振動が止まったら「はい」と言わせて，すぐに対応する反対側にあてて，振動が感じる場合には，検査側で減弱しています．同様に，振動している音叉を急に止めたときに，すぐに「はい」と答えない場合には，検査側で減弱しています．また，振動している音叉をあてて，振動が消失したと感じるまでの時間を記録する方法もあります．正常な場合には15秒以上は感じます．

ⓒ 複合感覚

2点同時に触れたことを識別することや，日常的な物品の識別などを検査します．検査部位の表在感覚がほぼ正常な場合で，複合感覚が低下している場合には，頭頂葉の障害が疑われます．

(1) 2点識別覚

ノギスやディスクリミネーターを用います（図10）．四肢の長軸方向に沿って，2点同時に刺激します．2点と感じたら「2」，1点と感じたら「1」と答えてもらいます．2点がはっきりわかる距離から始め，徐々に距離を短くしていきます．時々1点でも刺激し，2点の識別が可能な最短の距離を記録します．2点で刺激する際，同時に刺激することが重要で，少しでも時間的にずれると識別が容易になります．正常な場合でも，指尖で3〜6mm，手掌，足底で15〜20mm，手背，足背で30mm，背中で40〜50mm以上と部位によって最短距離が異なります．そのため，主に左右を比較して判定します．

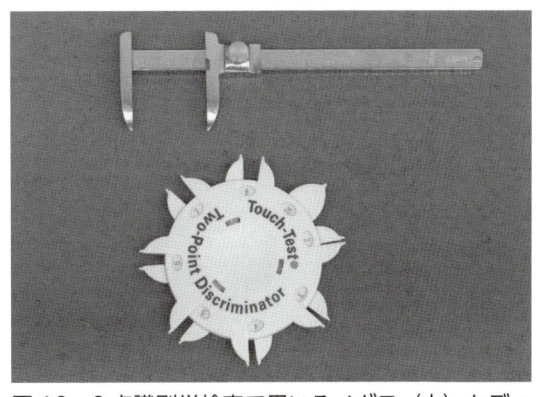

図10 2点識別覚検査で用いるノギス（上）とディスクリミネーター（下）

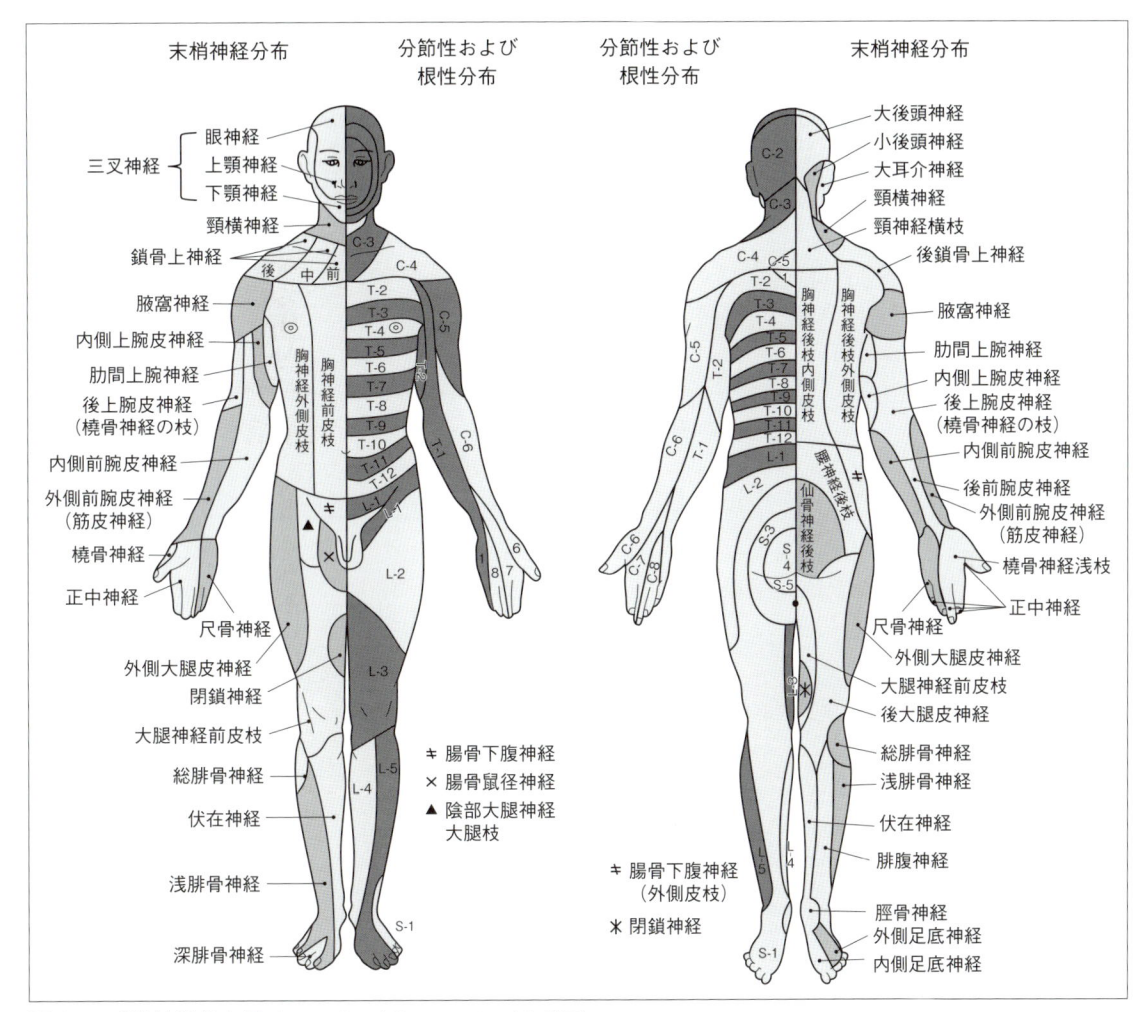

図11 感覚神経分布図（内山・他，文献4, 2003より引用）

(2) 皮膚書字覚，立体認知，2点同時刺激識別覚

皮膚書字覚は，鉛筆などで，手掌，前腕，大腿などの皮膚に数字や○×△などを書いて，答えてもらいます．対象者と同じ向きに書くように注意します．

立体認知は，よく知っている日用品や積み木を対象者に握らせて検査します．物の名称，積み木の形や大きさを答えてもらいます．

2点同時刺激識別覚は，左右対称的な2点を同時に触った際に，触った場所を答えてもらいます．一側しかわからない場合，障害側の感覚が無視されます．

3 所見の記録方法

表在感覚の検査結果の記録には，感覚神経分布図（末梢神経分布と分節性および根性分布）を用いると簡便です（図11）．感覚鈍麻，感覚脱失（消失），感覚過敏，感覚異常の範囲を記録します．あるいは，採点法の点数（たとえば5/10）を記入します．皮膚の神経分布は，個人差により境界線が異なることもあるので注意します．

末梢神経や脊髄の疾患の場合には，この結果から，障害されている末梢神経や髄節の高さを同定することが重要です（図12）．

4 疼痛の評価

ⓐ 疼痛とは

多くの対象者が疼痛を訴え，それにより日常生活がさまざまに影響されます．運動器の疾患だけでなく，神経系疾患や内部障害などの対象者でも疼痛を訴えることが少なくありません．疼痛の程度，部位や範囲，症状の動静などを評価し，適切に対応する必要があります．

疼痛は，「**実際に何らかの組織損傷が起こった時，あるいは組織損傷が起こりそうな時，あるいはそのような損傷の際に表現されるような，不快な感覚体験および情動体験**（An unpleasant sensory and emotional experience associated with actual or potential tissue damage, or described in terms of such damage.）」と国際疼痛学会では定義されています．生理学的要因，感覚，情動，認知，行動および心理社会的要因などの多くの要因が疼痛には関係します．

疼痛を知覚する経験は，神経伝達を経由した組織の損傷の警告であり，損傷への対応をもたらす防御的な役割があります．炎症や組織の損傷は，その部位と近接組織に一次的な痛覚過敏を生じ，それによってその部位への接触や運動が避けられるため，疼痛は組織の治癒過程を促進させます．

> **コラム⑪**
> **炎症の4徴候（5徴候）**
>
> 発赤，熱感，腫脹，疼痛を4徴候といい，これに機能障害を加えて5徴候といいます．炎症によって血管が拡張し，血流が増加することで発赤と熱感が生じます．また，血管透過性が亢進して浮腫が生じることで腫脹が生じ，さらに組織の損傷によって炎症部位で産生される内因性発痛物質によって疼痛が生じます．

> **コラム⑫**
> **中枢性疼痛の症状**
>
> しびれなどの異常感覚を呈しますが，一定の症状ではなく，対象者によって訴えはさまざまです．チクチクする，うずく，えぐられるような，しびれる，びりびりする，焼けるような，などと表現されることがあります．このような訴えそのものを記録しておきます．また，刺激がなくても症状が自発的に生じている場合と，接触などの刺激がある場合のみ症状が出現することがあります．後者では，痛覚過敏やアロディニア（通常では疼痛をもたらさない触覚や温熱刺激などのわずかな刺激が，すべて疼痛としてとても強く認識される異常感覚）などがあります．

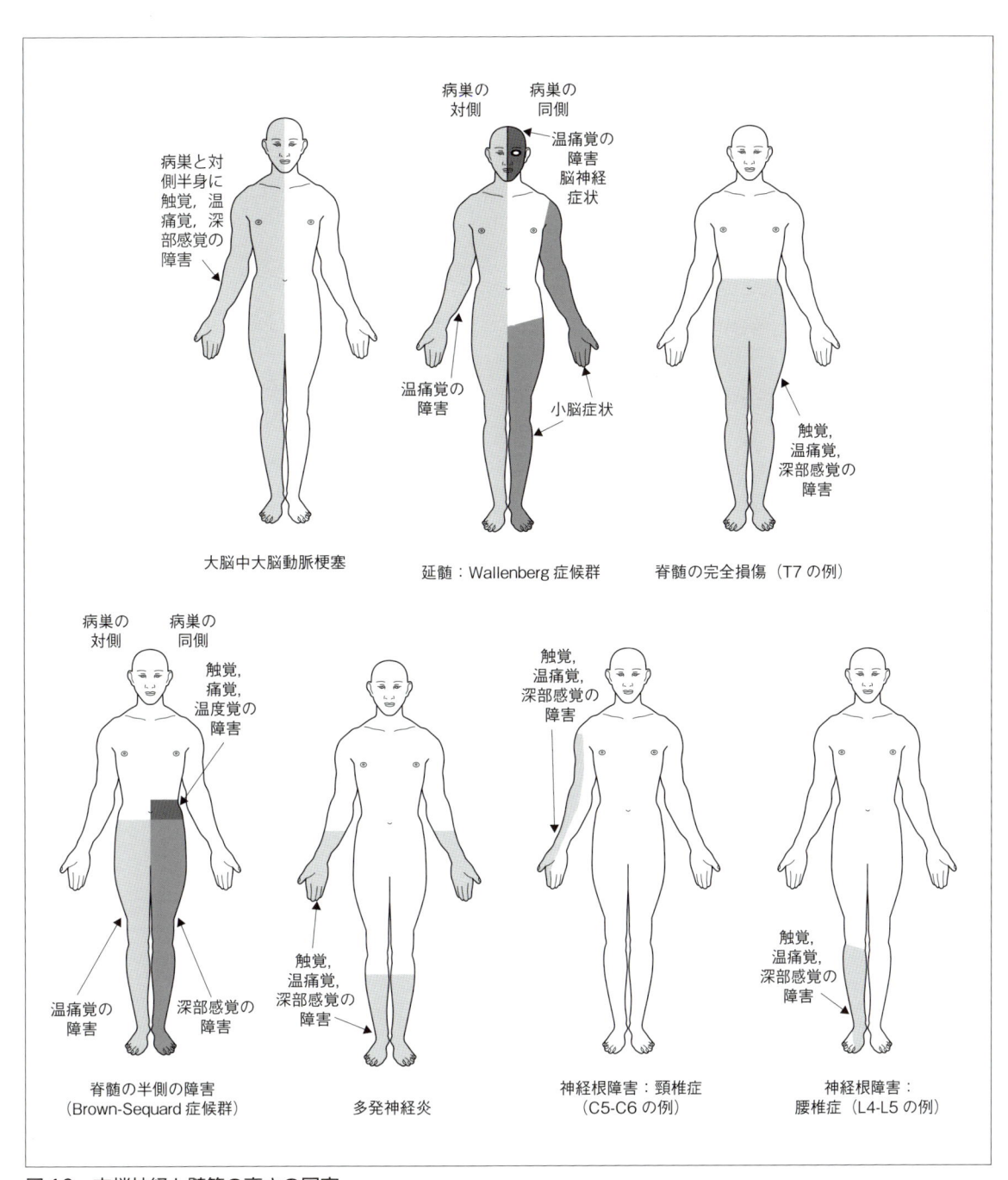

図12 末梢神経と髄節の高さの同定

しかし，継続的で永続的な疼痛には利益はなく，心身を大いに弱化させてしまいます．

b 疼痛の分類

疼痛を評価する際に，疼痛の分類を理解する必要があります．疼痛の原因，発生部位，性質などによる分類があります．

（1）原因による分類

侵害受容性疼痛，**心因性疼痛**，**神経因性疼痛**に分類されます．

侵害受容性疼痛は，化学的刺激，熱刺激，機械的刺激による侵害受容器（痛覚受容器）の興奮によって生じ，筋骨格系や内臓など組織の損傷や炎症が原因です．

心因性疼痛は，組織の損傷や病理学的原因を伴

表3 急性疼痛と慢性疼痛

急性疼痛	慢性疼痛
4〜6週間以内で収まる	4〜6週間以上続く
侵害受容性疼痛（体性痛）	長期にわたる疾患・炎症による侵害受容性疼痛と疾患が治癒した後も持続する疼痛，心因性疼痛，神経因性疼痛
交感神経系の活動が優位（心拍数増加，血圧上昇，瞳孔散大，手掌発汗，過換気など）	睡眠障害，神経過敏，食欲不振，便秘，運動減退，抑うつなど

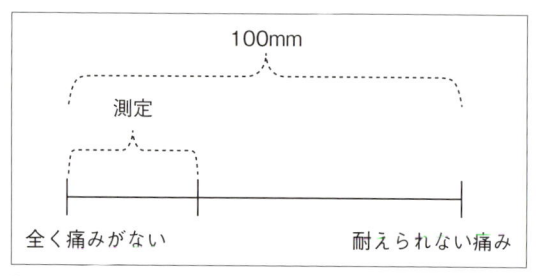

図13 Visual Analogue Scale：VAS

> **コラム⑬　Visual Analogue Scale：VAS とは（図13）**
>
> 100mmの水平な直線を用意し，左端に「全く痛みがない・痛みなし」，右端に「耐えられない痛み・これ以上ない痛み・最悪の痛み」などと記載します．対象者に，感じている疼痛の強さを表す位置に印をつけてもらいます．左端からその印までの長さ（mm）を測定します．その値が疼痛の強さであり，全く痛みがない最小値が0で，最大の疼痛の程度が100になります．

わず，認知的，感情的，行動的要因によって発生した疼痛です．

神経因性疼痛は，侵害受容器からの末梢神経への刺激を伴わず，神経系の損傷や障害によって生じた疼痛です．末梢神経系の損傷による**末梢神経障害性疼痛**と中枢神経系の損傷による**中枢性疼痛**に分類されます．

（2）発生部位による分類

疼痛の発生する部位によって**体性痛（表面痛，深部痛），関連痛，内臓痛**に分類されます．

体性痛は部位が限局的で，皮膚や粘膜などの疼痛である**表面痛**と，骨格筋や筋膜，骨膜，靱帯，腱などの疼痛である**深部痛**です．**関連痛**は，原因と離れた部位に感じる疼痛で，心筋梗塞や胆石などの際の肩の疼痛，胃潰瘍や十二指腸潰瘍の際の背部の疼痛などがあります．**内臓痛**は，部位が明確でないことが特徴です．

（3）速い痛みと遅い痛み

鋭く速い痛み（一次痛・即時痛）と，鈍く遅い痛み（二次痛・遅延痛）があります．前者は，有髄のAα-Aδ線維による場所の識別性が高い疼痛で，後者は無髄のC線維による識別性に乏しい疼痛です．

（4）急性疼痛と慢性疼痛

疼痛の発症からの経過によって**急性疼痛**と**慢性疼痛**に分類されます（表3）．

急性疼痛は，組織の損傷についての生体への警告として重要な役割がありますが，慢性疼痛はすべてがそのような役割を果たすとは限りません．

慢性疼痛の場合には，局所の所見だけでなく，生活リズムや日常的な行動への影響も多く，疼痛の管理および対処についての指導や環境調整が重要になります．

（5）自発痛と誘発痛

刺激に依存しない**自発痛**と何らかの刺激に依存する**誘発痛**に分類されます．

誘発痛の場合，疼痛を誘発する刺激によって**圧痛，運動痛，荷重痛**などと表現されることがあります．それ以外にも軽度の機械刺激や温度刺激などによって誘発される場合があります．

c 疼痛の評価

疼痛の特徴や分類を考慮し，**主観的評価**と**客観的評価**を行い，その結果を記録します．疼痛の知覚は患者の主観であり，疼痛そのものを客観的に評価することはできません．特に小児や意識障害のある患者，言語理解や表出に障害のある患者では，主観的評価には限界があります．そのような対象者には，客観的評価がある程度可能で，疼痛

に関連した徴候や表情，行動を詳細に観察します．病棟などでの日常的な状況や，リハビリテーション室への対象者の入室から退室までの間の状況を観察し，疼痛の有無や程度を推測します．

また，疼痛のある対象者は，興奮していたり，短気であったり，あるいは易怒性のある場合も少なくありません．そのような場合には，評価そのものが疼痛を悪化させる場合もあり，対応する際の言動に十分に配慮する必要があります．

(1) 主観的評価

①疼痛の出現について：いつ，どのように出現したのか，出現の原因となった事象の有無とその内容．

②疼痛の範囲：疼痛の部位と範囲，疼痛の原因と離れた部位に疼痛を認める場合もあり．

③疼痛の程度：疼痛の強さ，Visual Analogue Scale（VAS）や Numeric Rating Scale（NRS）などを使用．

④疼痛の表現・記述・説明：対象者が感じている，あるいは訴えている表現や疼痛の説明．

⑤疼痛の持続時間：疼痛の持続する時間，刺激除去後に疼痛が消失するまでの時間．

⑥疼痛・症状のふるまい（動静）：24時間の疼痛のパターン（疼痛の出現する時間帯，疼痛の程度，表現，持続時間），増悪因子と緩和因子．

疼痛の説明・表現・パターンの特徴から推測される疼痛の原因

・鈍痛（部位の限定が困難）：筋，靱帯，関節包
・朝の疼痛，動き出すと疼痛が軽減：慢性炎症，浮腫
・ピンや針で刺されたような急な疼痛：中枢性疼痛
・鋭く，焼けるような痛み（部位が限定）：末梢神経障害性疼痛
・明確な特徴的パターン：侵害受容性疼痛
・特徴的なパターンがはっきりしない：中枢性疼痛，心因性疼痛

コラム⑭ Numeric Rating Scale：NRSとは

疼痛を「0：痛みなし」から「10：これ以上ない痛み・これまでに経験したなかで最も強い痛み・耐えられない痛み・最悪の痛み」までの11段階で，疼痛の程度を数字で患者に答えてもらう方法です．

---

(2) 客観的評価

①運動面の観察：筋スパズム，運動時の表情や発声，姿勢，運動パターン，筋緊張など．

②行動面・心理面の観察：食欲，体重，不安やストレス，疲労，睡眠不足，気分の低下，集中力の低下，抑うつ，社会的孤立など．

③感覚検査：表在感覚（触覚，痛覚，温度覚）

④侵害受容性疼痛に関する評価：局所所見，関節所見，自動的関節可動域，他動的関節可動域，運動痛（自動運動，他動運動），圧痛，荷重痛．

(3) 記録

疼痛の記録には，感覚神経分布図（図11）のような，ボディチャートを用いると便利です．疼痛の部位と範囲を図に示し，その程度（VASなどの結果）や対象者自身の表現を記載します．

第8章 文献

1) 日本神経学会用語委員会編：神経学用語集，第3版，文光堂，2008．
2) 古谷伸之編：診察と手技がみえる，メディックメディア，2007．
3) 田崎義昭，斎藤佳雄：ベッドサイドの神経の診かた，南山堂，1999．
4) 内山 靖・他編：神経系理学療法実践マニュアル，文光堂，2003．
5) 水野美邦，栗原照幸編：標準神経病学，医学書院，2000．

（臼田 滋）

9章 反射・筋緊張検査

Ⅰ．理学療法に必要な反射・筋緊張検査
Ⅱ．反射・筋緊張検査の実際

I. 理学療法に必要な反射・筋緊張検査

> **はじめに**
>
> 反射・筋緊張検査で学習するポイントは，以下の3つです．
> ・反射検査と筋緊張検査の種類
> ・反射検査と筋緊張検査の検査方法
> ・反射検査と筋緊張検査の結果のとらえ方
> 反射や筋緊張の制御メカニズムについては，生理学で学習した内容を確認しましょう．反射や筋緊張の異常は，神経疾患の重要な症候ですので，神経疾患の学習と関連づけてください．

1 反射・筋緊張とは

反射（reflex） とは，刺激に対する迅速で定型的，不随意的な反応です．**感覚受容器**に加えられた刺激に対する興奮が**求心性神経（感覚神経）** を上行して**遠心性神経（運動神経）** に伝わり，その興奮が下行して**効果器**である筋の収縮をもたらす一連の現象です．この感覚受容器—求心性神経—反射中枢—遠心性神経—効果器の回路を**反射弓**（図1）といいます．

腱や骨の突端をハンマーで急に叩くことによって筋が収縮する反射が**深部腱反射（deep tendon reflex：DTR）** です．これは，叩くことによって生じる筋の伸張に対して起こる伸張反射です．皮膚や粘膜に刺激を加えて筋の反射的な収縮を引き起こす反射が**表在反射**といわれます．筋を伸張したり皮膚の表面への刺激に対して引き起こされる，正常では出現しない反射が**病的反射**です．

一方で，他動的に身体を動かしてその抵抗の程度をみる検査が**筋緊張検査**です．身体の骨格筋は，常にある程度緊張した状態にあり，力を抜いたときでも姿勢保持などのために最低限の収縮が起こっています．病気によってこの筋緊張が高まる

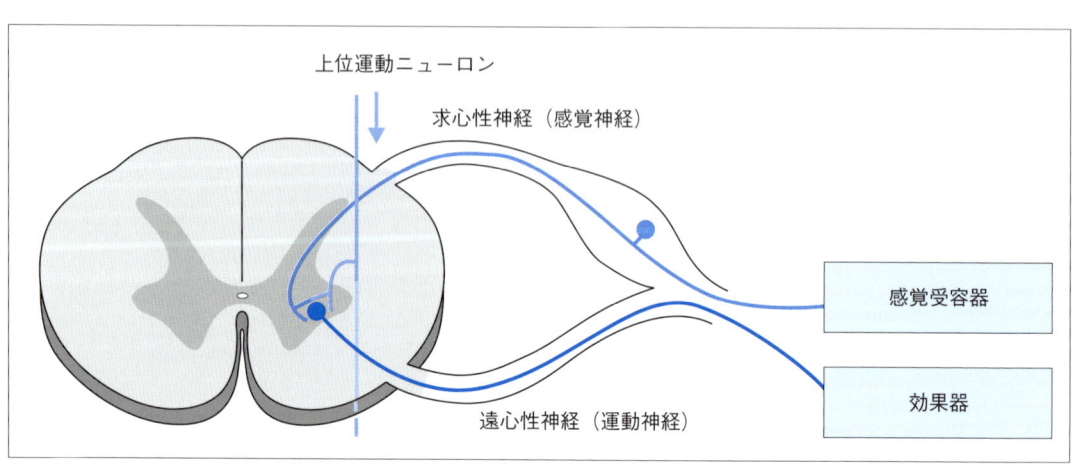

図1 反射弓

ことや，逆に低下することがあり，その状態を検査します．

深部腱反射検査は，ハンマーで腱や骨の突端を叩打して結果として起こった現象を観察し，その反応の有無や程度を判断します．筋緊張検査は一般的に，他動的に動かした際の抵抗感で評価します．そのため，対象者の身体の扱い方やハンマーの使い方，抵抗感の感じ方などに測定者の熟練を要する検査です．

乳幼児等に対する原始反射や姿勢反射については，10章の発達検査の項目で解説します．

2 反射・筋緊張検査にはどのような意味があるのか？

腱反射と表在反射の反射弓は，それぞれ決まった高さの脊髄や脳幹を通っているため，反射を検査することは神経障害部位の診断の補助となります．

腱反射の反射弓（図2）は，ハンマーによって腱を叩くことで筋が伸長して筋紡錘が興奮し，求心性神経を伝わり，脊髄の**前角細胞**に達し，遠心性神経が興奮を伝達し，**神経筋接合部**を経て筋線維に達して収縮することになります．この反射弓が障害されていなければ，反射は出現します．上位運動ニューロンが障害されると，遠心性神経（下位運動ニューロン）に対する抑制が解放されるため，反射は亢進します．反射弓を構成する求心性神経，遠心性神経，神経筋接合部，筋のいずれかが障害されると，反射は消失します．表在反射の消失は反射弓の障害あるいは錐体路障害の徴候です．

コラム① 反射検査のコツは

反射検査などの手技には，対象者と検者の位置関係，肢節の支え方，ハンマーの器具の操作などに熟練が必要です．また，健常者に比べて患者では反射が減弱していることも多いため，明らかな反射を認める，あるいは亢進している対象から経験すると，やりやすいでしょう．

コラム② 上位運動ニューロン障害と下位運動ニューロン障害の違い

運動ニューロンの障害によって運動機能は低下しますが，上位運動ニューロンと下位運動ニューロンでは，その障害の特徴が異なります（表1）．深部腱反射や病的反射，筋緊張などの結果から，どちらの運動ニューロンの障害かを判別することができます．

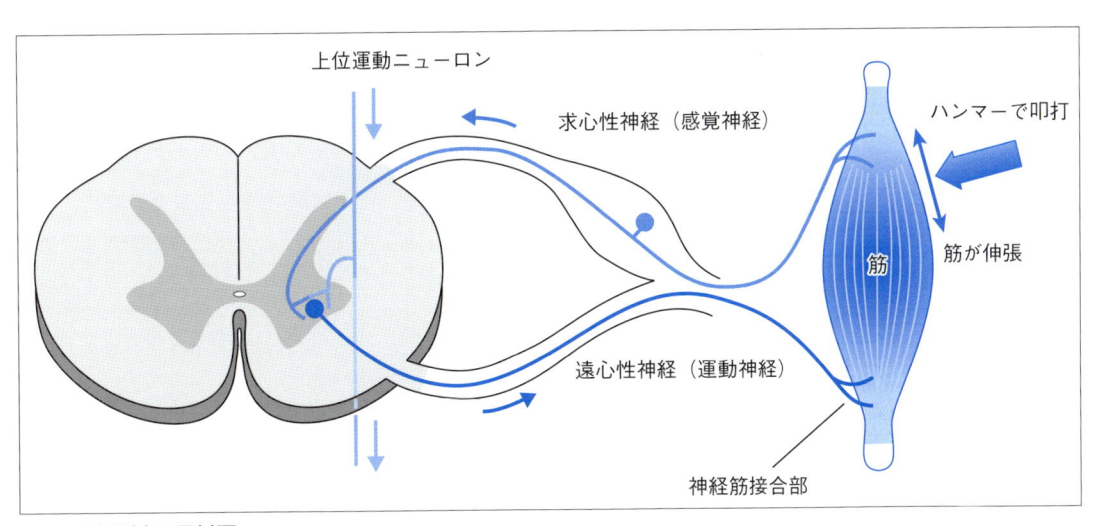

図2 腱反射の反射弓

表1 上位運動ニューロン障害と下位運動ニューロン障害の違い

	上位運動ニューロン障害	下位運動ニューロン障害
深部腱反射	亢進 (急性期は減弱・消失)	減弱・消失
筋緊張	亢進・痙縮 (急性期は弛緩性)	低下・弛緩性
クローヌス	陽性	陰性
病的反射	陽性	陰性
筋萎縮	なし (廃用性筋萎縮はあり)	あり
線維束性収縮	なし	あり
運動障害の範囲	びまん性	局所的
運動機能障害	連合反応,病的共同運動,分離運動困難,器用さの低下	筋力低下

筋緊張の場合には，上位運動ニューロンの障害や大脳基底核などの錐体外路が障害されると抵抗が増加します（筋緊張亢進）．前述の反射弓や小脳が障害されると抵抗が減弱します（筋緊張低下あるいは弛緩）．

これらは他動的な検査であり，対象者の協力はあまり必要としないため，多くの対象者に実施可能であり，意識障害や認知障害などを有する場合にも検査が可能です．

3 なぜ反射・筋緊張検査が必要なのか？

筋力や感覚障害，協調運動障害などと反射・筋緊張検査の所見は，概ね一致することが多いのですが，解離することもあります．反射検査のほうが診断的には正確に判断できます．乳幼児や認知症の患者など，随意運動の指示の理解が不良な場合にも実施できます．

また，多発性脳梗塞による両側性片麻痺の患者や，脊髄・脊椎の疾患，神経筋疾患などでは，反射検査によって上位運動ニューロン障害の有無などを診断すると，予後予測や目標設定などに役立ちます．

筋緊張検査では，特に亢進している場合，他動的運動の速さの違いにより抵抗感の感じ方の変化があり，これによって痙縮や強剛（固縮）と判定でき，神経障害部位や疾患の診断，あるいは症状の経過の判断に有用となります．

4 反射・筋緊張検査で何がわかるのか？

深部腱反射では，正常か異常（亢進，減弱または消失）か，部位による違い，左右差をみます．深部腱反射の亢進は，反射中枢より上位に障害があることを示し，減弱または消失は反射弓に障害があることを示します．異常の場合には，表2に示すそれぞれの反射弓と反射中枢から神経障害部位が推測できます．

病的反射の場合には，陽性か陰性かをみます．一般に陽性の場合には病的な意義があり，錐体路障害（上位運動ニューロン障害）の徴候です．さらに，左右差を認める場合には，障害部位の局在診断に役立ちます．

筋緊張では，正常か異常（亢進，低下）かをみます．亢進の場合には，他動的運動の速さを変えて実施し，速く動かすと亢進し，ゆっくり動かすと亢進していない速度依存性の場合が痙縮です．動かす速さを変えても常に亢進している速度非依存性の場合が強剛（固縮）です．この場合，運動範囲全体にわたって一様の抵抗のある現象を鉛管現象，抵抗の増減が連続する現象を歯車現象といいます（表3）．痙縮は錐体路障害の徴候であり，強剛（固縮）は錐体外路障害の徴候です（表4）．筋緊張が低下（弛緩）している場合は，反射弓の障害（下位運動ニューロン障害）や小脳の障害の徴候です．

以上のように，反射や筋緊張検査は診断の補助として用いられ，さまざまな神経障害の病態や部位を推定できます．深部腱反射の亢進，病的反射の陽性，筋緊張の亢進の場合は，錐体路障害（上

表2　主な反射の反射弓

	反射	求心性神経	中枢	遠心性神経
腱反射	下顎反射（咬筋） 上腕二頭筋反射 上腕三頭筋反射 腕橈骨筋反射 回内筋反射 胸筋反射 膝蓋腱反射 アキレス腱反射	三叉神経 筋皮神経 橈骨神経 橈骨神経 正中神経 外・内胸筋神経 大腿神経 脛骨神経	橋 頸髄（主にC5） 頸髄（主にC7） 頸髄（主にC6） 頸髄・胸髄：C6-Th1 頸髄・胸髄：C5-Th1 腰髄：L2-4 腰髄・仙髄：L5-S2	三叉神経 筋皮神経 橈骨神経 橈骨神経 正中神経 外・内胸筋神経 大腿神経 脛骨神経
表在反射	角膜反射 くしゃみ反射 咽頭反射　嘔吐反射 腹壁反射	三叉神経 三叉神経 舌咽神経 胸神経	橋 脳幹・上部頸髄 延髄 胸髄：Th5-12	顔面神経 三叉，顔面，迷走神経など 迷走神経 胸神経

表3　筋緊張の異常

	亢進			低下
	痙縮	強剛（固縮）		弛緩
他動運動に対する抵抗	速度依存性 速く動かすと抵抗 ゆっくり動かすと抵抗なし	速度非依存性 常に抵抗		速度非依存性 常に抵抗なし
現象	折りたたみナイフ現象 途中で急に抵抗が減少する	鉛管現象 一様の抵抗が続く	歯車現象 抵抗の増減が連続する	
原因	錐体路障害（上位運動ニューロン障害）	錐体外路障害（パーキンソン病など）		反射弓の障害（下位運動ニューロン障害） 小脳障害

位運動ニューロン障害）や錐体外路障害の判断が比較的容易に可能です．反面，深部腱反射の減弱あるいは消失，病的反射の陰性，筋緊張の低下の場合には，検査手技の問題や健常者でも減弱あるいは消失する場合もあり，簡単には下位運動ニューロン障害などと断定しないほうが賢明であり，他の所見などと合わせて全体的に解釈します．

また，これらの検査は段階付けが粗く，対象者のわずかな変化に対しては感度が低いものの，検査所見の変化から症状や病態の経過，薬物療法や手術の効果などを把握できます．

表4　錐体路障害と錐体外路障害の違い

	錐体路障害	錐体外路障害
運動障害	運動麻痺（片麻痺，対麻痺）	不随意運動（振戦，アテトーゼなど） 無動，動作緩慢
筋緊張	痙縮	強剛（固縮）
病的反射	陽性	陰性
深部腱反射	亢進	正常

II. 反射・筋緊張検査の実際

はじめに

多くの種類の反射・筋緊張検査があります．対象者の肢節の支え方，ハンマーなどの検査器具の扱い方などに十分に慣れる必要があります．意識障害や注意障害，認知障害を有する患者でも実施可能で，診断的価値が高い検査です．

1 反射・筋緊張検査の進め方

反射・筋緊張検査は，できるだけ対象者に力を抜いてもらう必要があり，ハンマーの使い方や対象者の身体の扱い方などに配慮が必要です．

①対象者をできるだけ安楽で力を抜いた姿勢をとらせる．特に検査する筋が弛緩している必要があるため，検査する肢節の重さを支える．

②背臥位や座位で検査することが多いが，筋緊張検査では，姿勢の影響をみるために，立位や腹臥位など他の姿勢をとることもある．

③対象者が十分に力を抜けない場合や，過剰に検査に注意するようであれば，対象者と会話をしながら検査を進める．

④他動運動やハンマーで叩くことや，適当な力を加える必要があるが，対象者に疼痛や不快感などを与えないように注意する．

⑤筋の伸張の程度，関節可動域の範囲を考慮する必要がある．伸張反射は適当に筋が伸張された位置で刺激される必要がある．

⑥ハンマーで叩く際に，下肢などは直接叩くことが多いが，上腕二頭筋に対しては，検者の指を腱の真上におき，その指を叩く．これにより，腱の緊張状態や収縮の有無を指で感じることができる．

⑦疾患によって検査する部位を限局して実施することもあるが，一般的にはスクリーニングとして実施されるため，両上下肢および体幹について全体的に実施し，検査の異常のある部位を見極める．

⑧健常者でも反射の消失や亢進を認める場合があり，左右差や部位間の反応の違いを評価することが重要である．

2 反射・筋緊張検査の方法

ⓐ 深部腱反射

(1) ハンマーの使い方

ハンマーで叩く際は，適当な強さで，急速に衝撃を加えます．ハンマーの握りのバランスのよい部分を軽く握り，手関節の力を抜いて，スナップをきかせて，スムーズに速やかに振ります．このとき上腕や前腕は動かさずに手関節で叩くようにします．

ハンマーで腱（筋の骨への付着部の近く）を直接叩きますが，反射が減弱している場合など，見てわかりにくい場合には，検者の指を腱の真上におき，検者の指を叩きます．そうすることで，筋の収縮を検者の指で感じることができます．

また，反射が著明に亢進している場合には，筋腹を叩くだけで筋が収縮することもあります．

(2) 検査の際の構え：筋の長さ

ハンマーで叩く際の検査する関節の角度（構え）と筋の長さを適当な位置にすることが大切です．

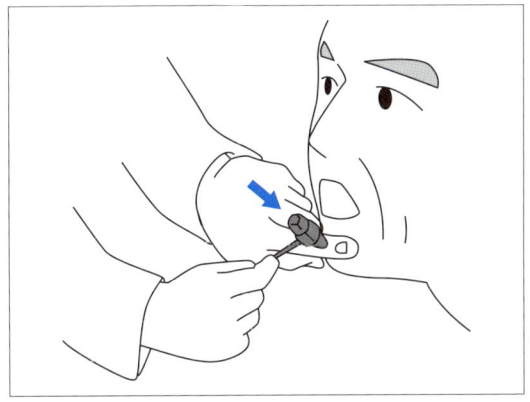

図3　下顎反射
少し口を開かせ，検者の指を下顎にあてて，その指をハンマーで叩くと，下顎が上昇する．正常ではみられにくい反射のため明らかに出現するようであれば亢進と解釈する．

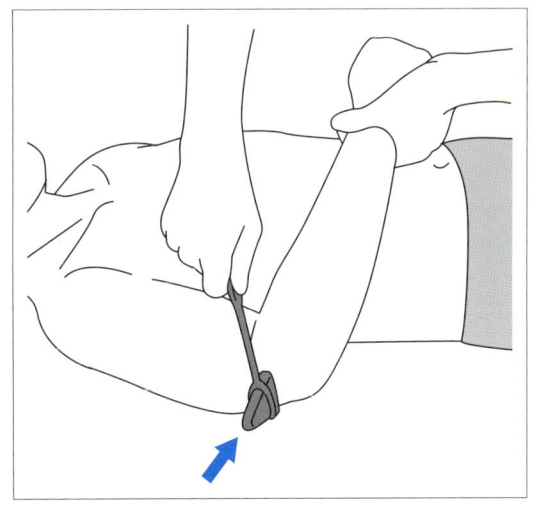

図5　上腕三頭筋反射
肘関節を屈曲させ，肘頭のすぐ上の上腕三頭筋の腱をハンマーで叩くと，上腕三頭筋が収縮し，肘関節が伸展する．

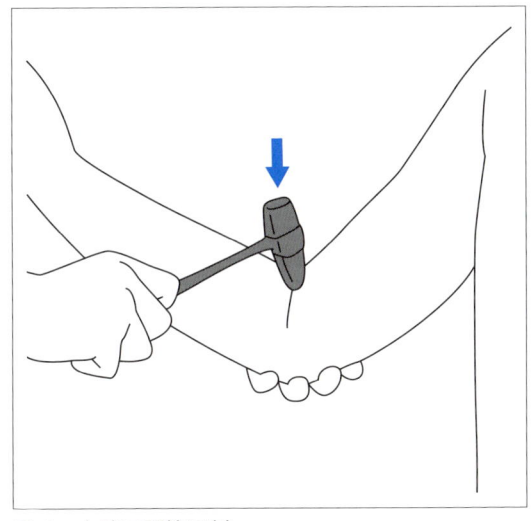

図4　上腕二頭筋反射
肘関節を少し屈曲させ，上腕二頭筋の腱の上に検者の母指をあてて，その指をハンマーで叩くと，上腕二頭筋が収縮し，肘関節が屈曲する．

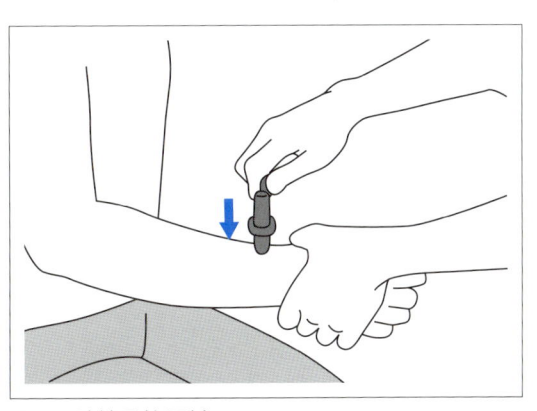

図6　腕橈骨筋反射
肘関節を屈曲，前腕を回内・回外中間位とし，橈骨下端をハンマーで叩くと，腕橈骨筋が収縮し，肘関節が屈曲する．

筋の長さが伸張しすぎていても，短縮していても反射は起きにくいためです．ある程度伸張した位置が適切です．たとえば，上腕三頭筋反射は肘を軽度屈曲した位置で，膝蓋腱反射は膝関節屈曲位で検査します．アキレス腱反射では膝関節を屈曲位で足関節を少し背屈した位置で行います．部位によって検査しやすい構えがあります．

(3) 検査の際の姿勢

一般に背臥位か座位で行います．一つの姿勢ですべての検査が実施可能です．車いす上の座位のままでも検査できます．

(4) 代表的な深部腱反射の検査方法

咬筋に対する下顎反射（図3），上肢では上腕二頭筋反射（図4），上腕三頭筋反射（図5），腕橈骨筋反射（図6），回内筋反射（図7），胸筋反射（図8），下肢では膝蓋腱反射（図9），アキレス腱反射（図10）が代表的です．

叩いた際の筋収縮の有無や程度，生じる関節運動を観察，触診します．対象者の力が抜けていない場合や，検査を意識しすぎる場合には反射が生じにくいため，対象者の注意を他にそらすことが必要です．検査とは関係がない会話をすることが効果的です．

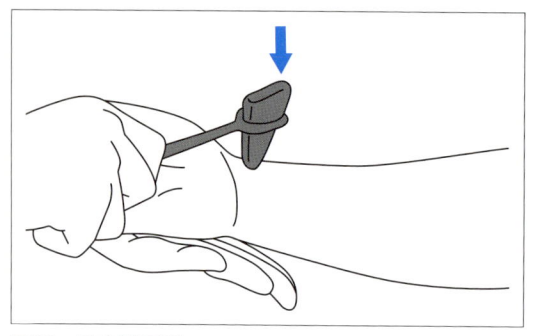

図7 回内筋反射
橈骨下端の掌側面をハンマーで回外するように叩くと，円回内筋が収縮し，前腕が回内する．尺骨の茎状突起の背側面を叩いても，同様な反応が出現する．

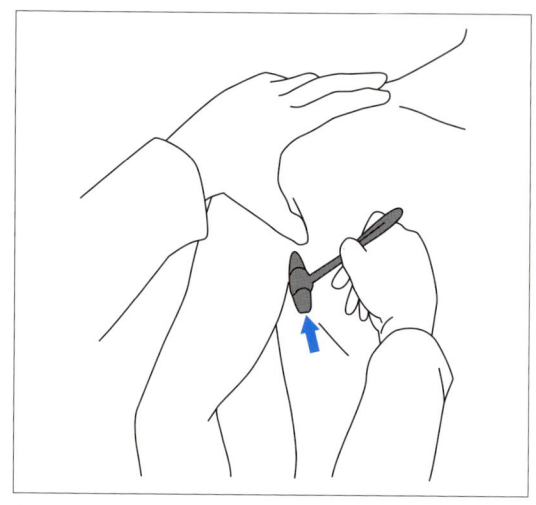

図8 胸筋反射
肩関節を少し外転させて，大胸筋の腱に検者の指をおき，その指をハンマーで叩くと，大胸筋が収縮し，肩関節が内転，内旋する．

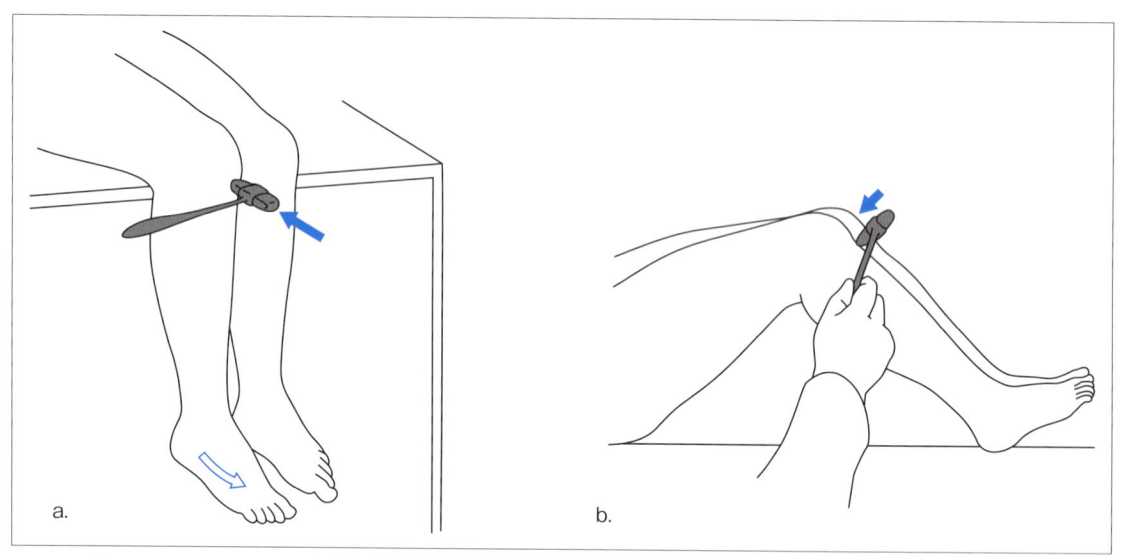

図9 膝蓋腱反射
a. 下腿を垂らした座位で，膝蓋骨の下の膝蓋腱をハンマーで叩くと，大腿四頭筋が収縮し，膝関節が伸展する．
b. ベッド上で背臥位で検査する際には，膝関節を深く屈曲させる．また，検者の手やクッションなどで下肢を少し持ち上げて，踵が軽くベッドに触るか浮くようにする．

　下肢の反射が減弱している場合などで，観察や触診がされにくいときには，上肢に力を入れさせる増強法を用いる場合もあります．

　亢進している場合には上位運動ニューロン（錐体路）の障害が疑われ，減弱あるいは消失している場合には，反射弓のどこかに障害があることが疑われます．

b 表在反射

　皮膚および粘膜を脱脂綿やティッシュペーパーなどで刺激すると起こる反射です．粘膜に対する反射として，**角膜反射**，**くしゃみ反射**，**咽頭反射**などがあり，いずれも脳神経に関与する反射です．皮膚に対する反射として**腹壁反射**（図11）があります．腹壁反射の検査には，先の尖っていない針，ハンマーの柄，マッチ棒などを用います．

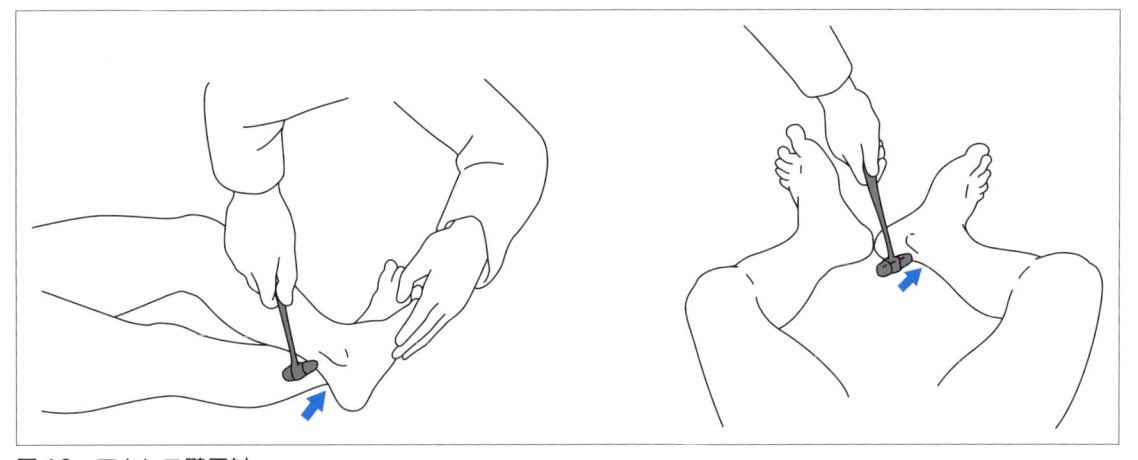

図 10　アキレス腱反射
膝を屈曲させ，足関節を背屈位に軽く保持してアキレス腱をハンマーで叩くと，下腿三頭筋が収縮し，足関節が底屈する．

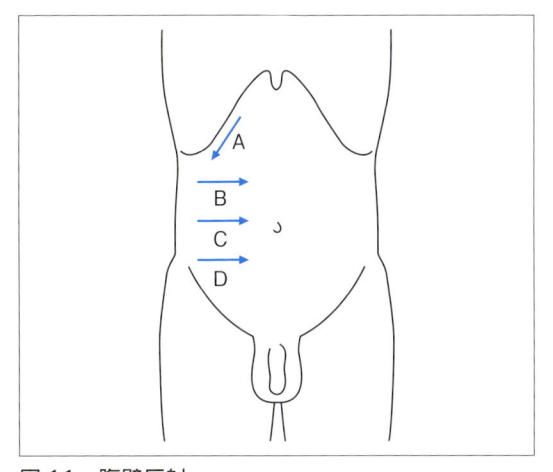

図 11　腹壁反射
A. 肋骨縁，B. 肋骨縁と臍の間，C. 臍の高さ，D. 臍より下を水平にこすると腹筋群が収縮し，臍が動く．

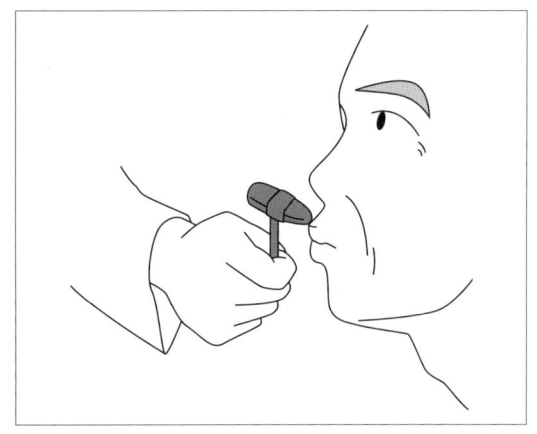

図 13　口尖らし反射
上唇の中央をハンマーで軽く叩くと，唇が突き出し，尖り口になる．

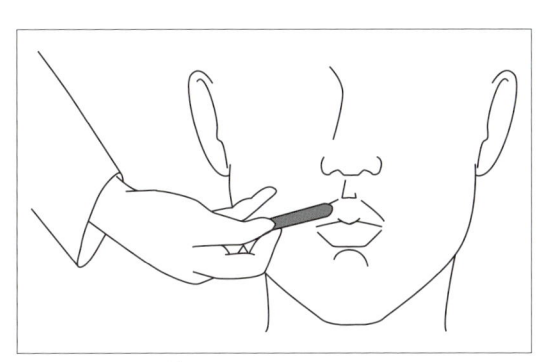

図 12　吸啜反射
軽く口を開けて，上唇から口角を軽くこすると，赤ちゃんが乳をのむように口を動かす．

深部腱反射に比べて，反射弓が単純ではなく，その反射の出現も迅速ではない場合があります．

C 病的反射

病的反射は，正常では出現せず，陽性の場合には病的に意義があることが多い反射です．

吸啜反射（図 12）は成人で出現する場合には，前頭葉の障害や両側大脳の障害が考えられます．**口尖らし反射**（図 13）は正常では出現せず，陽性の場合には両側の上位運動ニューロン（錐体路）の障害が疑われます．

手指の屈筋反射である **Hoffman 反射**（図 14），**Trömner 反射**（図 15），**Wartenberg 反射**（図 16）はいずれも母指が内転した場合に陽性です．健常者でも出現することがあり，一側で陽性の場合に上位運動ニューロン（錐体路）の障害が疑われます．手掌をこすることにより手指

133

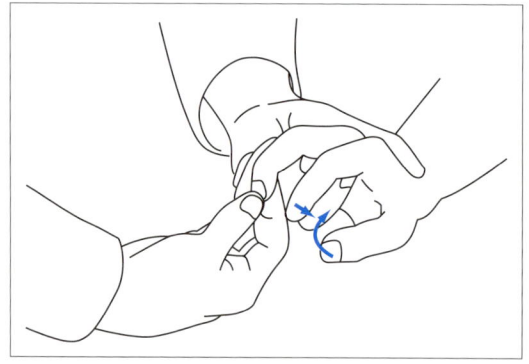

図 14　Hoffman 反射
手関節を軽く背屈し，中指の爪を手掌側にはじくと，母指が内転，屈曲する．

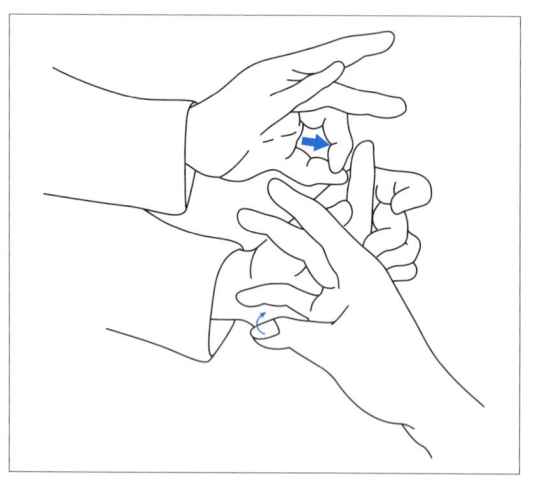

図 15　Trömner 反射
手関節を軽く背屈し，中指の先端の手掌面をはじくと，母指が内転，屈曲する．

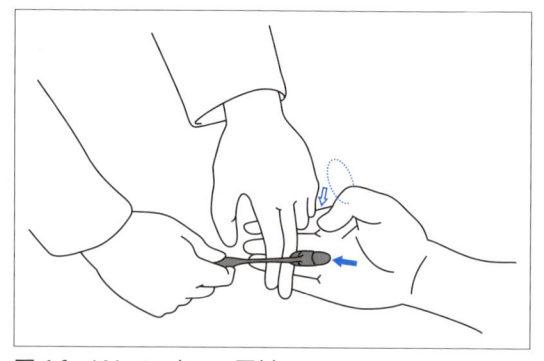

図 16　Wartenberg 反射
前腕を回外し，手指は軽く屈曲する．検者の指を対象者の指に横におき，検者の指をハンマーで叩くと，母指が内転，屈曲する．

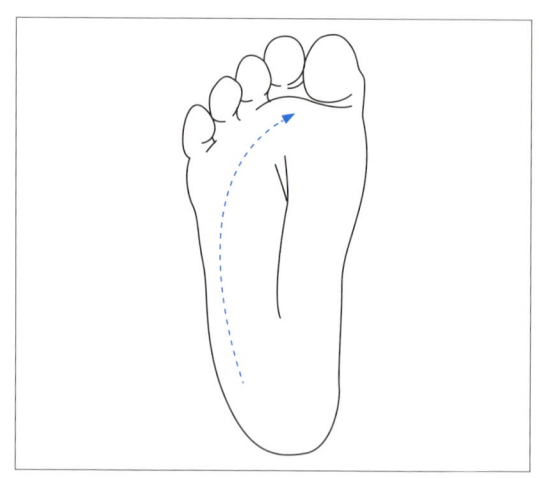

図 17　Babinski 反射
背臥位で，鉛筆の先や指の爪などで足底の外縁から，ゆっくりと，踵から上方へ，さらに母趾の方にこすると，母趾が伸展する．

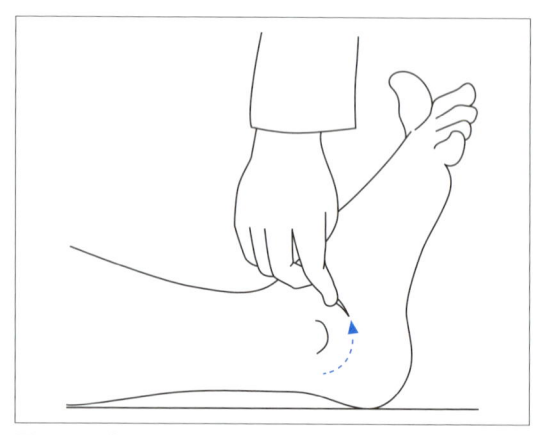

図 18　Chaddock 反射
背臥位で，Babinski 反射と同様に外果の下方を後ろから前方へこすると，母趾が伸展する．

が屈曲する把握反射（強制把握）は，前頭葉の障害の場合に対側で出現します．乳幼児には常に観察される反射です．

Babinski 反射（図 17），**Chaddock 反射**（図 18）は，足底や外果をこすることで母趾が背屈する反射で，陽性の場合には上位運動ニューロン（錐体路）の障害が疑われます．一般的に感度が高い反射です．

d 筋緊張検査

(1) 一般的な検査方法

対象者にはできるだけ力を抜いて，リラックスしてもらい，他動的に肘関節，前腕，手関節，膝関節，足関節，体幹などを動かして，そのときの抵抗から筋緊張を検査します．他動的に動かした

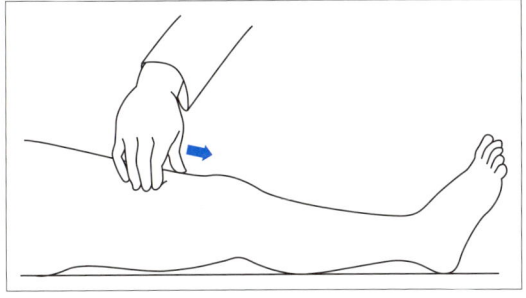

図19　膝クローヌス
下肢を伸展させて，膝蓋骨を強く下方へ押し下げ，そのまま押し下げたままに保つと，膝蓋骨が上下に連続して動く．

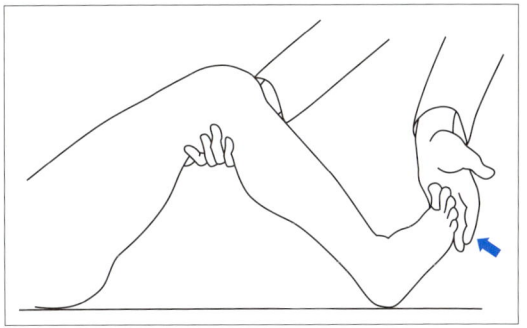

図20　足クローヌス
膝関節を屈曲させ，足底を急に上方へ押し上げ，そのままに保つと，足関節が上下に連続して動く．

際に，その運動の拮抗筋の筋緊張が亢進している場合には硬い抵抗感を感じ，逆に筋緊張が低下している場合にはぐにゃぐにゃと柔らかく感じます．

対象者には力を抜いて，自分では動かさないように指示することが大切です．これと関係して，対象者の注意が他に向いていると抵抗感はないが，「力を抜いて」などと指示されて検査を意識すると力が入ってしまう場合を**ゲーゲンハルテン（Gegenhalten）**といい，認知症や軽度の意識障害の患者で認められます．

他動運動は，動かす範囲や速さをいろいろ変えて検査を行います．特に筋緊張が亢進しているときに，動かす速度を遅くした場合と速くした場合を比較することが重要です．ゆっくり動かすと抵抗は少ないが，速く動かすと抵抗が強い場合（速度依存性）を**痙縮**といいます．動かす速度に関係なく抵抗が強い場合（速度非依存性）を**強剛（固縮）**といいます．

一般的には背臥位で行いますが，腹臥位，座位や立位など他の姿勢で行うこともあります．姿勢によって筋緊張が変化する対象者の場合には，異なる姿勢で検査する必要があります．

(2) 筋緊張亢進

速度依存性の筋緊張亢進である痙縮の代表的な現象として，**折りたたみナイフ現象**があります．これは，運動の始めに抵抗が強く，あるところまで動かすと急に抵抗が減る現象です．肘関節，手関節，膝関節，足関節などの四肢で主に認められます．痙縮は上位運動ニューロン（錐体路）の障害によって出現します．

速度非依存性の筋緊張亢進が強剛（固縮）です．これにはその抵抗感の様式から**鉛管現象**と**歯車現象**の2種類が区別されます．鉛管現象は，他動運動を行っている始めから終わりまでほぼ一様に抵抗がある場合です．四肢で主に認められますが，頸部や体幹などでも認めることがあります．歯車現象は，抵抗がカクン，カクンと増減して連続する場合です．前腕や手関節で認めやすい現象です．強剛（固縮）は，大脳基底核などの錐体外路系の障害によって出現します．パーキンソン病，多系統萎縮症，正常圧水頭症などが代表的で，無動や動作緩慢などの運動障害が問題になります．

臨床上，このような痙縮と強剛（固縮）の両方の要素を認める場合も多く，**強剛痙縮**といいます．

(3) クローヌス

クローヌスは，他動的に筋を伸張することで収縮と弛緩を連続して繰り返す現象で，深部腱反射が著明に亢進した場合と同じに解釈され，陽性の場合には上位運動ニューロン（錐体路）の障害を疑います．

クローヌスには**膝クローヌス**（図19）と**足クローヌス**（図20）の2つがあります．膝クローヌスは，膝蓋骨を下方へ押し下げ，そのまま保持することで大腿四頭筋が収縮と弛緩を繰り返し，膝蓋骨が連続して上下に動く現象です．足クローヌスは，足関節を背屈位に他動的に保持することで，下腿三頭筋が反復して収縮し，足先が上下に連続して動く現象です．

立位などで大腿四頭筋が収縮することで膝ク

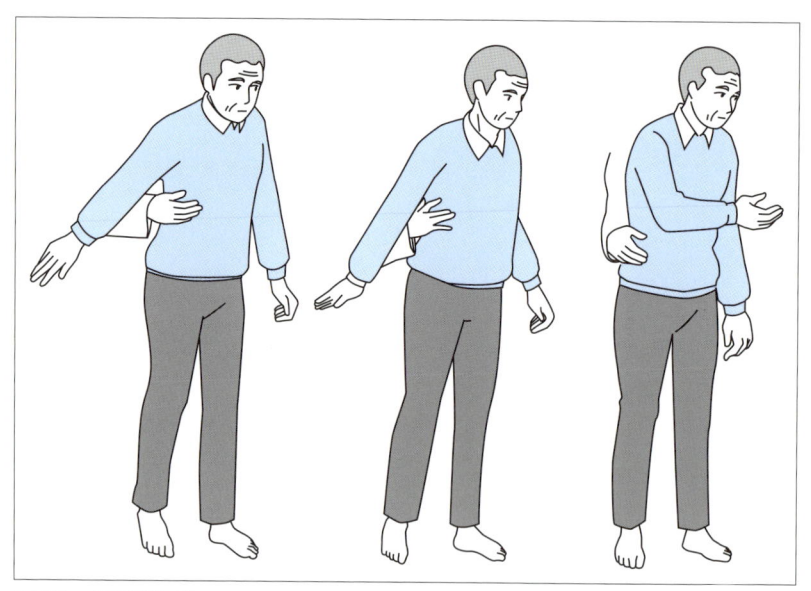

図21 振子様運動
体幹を左右に回旋するようにゆさぶると，筋緊張の低下している上肢は大きく振れる．

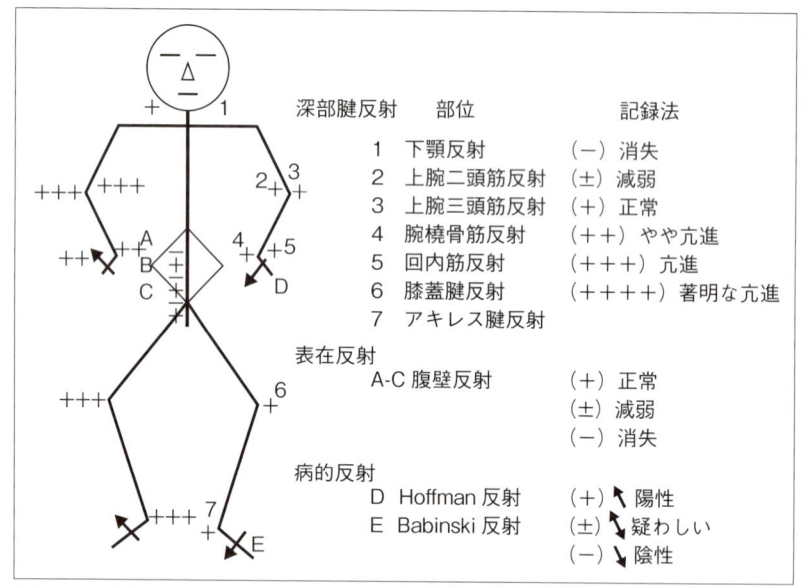

深部腱反射	部位	記録法
1	下顎反射	（−）消失
2	上腕二頭筋反射	（±）減弱
3	上腕三頭筋反射	（+）正常
4	腕橈骨筋反射	（++）やや亢進
5	回内筋反射	（+++）亢進
6	膝蓋腱反射	（++++）著明な亢進
7	アキレス腱反射	

表在反射
A-C 腹壁反射　（+）正常
　　　　　　　（±）減弱
　　　　　　　（−）消失

病的反射
D　Hoffman 反射　（+）陽性
E　Babinski 反射　（±）疑わしい
　　　　　　　　　（−）陰性

図22 反射の記録方法

ローヌスが出現する場合，立位や座位で足先に荷重が加わることで足クローヌスが出現する場合もあります．

(4) 筋緊張低下

他動的に対象者の四肢を動かしたときに抵抗感が少ないか，ほとんど感じない場合です．上肢に筋緊張の低下を認める場合には，立位で体幹を左右に他動的に回旋させると，上肢の振りが大きくなり，これを**振子様運動**（図21）といいます．

健常者でも筋緊張が低下していることがあるため，筋緊張亢進よりも解釈に注意を要しますが，左右差がある場合には，病的な状態が疑われます．反射弓の障害や小脳性運動失調の場合に筋緊張は低下し，脳卒中の初期においても低下することが多く認められます．

3 所見の記録方法

主な深部腱反射，表在反射，病的反射について

表5　modified Ashworth scale：MAS

0：	筋緊張の増加なし
1：	軽度の筋緊張の増加あり．屈曲―伸展にて，引っかかりと消失，あるいは最終可動域に若干の抵抗あり
1+：	軽度の筋緊張の増加あり．引っかかりが明らかで可動域の1/2以下の範囲で若干の抵抗あり
2：	筋緊張の増加がほぼ全可動域を通して認められるが，容易に動かすことができる
3：	かなりの筋緊張の増加があり，他動運動は困難である
4：	硬く，屈曲あるいは伸展ができない

は，図22を用いると簡便に記録できます．一般には，深部腱反射の場合，消失，減弱，正常，やや亢進，亢進，著明な亢進の段階付けで判定し，記録します．表在反射の場合には，消失，減弱，正常で，病的反射では，陰性，疑わしい，陽性の段階付けが一般に使用されます．

筋緊張検査では，筋あるいは関節運動ごとに低下，正常，亢進で記録します．臨床的評価尺度としては，modified Ashworth scale（表5）が使用されることもあります．また，明らかな痙縮や強剛（固縮）を認めた場合には，その旨を明記します．姿勢によって筋緊張が変化する場合には，検査した姿勢についても記録します．パーキンソニズムの場合には，部位によって，歯車現象や鉛管現象の有無を記録するとよいでしょう．

第9章　文 献

1) 田崎義昭, 斎藤佳雄：ベッドサイドの神経の診かた, 南山堂, 1999.
2) 芝崎　浩：神経診断学を学ぶ人のために, 医学書院, 2009.

（臼田　滋）

10章

発達検査

I. 理学療法に必要な発達検査
II. 発達検査の実際

I．理学療法に必要な発達検査

はじめに

発達検査で学習するポイントは，以下の3つです．
- 発達検査の種類
- 主な発達検査の方法
- 発達検査結果のとらえ方

理学療法では主に運動発達に対して評価や介入が行われますが，認知的，情緒的，社会的な発達に影響されることも多く，発達全般の状況を把握する必要があります．また発達検査は，獲得された発達指標の遂行の可否の判定だけでなく，原始反射や姿勢反射を観察する方法もあります．基本動作，バランスの章も関連づけて学習しましょう．

1 発達とは

発達，**成長・発育**，**成熟**，**適応**および**学習**は，類似の内容を含むこともあり，明確に区別されずに使用されることがあります．しかし，これらは相互に関連する概念ですが，同義ではありません．**発達**は，心身機能，社会的機能の質的変化であり，新しい機能の獲得や多くの機能が統合される複雑な過程です．**成長**は，形態や重量などの量的変化であり，身長や体重などのように長さや重さなどの単一の尺度で測定可能です．**発育**は，成長と同義の用語として使用されます．**成熟**は，身体のさまざまな器官やシステムが成人の形態や機能に至ることで，遺伝的要因との関連がより強いときに用いられます．**適応**と**学習**は，成熟と明確に区別することは困難ですが，適応は，周囲の環境に対する身体の調整や順応であり，学習は経験や練習から生じる行動の比較的永続的な変化です．このように異なる概念ですが，成長・発育，成熟，適応と学習によるさまざまな機能の質的変化が発達です．

また，**遺伝**，**成熟**，**環境**および**文化**の4つの要因が発達に影響します．そして，それぞれ単独に影響するというよりも，互いに関連して発達に寄与するのが特徴です．身体内のホルモンや栄養なども重要な環境要因（内的環境）です．

発達は，いくつかの領域に分けられます．**身体的発達・運動発達**，**認知的発達・知的機能（知能）発達**，**情緒的発達**と**社会的発達**などです．これらの領域も，別々に発達するのではなく，互いの領域が関連しながら発達します．理学療法では，身体的発達の特に運動発達に最も関心がありますが，相互の関連性を考慮すると，他の領域の発達や関連要因の状態を把握することが必要です．このような発達は**多次元的**で，**多要因**の影響を受けるため，**個別性**が高いことが特徴です．各領域による発達によって獲得される機能や能力の順序性は概ね一定の傾向がありますが，その獲得時期は個々によって異なります．

出生から年齢を重ね，死亡するまでの一生のライフサイクルは，年齢にもとづいていくつかに区分されます．受精から出生までは**胎生期**，出生から出生後4週間は**新生児期**，その後，出生後1年までは成長や発達が著しい**乳児期**，1から6歳は**幼児期**，6から12歳の小学生時代は**学童期**，そ

の後は**思春期**（15歳頃までの**青年前期**），**青年中期**（20歳頃まで），**青年後期**（30歳頃まで），以降，**壮年期**，**中年期**，**高年期**などのように区分されます．乳児期は運動発達が著しく，喃語などの言語も獲得され始めます．幼児期は，遊びが生活の中心となり，自我が目覚め，集団生活の基礎を築きながら，基本的生活習慣と社会性が発達します．各区分において，単に年齢だけでなく，生活環境や社会から求められる役割との関係で発達が影響されます．近年では生涯発達としてとらえられていますが，本章では幼児期までの発達の評価について解説します．

2 発達検査にはどのような意味があるのか？

発達検査は，現在の乳幼児の発達状態を知ることが主ですが，これまでの発達の経過を把握することもある程度可能です．このような情報を理学療法の目標設定や介入計画の立案に利用します．

乳幼児にとっては日常の生活や遊びそのものが生活の中心であり，現在の発達の状況を今後の生活に役立てることができます．また，生活のなかで，さまざまな機能を活発に利用することで，発達も促進されます．具体的には，発達の領域によって，状態が良好な領域と不十分な領域がわかることで，どの領域や機能を活用すべきなのかの手がかりとなります．不十分な領域に焦点をあてることもありますが，発達の領域間の相互関連性を考慮すると，良好な領域を利用することにより，不十分な領域の発達を促進できる可能性があります．

発達の経過は，対象児によって異なります（図2）．そのため，発達検査の意義は，対象児によって，さらにその時期によっても異なります．発達を検査する時期を中心に，過去および将来の機能の推移をイメージすることが大切です．介入方針や目標設定において，機能が低下する場合や，向上しない場合であっても，環境の調整によって対象児の参加やQOLは肯定的な方向へ支援できる可能性があります．

また，発達で評価される具体的な内容は，主に**特定の行動や課題の遂行の有無や可否**です．これらの多くの項目は**ICF**の**活動**の次元に含まれま

📝 コラム① 運動制御，運動学習，運動発達の期間のとらえ方

運動制御，運動学習，運動発達の期間のとらえ方（図1）は，状態や機能，あるいはパフォーマンスなどの時間的変化であり，どれも理学療法と密接に関連しています．運動制御は極めて短期間の変化を扱い，運動学習は日数や週数程度の期間に関心があり，運動発達ではさらに長期間の変化としてとらえられます．理学療法の評価や介入においても，このような異なる期間のとらえ方で，対象者の状態を考える必要があります．それは小児だけではなく，成人や高齢者に対しても必要です．

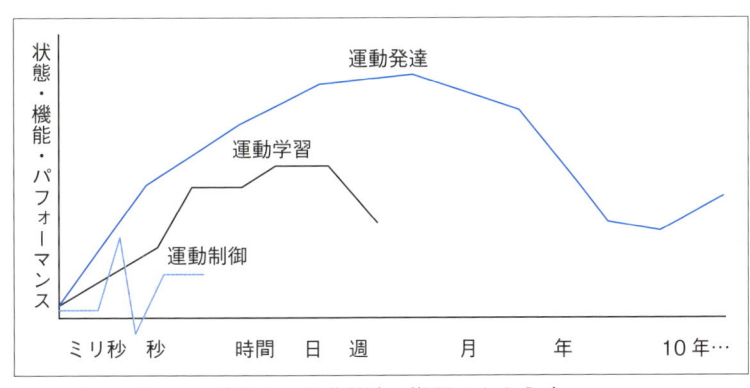

図1 運動制御，運動学習と運動発達の期間のとらえ方

図2 機能・発達の推移の多様性

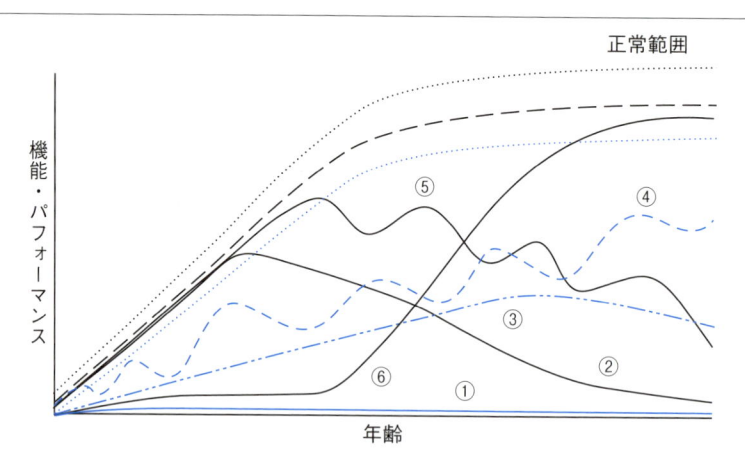

①出生児から重度の障害例：脳性麻痺痙直型四肢麻痺など
②途中までほぼ正常に発達後，症状が出現し，機能が低下する例：進行性筋ジストロフィー症など
③正常範囲よりは遅いが，徐々に発達し，ピーク後に機能が低下する例：脳性麻痺痙直型両麻痺など
④発達の変動を繰り返しながら，徐々に発達を示す例：てんかんなど
⑤ほぼ正常な発達レベルから，変動を繰り返しながら，徐々に機能が低下する例：ミトコンドリア脳筋症など
⑥内科的な問題などで初期には発達が不十分な状態から，ほぼ正常範囲に至る例

> **コラム②**
> **遊びの種類と発達**
>
> 乳幼児にとって，遊びは生活の中心であり，重要な活動と参加における行動です．日々の遊びは，さまざまな心身機能や環境因子，個人因子の表出であり，遊びのなかで，多様な内容を経験，学習するため，発達に直接関連します．そのため，対象児の日々の遊びや，遊びの嗜好を知ることは，発達の評価としても重要です．
>
> 遊びはいくつかのタイプに分類することができ，練習遊び，運動遊び，事物による遊び，ごっこ遊び，規則のある遊び，社会的遊びなどです．
>
> 運動遊びは，運動や活動それ自体に遊びの要素があり，運動発達にとって重要です．事物による遊びは，日常的な物品やおもちゃを用いた遊びで，手指の巧緻性，物の性質，空間知覚，環境の操作，問題解決などの機能の獲得に関連します．ごっこ遊びや社会的遊びは，社会的役割や他者との交流などの経験が促されます．

す．そのため，発達の検査結果を疾病，心身機能・身体構造，さらに参加・参加制約と関連づけて総合的に解釈することで，発達の検査で得られた所見は，患児についての全体的な理解に活用できます．その際にも，発達の経過の概要を知り，機能が向上する時期，停滞する時期，あるいは低下する時期と，疾病の状態や発育，環境の変化などの関連要因との関係性を分析すると，介入方針の検討に極めて有用な情報になります．

3 なぜ発達検査が必要なのか？

発達検査は，現時点での発達の到達レベルを把握するためです．そのレベルは，基本的にある行動や課題の遂行の有無や可否によって把握され，遂行の方法や用いる戦略，運動パターンによっても評価されます．そして，それらを年齢という尺度で置き換え，健常児の何歳相当のレベルかを判定します．

対象児が，標準的な発達と比較した場合の発達の遅れの有無を，スクリーニングするために評価

します．理学療法の主たる対象が，発達の遅れ自体である場合には，その検査結果が理学療法の内容に直接関連します．他の疾病や機能障害が主たる対象の場合には，理学療法の内容を検討する際に，発達の遅れの影響に配慮します．対象児への対応での配慮や有効に利用できる検査・測定項目の決定，実際に実施する介入内容や練習方法，使用する機器の検討の際に，その結果を参考とします．

また，対象児が現時点から今後に向けて，獲得すべき行動や課題を検討するために，発達を検査します．各レベルの標準的な獲得年齢以上に，獲得される行動の順序性や発達の領域間の因果関係を考慮することが重要です．領域間によって発達レベルに差がある場合には，遅れている領域よりも，発達の良好な領域を利用して，遅れている領域の促進を期待します．

そして，ある一定期間の介入による発達の変化を把握して，介入効果を判定するために発達を検査します．標準化された発達検査表や評価尺度を使用する際には，同一のものを使用する必要があります．前述と同様に，発達年齢と同時に，獲得された行動や課題の順序性や領域間の関連性を重視します．

4 発達検査で何がわかるのか？

発達検査では，使用する発達検査法や評価尺度による違いはありますが，特定の行動や課題遂行の有無や可否がわかります．その結果をある標準的集団の分布にもとづいた年齢として知ることができます．これが**発達年齢**であり，その**暦年齢**に対する比率が**発達指数（developmental quotient：DQ）**で，（発達年齢／暦年齢）×100で算出します．

また，各課題の遂行の状況や用いる戦略，運動パターンも把握する必要があります．特に運動発達については，**バランス**（⇨12章）や**基本動作**（⇨13章）の評価方法とその検査方法は類似しています．課題を遂行しない場合，あるいはできない場合は，その質的評価が重要になります．遂行できないのか，遂行しようとしないのか，課題が理解できていないのかの見極めが大切です．また，若干の促しやヒント，誘導の有無の影響，課題遂行の容易さ，努力の程度，遂行時間や回数・頻度，効率性などを確認します．これらの情報は介入内容に直接参考になります．

さらに，発達領域間のレベルの差を把握できます．運動発達，上肢・手指の巧緻性，言語の表出や理解などの言語発達，知的機能の発達，情緒的発達，社会的発達などの領域のレベルの均衡・不均衡の程度を知ることができます．このようなとらえ方を**発達プロフィール**といいます．脳性麻痺では運動発達の遅れや，また自閉症スペクトラムでは社会的発達が特に遅れるなど，疾病などによってその特徴が把握できます．

また，一般的にある課題遂行が可能な場合には，その領域において，その課題よりも以前に獲得されるべき課題が標準化されています．そのため，到達レベルが把握できれば，それ以前のレベルも獲得されていると解釈します．しかし，そのような前提にあてはまらない例もあるため，注意が必要です．さまざまな状況によって，あるレベルを飛び越して次のレベルを獲得する場合があります．その場合には，経験せずに飛び越したレベルを経験できるように配慮することも必要です．

コラム③　NRT（norm-referenced test）とCRT（criterion-referenced test）

発達検査の多くはNRT（集団基準準拠テスト）です．ある標準的な集団の分布にもとづく，相対的な結果が得られるテストです．基準となっている集団の特性（国，地域，民族，文化など）によって，その標準値は異なることに留意する必要があります．

一方で，獲得すべき基準にもとづく絶対的なテストがCRT（目標基準準拠テスト）です．脳性麻痺に対して使用されることの多い粗大運動能力尺度（gross motor function measure：GMFM）は，その代表的な評価尺度です．

Ⅱ. 発達検査の実際

> **はじめに**
>
> 運動発達の評価には，発達プロフィールをみるスクリーニングテスト，マイルストーンにもとづいた運動課題の観察，原始反射と姿勢反射の検査，種々の運動発達検査が用いられます．運動課題の遂行状況を観察する際には，できるだけ自然に動作が行える環境の設定が重要です．そして運動課題の可否の判定だけでなく，その際の姿勢や四肢の構え，運動パターンなどの観察が重要です．

1 発達検査の進め方

発達の評価は，標準化された発達検査法を用いる場合，運動パターンなどの評価を併用する場合，発達検査法を用いない場合があります．多くの乳幼児に対する評価尺度（**表1**）があり，発達検査プロフィールをみるスクリーニングテスト，運動発達，知能発達検査，言語発達検査などに分けられます．評価する目的や関心のある領域にもとづいて検査法を選択します．

理学療法の関心は，運動発達が中心であり，その他の領域も含めた発達プロフィールを分析します．しかし，多くの知能検査の実施には，専門的な知識や技能に加えて，検査器具や適切な検査室など環境的な制約もあります．そのため，理学療法士が独立して実施できる検査法には限界があり，作業療法士，言語聴覚士，臨床心理士など他の専門職が実施した検査結果を利用することが多いのが実情です．その際にも，各検査法の特性の基本を理解する必要があります．

①特定の課題を与えて，それに対する反応を観察する直接法と，日頃の乳幼児の行動を保護者に回答してもらう間接法がある．津守式乳幼児精神発達診断法は間接法であるが，その他の多くは直接法である．

②初めての人や場所では緊張し，本来の能力を発揮しにくいため，十分に慣れた時期に実施する．

③環境だけでなく，その日の体調や機嫌によって結果が異なる．特に時間帯には，十分に配慮する．

④検査結果は変動するため，何回か繰り返して行う必要もある．

⑤直接法においても，間接法を一部併用することは可能である．

⑥動作を観察する際には，自然に興味をもって動作を行える場所が必要である．カーペット，椅子や机，キャビネットなどの家具，関心のあるおもちゃなどを考慮して，自発的に多様な動作を行いやすい環境を設定する．

⑦基本的には保護者に同席してもらい，検査に協力してもらう．

⑧促しや誘導，手がかりの提示などの有無の影響を考慮する．

⑨検査課題の特異性，検査結果の信頼性を考慮し，検査結果を過大評価せず，日常の観察を含めて総合的に発達の状態を解釈する．

⑩運動発達における姿勢反射検査は，各反射の刺激と反応を明確に理解したうえで，実施する．陽性か陰性かの判定の正確さに影響する．

⑪特に立ち直り反応や平衡反応などでは，徒手

表1　乳幼児に対する主な評価尺度

種類	発達検査法	対象年齢
発達プロフィールをみるスクリーニングテスト	デンバー発達判定法　Denver Ⅱ 遠城寺式乳幼児分析的発達検査法 新版K式発達検査 津守式乳幼児精神発達質問紙	0～6歳 0～4歳7ヵ月 0～15歳 0～7歳
運動発達スクリーニングテスト	Milani-Comparettiの運動発達評価表	0～2歳程度
運動発達	アルバータ乳幼児運動発達検査法　AIMS 粗大運動能力尺度　GMFM ジョンソン運動年齢検査 発達プロフィールをみるスクリーニングテストから，運動発達領域の部分	0～18ヵ月 0～6歳
ADL	子どもの能力低下評価法　PEDI WeeFIM	6ヵ月～7.5歳 6ヵ月～7歳程度
総合的知能発達検査	鈴木ビネー知能検査 田中ビネー知能検査	2歳～成人 2歳～成人
機能別知能発達検査	WPPSI知能診断検査 WISC-R知能診断検査 K-ABC	3～7歳 5～15歳 2～12歳
言語発達検査	ITPA言語学習能力検査	3～8歳
視知覚・視覚認知	フロスティッグ視知覚発達検査	4～8歳

的な操作の適切さによって結果が異なることに十分に配慮する．

⑫検査方法や判定基準がマニュアルに規定されていることが多く，そのマニュアルに従って実施する．

⑬発達が遅れている場合，発達の評価だけでは，その理由はわからない．課題遂行時の戦略や運動パターンの観察，機能障害の評価結果，疾病などを考慮して，総合的に情報を統合し，解釈する必要がある．

2　発達検査の方法

理学療法において，使用する頻度が高い評価指標を中心に解説します．知能発達検査や言語発達検査などについては，成書を参照ください．

ⓐ 発達プロフィールをみるスクリーニングテスト

(1) 遠城寺式・乳幼児分析的発達検査法

わが国で開発された検査法であり，0ヵ月から4歳7ヵ月までが対象です．運動（移動運動・手の運動），社会性（基本的習慣・対人関係），言語（発語，言語理解）の6つの領域からなります．各時期に代表的な課題が検査問題として提示され，その合否の判定方法が明確に規定されています．暦年齢相当の問題から検査を始めます．合否の状況から各領域の発達年齢が測定できます．

検査は簡単に短時間で実施でき，ボール，ガラガラ，積み木などの用具を必要とし，判定方法を含めてマニュアルに記載されています．直接法を基本としますが，部分的に間接法で補うことがあります．

6つの領域の発達年齢と発達指数を求めることができ，発達プロフィールを視覚的にも分析できます（⇨付章の臨床評価指標，258頁を参照）．

(2) デンバー発達判定法　DENVER II

1967年に出版された Denver Developmental Screening Test の改訂版で，日本版として出版されています．0歳から6歳までが対象です．個人-社会，微細運動-適応，言語，粗大運動野の4つの領域，125の判定項目からなります．各判定項目には標準枠が示され，標準的な子どもの25，50，75，90パーセンタイルが示されています．各判定項目の判定基準にもとづく観察結果により，合格（P），不合格（F），拒否の場合（R）を記録します．

ボール，ガラガラ，積み木などの用具を必要とし，判定方法を含めてマニュアルで規定されています．直接法を基本としますが，多くの項目は保護者からの報告による間接法でも判定できます．

4つの領域のレベルを，暦年齢も考慮して，進んでいる項目，正常の項目，要注意の項目および遅れの項目が明確に区別できます．

b 運動発達の評価

(1) 運動発達のマイルストーン（里程標）

ある標準的集団の各運動課題の遂行の可否について，可能となる年齢の分布を参考に，標準的な獲得年齢を示したものが運動発達のマイルストーンです（**表2**）．このようなデータをもとにさまざまな運動発達検査が開発され，使用されています．また，特定の運動発達検査法を用いなくても，このようなマイルストーンを参考に，どの年齢の運動課題を遂行しているのか，可能なのかを観察することで，運動発達を評価します．

各年齢で獲得される運動課題を単に年齢順で列挙するよりも，姿勢・動作別に整理すると，介入内容にも直接関連して役立ちます．腹臥位，背臥位，座位，立位などでまとめることで，健常児が各姿勢で獲得する順序性が理解できます．このような順序性は正常発達の獲得過程を知る手がかりとなり，障害のある乳幼児の経験や運動学習の促進においても参考になります．

また，同時期の姿勢間での比較も参考になります．たとえば，6ヵ月頃に着目すると，腹臥位と背臥位では寝返りを行い始め，同時期に座位では上肢で支持しない座位保持が可能となります．また，伝い歩きを始める9ヵ月頃は，交互性の四つ這い移動が可能で，背臥位からの起き上がりや座位から腹臥位への姿勢変換，さらに物につかまって立ち上がることができています．このように同時期に異なる姿勢で使用されている体幹機能や下肢機能などが関連していることが推測されます．発達のプロフィール分析と同様に，異なる姿勢間での獲得状況を比較することで，対象児の得意，不得意が把握できます．不均衡の原因は，身体機能以外に知的機能や情緒的発達，あるいは環境の影響などの可能性があります．そしてその原因が推測できれば，有効な介入内容の立案の一助となります．

(2) 原始反射と姿勢反射

出生時から出現している反射が**原始反射**で，反射によってほぼ定まった時期に消失します（**表3**）．その出現と消失は，主に中枢神経系の成熟によって説明されています．原始反射が標準的な

> **コラム④　運動発達における基本的運動能力**
>
> 運動発達の経過全体を通して，抗重力伸展活動，頭部のコントロール，正中位指向，体幹の回旋（体軸内回旋），上肢の支持，平衡反応が基本的運動能力として大切です．姿勢制御や移動の練習の際に考慮しますが，各姿勢での運動課題の獲得過程を考える際にも，考慮するとよいでしょう．これらの基本的運動機能ごとの発達過程を整理すると，より理解が深まります．

> **コラム⑤　ランドー反応**
>
> 一般的に原始反射に含まれますが，他の反射と異なって特殊です．迷路性立ち直り反応，頭部に働く立ち直り反応，視覚性立ち直り反応の複合されたかたちと解釈されています．

表2 運動発達のマイルストーン

姿勢・動作課題	マイルストーン	50パーセンタイル	90パーセンタイル
腹臥位	頭部の45°までの挙上（非対称，瞬間的）	0.5	2
	上肢支持（手，前腕，胸部で支持し，肘は肩より後方）：on elbows	1.5	3
	伸展した上肢での支持（手，下部腹部と大腿で支持）：on hands	4.5	6
	回旋を伴わない背臥位への寝返り	6	8.5
	前腕支持からのリーチング	5	7
	ピボット	5.5	8
	回旋を伴った背臥位への寝返り	7	9.5
	交互性の肘這い移動（腹部が接地）	7.5	9.5
	交互性の四つ這い移動（腹部が未接地）	8.5	11
背臥位	正中位への頭部の回旋	出生時	0.5
	両手を正中位へ持って行く	2.5	4
	手で足を触る	4.5	6
	回旋を伴わない腹臥位への寝返り	5.5	9
	回旋を伴った腹臥位への寝返り	6.5	9
座位	上肢で支持した座位保持（瞬間的）	2.5	4.5
	座位への引き起こし（顎を引く）	3.5	5
	上肢で支持した座位保持	4.5	6
	上肢で支持しない座位保持	6	8
	座位で回旋を伴ったリーチング	7	8
	起き上がり（背臥位あるいは腹臥位から）	8.4	9.9
	腹臥位への姿勢変換	8	12
	四つ這い位への姿勢変換	7.5	9.5
立位	介助した立位で，間欠的に下肢で体重を支持	出生時	1
	物につかまって立ち上がる（ベビーベッドや椅子）	8	9.5
	2秒間の立位保持	10.2	11.6
	一人での立位保持（10秒以上）	11.5	13.7
	しゃがんだ姿勢から立ち上がる	11.5	14
	四つ這い位から立ち上がる	11.5	15
歩行・走行	伝い歩き（回旋を伴わない）	9	13
	数歩のステップ（5歩）	11	13.5
	一人歩き（移動の主要な様式）	11.5	14
	後ろ歩き	13.8	16.6
	走行	15.8	19.9
静的立位バランス（片脚立位保持）	片脚立位：1秒	2.5歳	3.4歳
	片脚立位：2秒	3.1歳	4.0歳
	片脚立位：3秒	3.3歳	4.7歳
	片脚立位：4秒	4.0歳	5.1歳
	片脚立位：5秒	4.3歳	5.4歳
その他	段の昇段	16.6	21.6
	段の降段	1.5-2.0歳	2.0-2.5歳
	ボールを前に蹴る	18.3	23.2
	走って行って，ボールを蹴る	18.3	23.2
	両足ジャンプ	23.8	2.4歳
	1階分の階段の昇段	2.0-2.5歳	3.0-3.5歳
	1階分の階段の降段	2.0-2.5歳	3.0-3.5歳
	ホップ（片足で連続して2回以上）	3.5歳	4.2歳
	縄跳び（連続3回）	—	5-6歳

数字は月齢
(Cameron MH, et al, 文献1, 2007より引用)

表3　主な原始反射

反射	現象	出現時期	消失時期
探索反射 rooting reflex	口周辺への軽い触覚刺激に対して舌，口，頭をその刺激部位へ動かそうと反応し，それにより頭部の回旋・伸展・屈曲がおこる	出生時	3カ月
吸啜反射 sucking reflex	口の中へ指をおくと，口唇を閉じて律動的に吸う	出生時	2～5カ月
手掌把握反射 palmar grasp reflex	手の尺側から検者の指を手掌に入れ，手掌を圧迫すると，手指が屈曲し，検者の手を握りしめる	出生時	4～6カ月
足底把握反射 plantar grasp reflex	足底を指で圧迫すると，足趾が屈曲する	出生時	9カ月
モロー反射 Moro reflex	体幹に対して頭を約30°後方へ落とすと，上肢の伸展と外転および手指の伸展がおこり，続いて抱きつくように前胸部に上肢を交叉させて屈曲，内転する	出生時	5～6カ月
ガラント反射 Galant reflex	腹臥位で脊柱の外側をゆっくり上から下へこすると，刺激側へ体幹が側屈する	出生時	2カ月
ランドー反応 Landau reaction	検者の手を腹部にあて，空中に腹臥位で水平に保持すると，頭部，体幹，下肢が伸展する	3～4カ月	12～24カ月
踏み直り反射 placing reflex	垂直に抱き，足背部をテーブルの端に押しつけるように持ち上げると，下肢を屈曲し，テーブルの上へ足をおく	出生時	2カ月
足踏み反射 stepping reflex	垂直に支え，足部を床に触れると，両下肢の足踏み運動がおこる	出生時	12カ月

時期に消失せずに残存することで，関連する機能の獲得の阻害因子になると考えられています．それぞれの反射の出現の有無を検査します．

姿勢反射は，姿勢定位維持に協調的に働く反射・反応です（図3）．一部の反射を除いて，出生後のある時期から出現し，その出現の状態は修飾されますが，一生涯残存します（図4）．姿勢反射は，姿勢制御の基礎と考えられていますが，発達に対する影響には個別性があり，その解釈には注意が必要です．

① 緊張性反射

頭位の変化が姿勢の持続的変化を引き起こす反射です．非対称性緊張性頸反射（asymmetric tonic neck reflex：ATNR，出生時から2カ月まで出現），対称性緊張性頸反射（symmetric tonic neck reflex：STNR，4カ月から9カ月頃まで出現），緊張性迷路反射（tonic labyrinthine reflex：TLR，出生時から6カ月頃まで出現）が含まれます．ATNRは，頭部の回旋に対して，後頭部側の上下肢が屈曲し，顔面側の上下肢が伸展します．STNRは，頭部の屈曲に対して，上肢の屈曲と下肢の伸展，頭部の伸展に対して，上肢の伸展と下肢の屈曲が誘発されます．TLRは，背臥位で全身が伸展し，腹臥位で屈曲します．

② 立ち直り反応

頭部や体幹などの身体分節，支持基底面，重力の配列を調節する反応です．鉛直方向と身体，床に対する頭部，頭部と体幹の位置関係を連続的に調節します．頭部を定位する立ち直り反応には，眼から起こり頭部に働く立ち直り反応（optical righting reaction：ORR），迷路から起こり頭部に働く立ち直り反応（labyrinthine righting reaction；LRR），身体から起こり頭部に働く立ち直り反応（body-on-head righting reaction：BOH）の3つがあります．頭部と体幹，接地面の関係を調節する立ち直り反応には，頸部から起こり身体に働く立ち直り反応（neck-on-body righting reaction：NOB）と身体から起こり身体に働く立ち直り反応（boy-on-body righting reaction：BOB）の2つがあります．

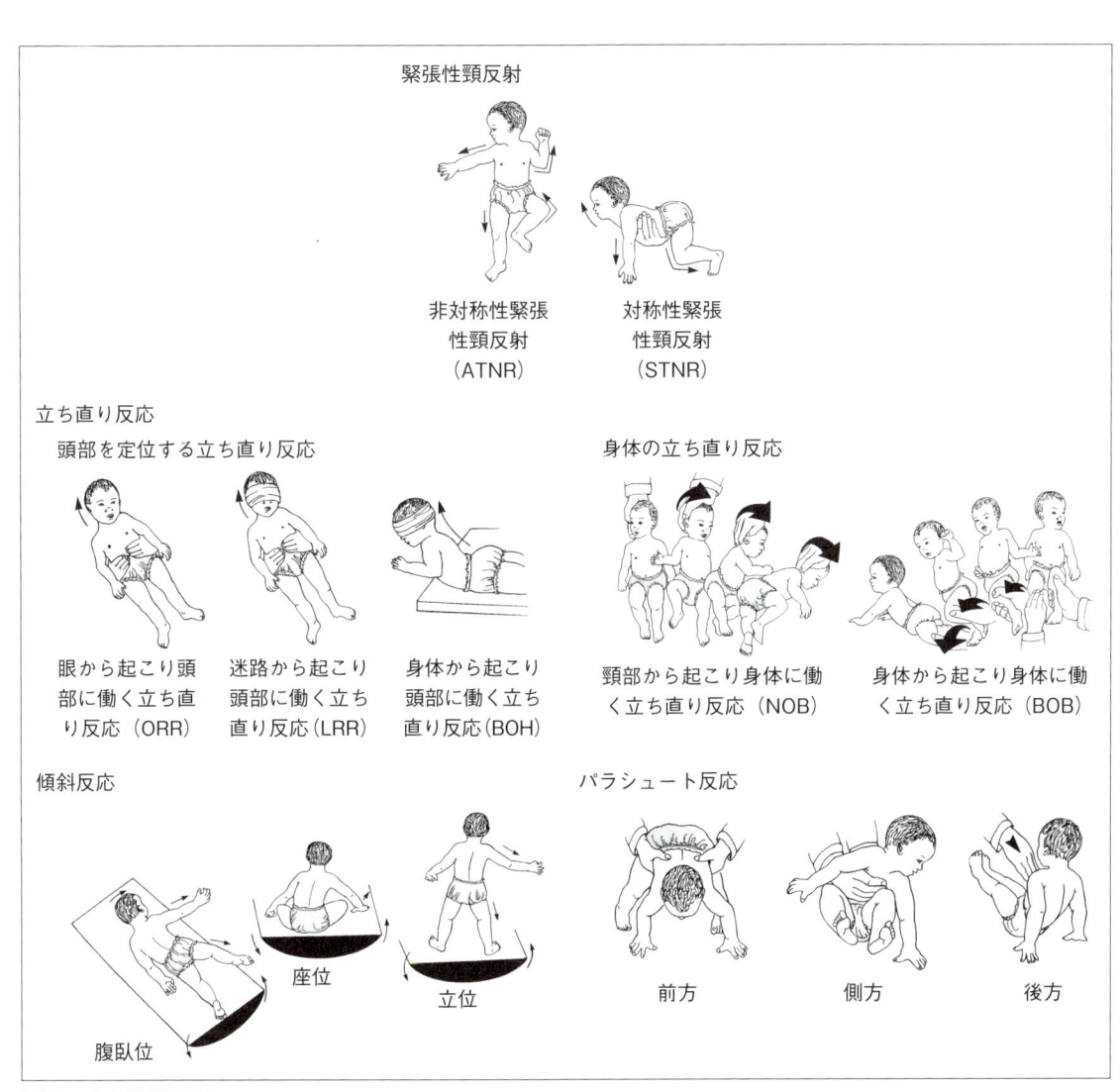

図3　主な姿勢反射

(Anne Shumway-Cook et al, 文献2, p203 より引用, 一部改変)

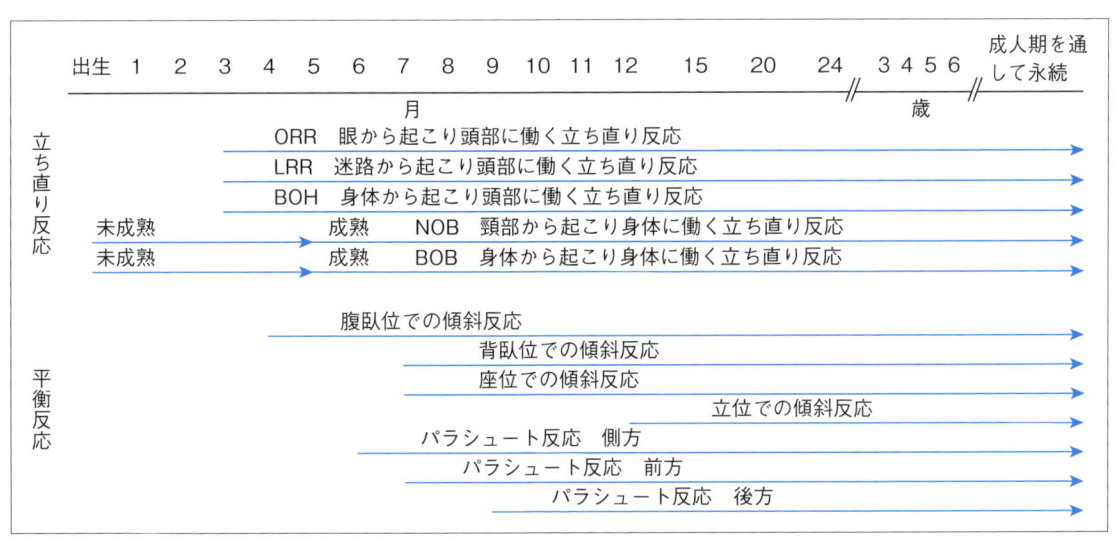

図4　姿勢反射の出現時期

(Anne Shumway-Cook et al, 文献2, p224 より引用, 一部改変)

③ 平衡反応

支持面や床面を傾斜させたときや外乱，随意運動によって重心が支持基底面の外に移動して倒れそうなときに，上肢や下肢などの部分を重心の移動する方向と反対の方向へ移動させることで，重心を支持基底面内におさめる役割が**傾斜反応（tilting reaction）**です．重心が支持基底面の外へ出た場合には，転倒してしまうため，新たな支持基底面を形成する必要があります．それが，**パラシュート反応（保護伸展反応）**です．一般的に側方，前方，後方の順に出現し，その時期は，それぞれ6ヵ月，7ヵ月，9ヵ月です．

(3) Milani-Comparetti の運動発達評価表

乳幼児の示す機能的運動課題と関連する反射で構成され，約2歳までが適応年齢です．各項目の出現・消失，陽性・陰性が一目で整理でき，主にスクリーニングテストとして使用されます．反射と運動課題の遂行能力，その姿勢や運動パターンの関係を分析できます．

(4) アルバータ乳幼児運動発達検査法（Alberta Infant Motor Scale：AIMS）

出生時から18ヵ月までの乳幼児の運動発達検査に使用できます．乳幼児の運動発達の遅れや異常性を判定することと，ある期間の運動発達レベルの変化を評価するために用いられています．

58項目で構成され，腹臥位，背臥位，座位と立位に区分されています．体重支持，姿勢，抗重力運動などの運動パターンも考慮して，基本的に乳幼児の自発運動を観察し，評定します（**図5**）．総スコアに対応するパーセンタイルランクから，

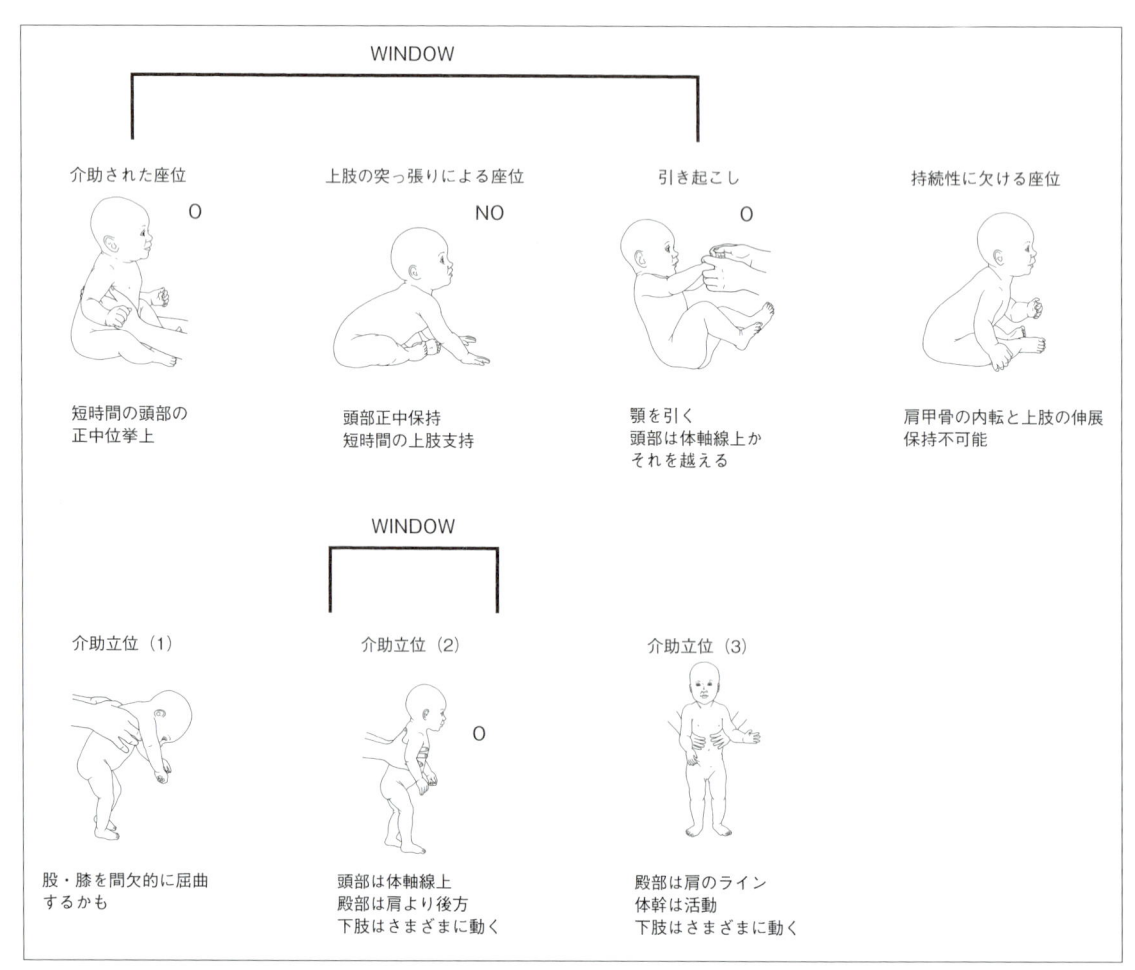

図5 AIMSのスコアリングの例　　　　　　　　　　（Martha C. Piper et al, 文献3, p45 より引用）
O＝観察された（Observed）
NO＝観察されなかった（Not Observed）

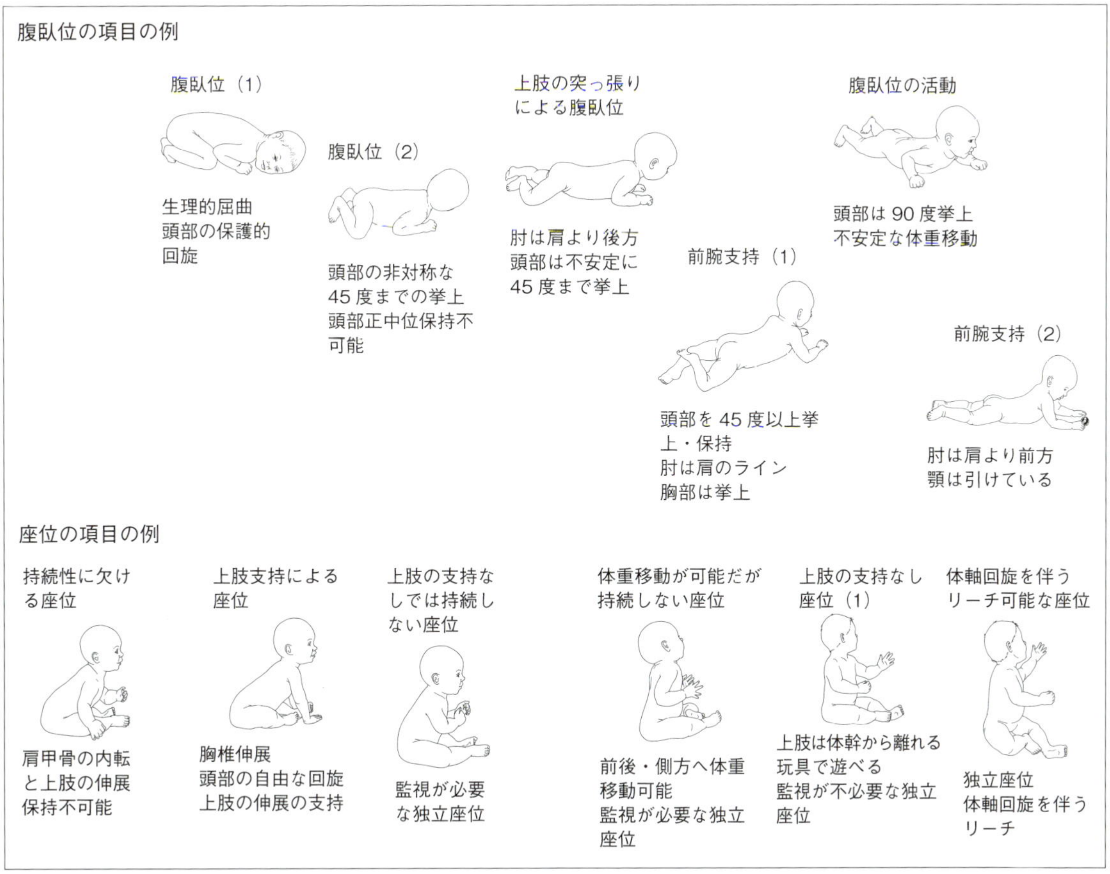

図6 AIMSの腹臥位と座位の項目の例　　　　　　　　　　　（Martha C. Piper et al, 文献3, p206-207より引用）

正常，疑い，異常に分類できます．

自発運動に対する観察にもとづくため，乳幼児が選択する姿勢や運動パターンの質的な評定が可能です（図6）．

(5) ジョンソン運動年齢テスト（motor age test）

上肢と下肢それぞれの運動年齢テストがあります．正常な運動能力を有する6歳児までの代表的な運動項目で構成され，それぞれの運動課題の可否を判定し，可能な項目の合計点が運動年齢になります．

(6) 粗大運動能力尺度（gross motor function measure：GMFM）

脳性麻痺などの運動障害を有する子どもの介入効果を判定することを目的に開発された評価尺度です．すべての項目は，正常な運動能力を有する5歳児が可能な項目です．

88項目で構成され，臥位と寝返り，座位，四つ這いと膝立ち，立位，歩行・走行とジャンプの5領域に分けられています．各項目について，評定基準に照らして，全くできないの0点から完全にできるの3点の4段階で評定します．66項目の短縮版も報告されています．

3 所見の記録方法

発達検査法を用いた場合には，専用の記録用紙を使用します．プロフィール分析では，記録用紙の視覚的な情報が有用で，発達が良好な領域と，不十分な領域を明記します．

発達検査法を用いない場合には，観察にもとづく運動課題の遂行の可否，反射が陽性か陰性かを記録します．特に運動課題の遂行の場合には，その姿勢や構えなどの条件を具体的に記録します．また，その際の不安定性や動揺の程度，アライメ

ントの異常などの所見を記載します．以前の評価と比較する場合には，異なる点を強調して明確に記録します．

第10章　引用文献

1) Cameron MH, Monroe LG：Physical Rehabilitation, Saunders Elsevier, 2007.
2) Anne Shumway-Cook et al：モーターコントロール（田中繁・他監訳），原著第4版，医歯薬出版，2013.
3) Martha C. Piper et al：乳幼児の運動発達検査（上杉雅之・他監訳），医歯薬出版，2010.

参考文献

1) 上田礼子：生涯人間発達学，三輪書店，1996.
2) 陣内一保・他編：こどものリハビリテーション医学，第2版，医学書院，2008.

（臼田　滋）

11章 協調運動機能検査

Ⅰ. 理学療法に必要な協調運動機能検査
Ⅱ. 協調運動機能検査の実際

Ⅰ. 理学療法に必要な協調運動機能検査

> **はじめに**
>
> 協調運動機能検査で学習するポイントは，以下の3つです．
> ・協調運動機能障害（運動失調）の主な症状
> ・主な協調運動機能検査の方法
> ・協調運動機能検査結果のとらえ方
> 臨床的な協調運動機能の障害は，運動失調です．小脳の障害で発生することが多いですが，脊髄や末梢神経の障害でも問題になることがあります．神経疾患の学習と関連づけてください．

1 協調運動機能とは

協調運動機能（motor coordination）とは，円滑に運動を制御することであり，そのためには複数の関節が同時に運動し，多くの筋が**空間的，時間的**に制御される必要があります．収縮する筋の組み合わせ，収縮する順序，個々の筋の収縮の強さなどが繊細に制御されています．

厳密には，筋力低下や選択的運動（分離運動）の障害がない場合に運動の円滑さが障害された状態を**運動失調**といいます．しかし，臨床的には軽度の筋力低下や選択的運動の障害のある患者で協調運動が障害されている場合も多く認められるため，そのような場合には協調運動障害といいます．このような自分が意図した運動・動作を円滑に思い通りに行うことの困難さは，錐体路だけではなく，**小脳**や**錐体外路系**（大脳基底核など）の病変が関係しています．

> **運動失調とは**
> ・随意運動がうまく行えず，運動の方向や程度が変わってしまう
> ・体位や姿勢の異常で，それらを正常に保持するために必要な随意的，あるいは反射的な筋の収縮が損なわれる

日常的な場面で四肢の円滑さの有無や程度を器用，不器用ということもありますが，必要な運動を要素的に分けることができます．たとえば運動の速さ，速さの調節（遅い運動から速い運動まで），正確さ（定まった場所や範囲），運動の繰り返しなどです．一方で，いわゆる小脳の病変による運動失調では，**振戦**（特に企図振戦），**測定異常，反復拮抗運動不能，運動分解**などの臨床的な特徴があります．

本章では，主に四肢の運動失調に対する検査を協調運動機能検査として扱います．また運動失調の場合，四肢の運動に加えて，座位や立位などでのいわゆる体幹運動失調やバランス障害も臨床的に重要な所見ですが，これについては，バランス検査の章（⇨12章）で解説します．上位運動ニューロン障害で認める選択的運動（分離運動）に対する運動機能検査は運動失調の検査ではありませんが，広い意味では協調運動機能に含まれるため，本章の最後で解説します．

小脳性運動失調の臨床的特徴

　四肢の運動失調には，測定異常，反復拮抗運動不能，運動分解，振戦などの要素があります．これ以外に，立位や歩行の動揺や不安定性，断綴性言語などの言語障害，眼振などの症状も特徴的です．

2 協調運動機能検査にはどのような意味があるのか？

　随意運動を円滑に制御するためには，多くの神経系の構造が関与しています（図1）．錐体路，大脳基底核・脳幹，小脳，脊髄，末梢神経が関わるため，これらのどこかに障害があると，運動の思い通りで円滑な制御が困難になります．

　錐体路（いわゆる上位運動ニューロン）の障害では，運動麻痺を認め，筋力低下，選択的運動の障害が主な症状になります．錐体外路や小脳の障害では運動麻痺は認めず，**錐体外路**の障害では，振戦や不随意運動，筋緊張の亢進，運動開始の困難，運動の遅さなどの症状を認めます．**小脳**の障害では，運動の範囲や距離の正確さの低下，運動中の振戦，反復運動の困難，姿勢や動作時のふらつきなどが中心です．さらに，**脊髄や末梢神経**の障害で，特に感覚障害を認める場合には，小脳系の病変に似た運動失調の症状を示しますが，特徴として視覚による代償の影響が強いため，閉眼で症状が顕著であり，開眼時には比較的症状が減少することがあります．小脳の障害では，開眼と閉眼での差は顕著ではありません．

　このような神経系のいろいろな部位の障害によって運動の円滑さが障害されるため，協調運動機能の状態を検査で確認する必要があり，これら

> **コラム① 小脳障害と大脳基底核障害の違い（表1）**
>
> 　運動を思った通りに円滑に行うことは，小脳の障害でも大脳基底核の障害でも困難になりますが，その症状には違いがあります．全般的に小脳障害では，運動の正確さの低下，動揺，スピードや力の調節の困難さなどが特徴的です．パーキンソン病などの大脳基底核障害では，運動が遅く，運動の範囲が狭い，動きが少ない場合や，逆に不随意運動のため，思った運動が行えないなどの特徴があります．

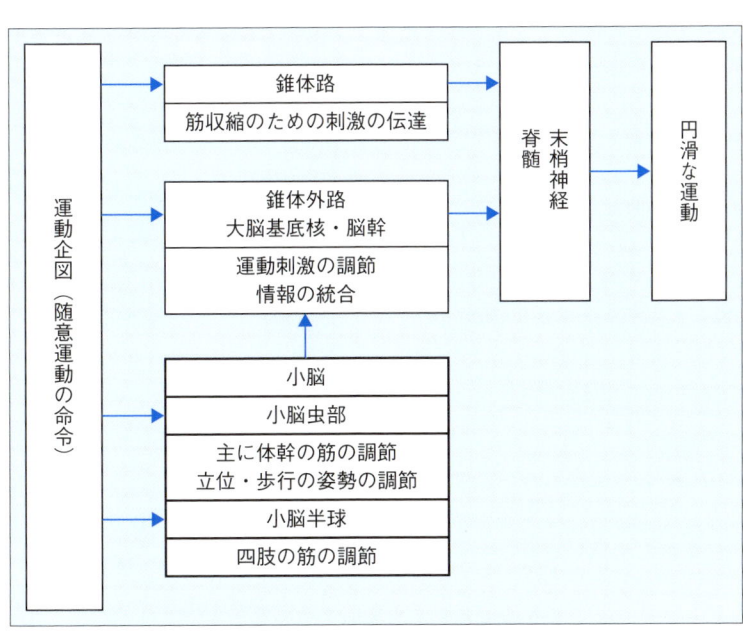

図1　円滑な随意運動の制御に関与する神経系の構造

表1 小脳障害と大脳基底核障害の違い

	小脳障害	大脳基底核障害
全体的特徴	リーチングなどの目標・目的のある動作に症状が顕著	どのような動作の場合にも症状を認める
不随意運動	なし	あることが多い
筋緊張	低下	亢進 強剛（固縮）
振戦	企図振戦	安静時振戦
運動機能障害の特徴	測定異常，反復拮抗運動不能症，運動分解など	無動，動作緩慢など

表2 原因による運動失調の違い

	小脳性	前庭性	脊髄（後索）性	末梢神経性
深部感覚障害	なし	なし	あり	あり
温痛覚障害	なし	なし	なし	あり
代表的な症状	四肢の運動失調 体幹運動失調	体幹運動失調	Romberg 徴候陽性	

> **コラム② 運動失調を認めた場合の原因の鑑別（表2）**
>
> 運動失調がある場合には，その原因を鑑別することが必要です．小脳性，前庭性，脊髄（後索）性，末梢神経性にその原因を分類することができます．体幹運動失調は，座位，立位，立ち上がり動作，歩行などの際に認められる体幹の動揺や運動機能障害です．また，前庭性の場合には，一般的に眼振やめまいなどが顕著です．本章で扱う四肢の協調運動機能検査は小脳性の場合に明らかな異常を認めますが，前庭性の場合には，四肢の機能は温存されます．また脊髄性，末梢神経性においても四肢の協調運動機能が低下する場合がありますが，多くの場合には，視覚的にある程度代償が可能です．

の検査により，四肢の運動失調の有無を評価します．

3 なぜ協調運動機能検査が必要なのか？

運動の円滑さが低下した場合や立位や歩行などのバランスの低下，動作の際のふらつきなどの症状を認める場合には，いわゆる運動失調以外にも，前述したように錐体路や大脳基底核などの問題も影響する可能性があります．そのため原因となる機能障害が運動失調であるかどうかを確認するためには，協調運動機能検査を行う必要があります．

また，運動失調の出現が疑われる小脳に関連した疾患などでは，その症状の有無，経過・変化，治療による効果などを判定するために協調運動機能検査を実施する必要があります．

運動失調の有無は介入プログラムにも影響します．運動失調を認める場合には，運動の正確性や運動の速さ，速さの調節などを必要とするリーチングなどの運動課題を反復して練習する必要があります．

4 協調運動機能検査で何がわかるのか？

協調運動機能検査では，個々の検査が正常か異常かがわかります．検査で異常を認め，明らかな筋力低下や選択的運動の障害がない場合が，四肢に認められる運動失調です．そして，各検査遂行時の運動の観察から，振戦，測定異常，反復拮抗運動不能，運動分解などの運動失調の要素が認められるかどうかがわかります．

また，感覚障害の結果とあわせて解釈することで，深部感覚障害に伴う脊髄性あるいは末梢性の運動障害か否かが鑑別できます．典型的な後索性の場合には，温痛覚が正常な感覚解離を認めます．

II. 協調運動機能検査の実際

> **はじめに**
>
> 　四肢の協調運動機能検査には，多くの種類があります．検査をする際に，運動の説明や教示がとても重要です．また，検査時に観察される特徴的な徴候を理解しておく必要があります．また Brunnstrom stage は，脳卒中などの上位運動ニューロン障害に対する代表的な運動機能検査です．

1 協調運動機能検査の進め方

　協調運動機能検査は対象者に協力をしてもらう必要があり，さらに多くの検査項目や種類があるため，それぞれの観察するポイントを理解して，以下の点に配慮して実施します．

①対象者の状況や実施する検査に応じて，検査する姿勢をとります．

②検査項目によって姿勢が変わることもあるため，姿勢の変換が多くならないように配慮し，その順序も考慮します．

③どのような運動を実施してもらいたいのかを説明します．口頭での説明も必要ですが，模範を示したり，他動的に動かしながら説明するなど，非言語的な説明を加えると効果的です．認知機能の低下がある場合には，正確な検査は実施できません．

④各検査で観察し，見極めるポイントを理解したうえで実施します．一つの検査でも複数の症状を認めることが多いので，後述する特徴的な症状を理解しておくことが大切です．

⑤同じ検査・運動を何回も繰り返す必要はなく，数回の運動で結果を判断し，運動の速さや範囲などを変えながら繰り返します．

⑥検査によっては，開眼と閉眼で検査し，視覚情報の影響を判断します．

⑦左右で同じように検査を実施し，左右差を比較します．一側に運動失調を認める場合には，まず健側で実施し，その後，患側で実施します．

⑧注意の持続や身体的な疲労に配慮します．特に姿勢保持が困難な場合には，背臥位や背もたれのある椅子・車いすなど，安楽な姿勢で実施します．

⑨日常的な運動・動作の状況を観察し，運動失調の影響を判断します．上肢では物へのリーチングや日常品の操作，下肢では歩行や階段・段差昇降などが特徴を判断しやすい動作です．運動失調の特徴としては，毎回バラバラで運動の方向や範囲などの変動が大きいことが特徴であり，比較的定型的な運動の場合には，他の原因か，機能障害に対する患者の代償・適応の結果と解釈されます．

⑩検査結果の判断が症状の有無などと定性的であり，標準化された方法はありません．そのため，正確な判断には検者の臨床経験が影響します．

2 協調運動機能検査の方法

a 特徴的な徴候

（1）測定異常（dysmetria）（図2）

　随意運動を目的のところまで到達させることができない現象です．目標の手前になってしまう場

合が**測定過小（hypometria）**であり，目標を行き過ぎてしまう場合が**測定過大（hypermetria）**です．

(2) **振戦（tremor）**

不随意運動の一つです．律動的な振動運動で，いわゆるふるえです．いくつかの種類があり，安静時・静止時に認められるのが**静止時（安静時）振戦 resting tremor**，上肢を挙上して空間に保持させるなどの際に認められるのが**姿勢時振戦 postural tremor**，四肢を動かしているときに認められるのが**運動時振戦 kinetic tremor**です．小脳性運動失調の場合には，運動時に認められる場合が多く，特に運動が目標に近づくにつれて揺れが増加する**企図振戦 intention tremor**が特徴的です．パーキンソン病の場合も振戦が特徴的な症状の一つですが，この場合は静止時振戦が一般的です．

(3) **反復拮抗運動不能（dysdiadochokinesis）**

連続的な運動の反復を，迅速かつ円滑に行うことが困難になる現象です．

(4) **運動分解（decomposition of movement）**

複数の関節を動かして目的のある運動を行う場合には，正常では複数の関節運動が同時に制御され，末梢は空間の中を比較的直線的に，滑らかに動くのが一般的です．運動分解は，このような一連の運動が分解してしまう現象です．たとえば，手指を目標まで到達させる際に，指先の軌跡が滑らかにならず，運動の要素ごと（肩関節の運動，肘関節の運動など）に分解されてしまうことがあります．

(5) **時間測定障害（dyschronometria）**

運動を始めようとするとき，あるいは止めようとするときに，時間がかかる現象です．

b 代表的な検査項目

(1) 上肢に対する検査

①鼻指鼻試験（nose-finger-nose test）（図3）

座位で，対象者の示指を出してもらい，検者の示指の指先と対象者の鼻先を交互に触れるよう指示します．他動的に数回誘導して，動作を覚えてもらってから，対象者に行ってもらいます．検者の指先は，対象者が肘を伸ばしてちょうど届く程度におきます．1回ごとに検者の指先の位置を変え，もっと速く，もっとゆっくりなどと，その速さを変えながら，数回繰り返します．検者の指先の位置が遠すぎると体幹の運動などを伴ってしまうため，対象者の上肢の長さの範囲内で位置を変えます．

前述の臨床的な症状の多くを観察することができますが，特に測定異常と企図振戦の有無を判別しやすい検査です．

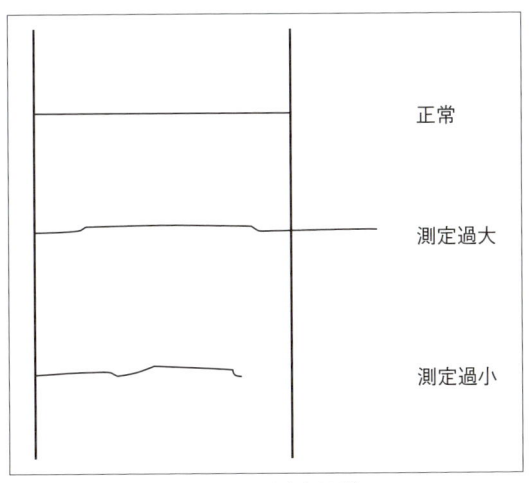

図2 線引き試験における測定異常

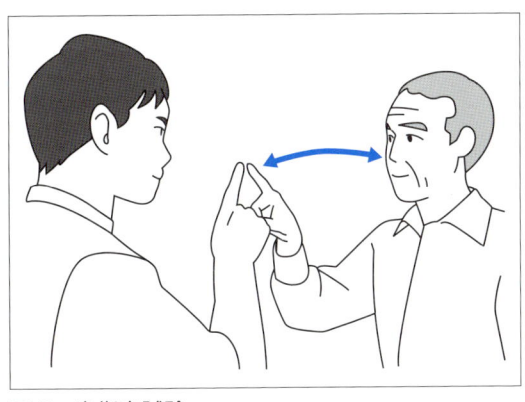

図3 鼻指鼻試験

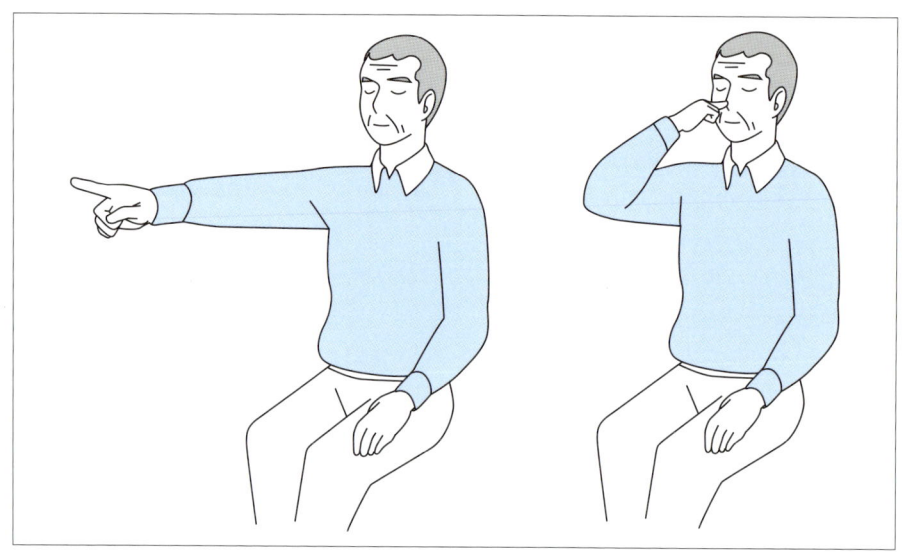

図4　指鼻試験

②指鼻試験（finger nose test）（図4）

　座位で対象者の上肢を伸ばして，やや外転位とした位置から示指を対象者自身の鼻先に触るように指示します．わかりにくい場合には，最初に他動的に動かして覚えてもらったうえで，行います．まずは開眼で数回行い，閉眼で数回行います．また，運動の開始時の手の位置や運動の速さを少し変えて行います．鼻指鼻試験とほぼ同様な症状を検査できますが，閉眼によって症状がより明らかになることがあります．また，この検査は背臥位でも実施できます．

③膝打ち試験（knee pat test, pronation-supination test）（図5）

　座位で，自分の膝（大腿遠位端）を同側の手の手掌と手背で交互に素早く叩かせます．運動としては，前腕の回内と回外の交互運動を反復することになります．一側ずつ行うことも，両側同時に行うこともありますが，両側同時に行ったほうが左右差が明らかになりやすいことがあります．また，膝を叩かせる方法ではなく，肘関節を屈曲させて，空間で回内と回外を反復してもらう方法（手回内・回外試験）（図6）もあります．模倣や他動的な誘導で方法を説明してから実施します．

　いずれも，最初はゆっくりと行い，徐々に速くし，できるだけ速く行ってもらいます．

　この検査は，主に反復拮抗運動不能の有無を判別しやすい検査です．異常のある場合には動きが

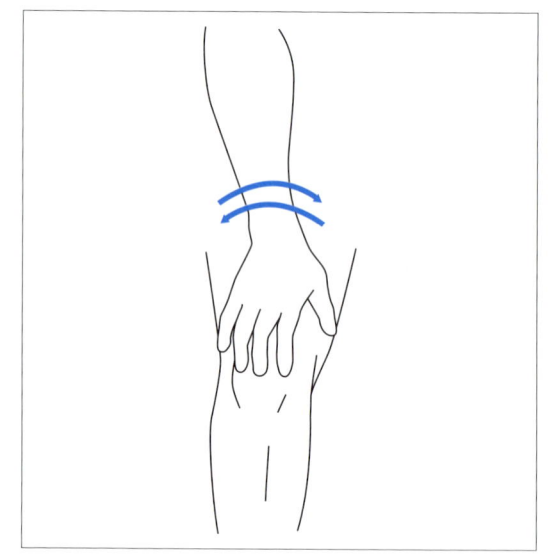

図5　膝打ち試験

スムーズではなく，速さが遅い，あるいはリズムが一定しないなどになりやすく，運動が前腕だけでなく，肘関節や肩関節の運動を伴う場合もあります．特に前腕の回内・回外の回転の軸が一定せずに肘が外や内へ動いてしまうこと（肩の外転・内転，外旋・内旋）があります．また，膝を叩く際には，叩く場所が一定しないこともあります．

(2) 下肢に対する検査

①踵膝試験（heel-knee test）（図7）

　背臥位で，一側の足関節をやや背屈した状態で，その踵を他側の膝に正確にのせてもらいます．そ

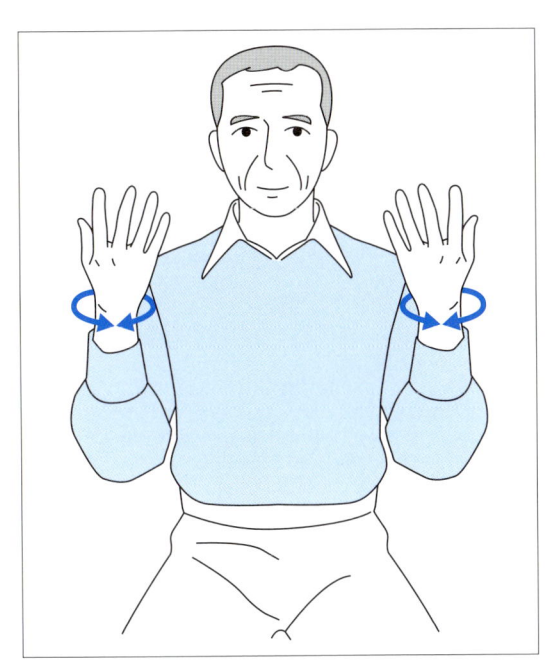

図6 手回内・回外試験

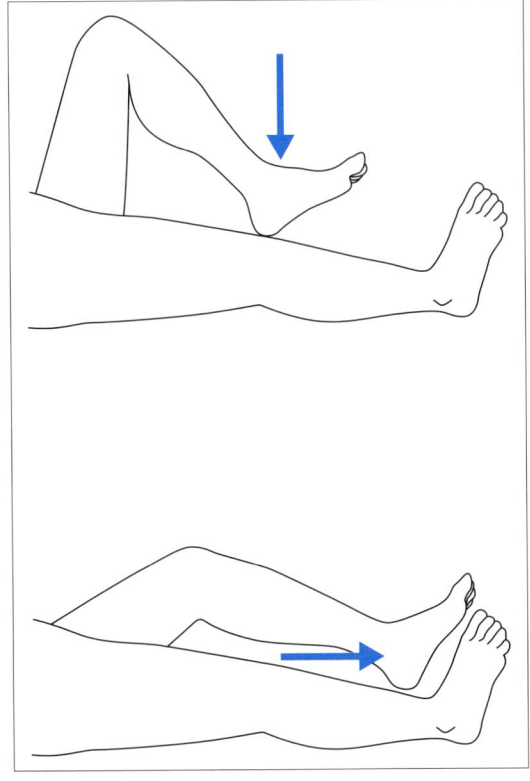

図7 踵膝試験

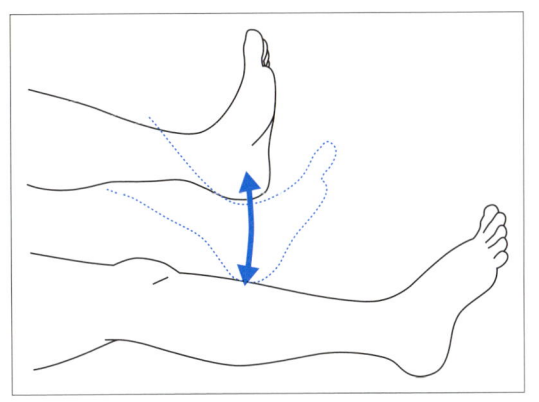

図8 向こう脛叩打試験

の後，脛に沿って足関節までその踵を滑らせ，数回繰り返してから元の位置に戻します．口頭での説明に加えて，他動運動によって運動を説明してから実施します．最初は開眼で行い，その後に閉眼で行う場合もあります．上肢ほど速さは要求しませんが，ある程度速く，リズミカルに行ってもらいます．

前述の臨床的な症状の多くを観察することができます．特に膝にのせる際には，測定異常と企図振戦が，脛を滑らせる際には運動時振戦が観察しやすく，閉眼によって症状がより明らかになることがあります．

②向こう脛叩打試験（shin-tapping test）（図8）

背臥位で，一側の足を他側の脛の上に挙上させ，その足関節を背屈させた状態のまま踵で脛の一定の場所を数回叩かせます．他動的に運動を行って説明してから実施します．叩く場所を少し変えて行うことがあります．

一定の場所を正確に，スムーズに叩けるかを観察します．閉眼によって，より症状が顕著になる場合があります．踵膝試験よりも動作が単純なため，患者が理解しやすい場合があります．

③ foot pat

足底が床に接地した座位で，踵は床につけたまま，足先を上下させて，足底でできるだけ速く床を叩くように指示します．主に反復拮抗運動不能を判別する検査であり，運動失調がある場合には速く反復できません．また，足底で床を叩く際に踵が浮いてしまうこともあります．

座位がとれない場合には，背臥位で，下肢全体は伸展した状態で，足先で検者の手掌を叩いてもらう方法もあります．

161

C 上肢に対する日常的な動作での検査と特殊な検査

①リーチング

目標物に対して手を伸ばすリーチングを検査します．背臥位や座位で実施します．太さや大きさの異なる目標物を使用します．コップを使用することが多いですが（図9），リーチングの際の指先の軌跡や上肢の関節運動の円滑さなどを観察し，測定異常や企図振戦もみることができます．また，正常では，リーチングの初期から前半で，目標物の形に合わせて手指を適度に開いて把握しやすいように形を作りますが，運動失調の場合には，過度に手指を伸展したり，外転することがあります．紙コップを使用すると，コップを把持した際の把持力の調整の程度も観察できます．

②書字と線引き試験

鉛筆などの筆記具を使用して書字や単純な線や図形を描画してもらいます．

書字では，徐々に大きくなる大字症が特徴的であり，パーキンソン病の場合のだんだん小さくなる小字症とは対照的です．

線引き試験 line drawing test（図2）は，約10cm離した2本の平行な縦線に，直交するように横線を引いてもらいます．振戦の有無がわかりやすく，目標の線までの到達度により測定過小や測定過大を認めやすい検査です．

③跳ね返り現象（Stewart-Holmes rebound phenomenon）（図10）

座位で，対象者の肘関節を軽度屈曲させて，その手関節周囲を検者が握ります．対象者に自分の腕を力を入れて自分の胸のほうへ引くように指示し，検者はこれに抵抗を加えて対象者の手が胸に届かないように邪魔をします．対象者が力を入れている間に，急に検者の手を離します．正常の場合には，肘の屈曲を止め，手で自分の胸を打つことはなく，これが陰性です．運動失調の場合には，自分の胸を打ってしまい，陽性の所見になります．陽性の場合に，対象者自身の顔などを打たないよう，注意して検査を実施する必要があります．

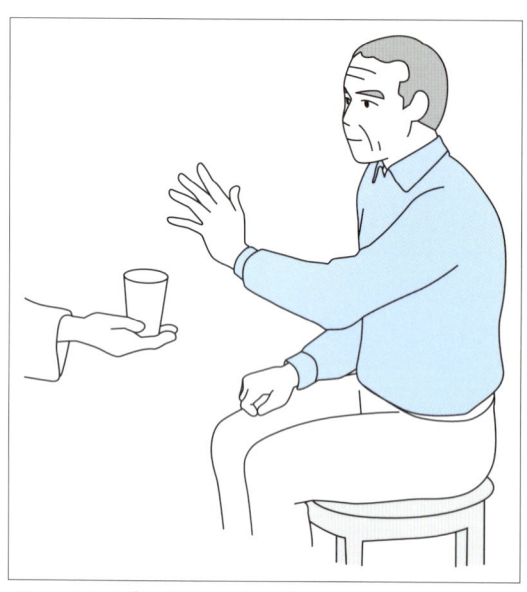

図9 コップへのリーチング

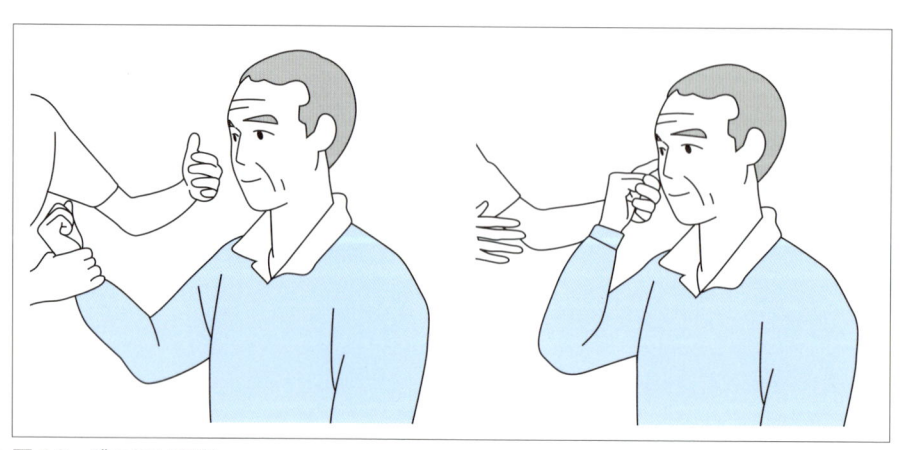

図10 跳ね返り現象

3 所見の記録方法

各検査を観察し，その結果として正常か異常を記録します．異常の場合には，振戦や測定異常などの認められた徴候も記録します．foot pat などは一定時間の実施回数などを数える定量的な計測も可能で，変化を把握するためには有用です．また，書字や線引き試験などでは，実際の測定用紙をそのまま保存しておくと，変化を確認する際に便利です．

4 上位運動ニューロン障害による運動機能検査（Brunnstrom stage）

脳卒中などの上位運動ニューロン障害によって認められる運動機能の障害は，円滑な随意運動が困難となるため，広い意味では協調運動障害としてとらえられます．しかし，この障害は，選択的運動（分離運動）の制限，病的な定型的共同運動パターン，連合反応などの特徴的な運動機能障害を示します．そのため，これらの要素を含む運動機能検査を実施する必要があります．代表的な検査は Brunnstrom stage であり，これをもとに複数の検査が開発されています．一般には脳卒中の患者に使用されますが，他の上位運動ニューロン障害の場合でも適用できます．

ⓐ Brunnstrom stage の基礎

Brunnstrom によって多くの片麻痺患者に対する長期間にわたる観察から考えられた回復段階としてステージⅠからⅥに段階付けされ，ステージが高いほど，機能が良好であることを意味します（表3）．

ⓑ 連合反応

連合反応は，身体の一部の随意的な運動によって生じる，麻痺肢の筋の反射的な筋緊張の亢進や不随意的な運動です．たとえば，非麻痺肢の手を強く握ることで，麻痺肢の大胸筋が収縮したり，肘関節の屈曲と手指の屈曲が誘発される場合や，立ち上がりや歩行をすることで，麻痺側上肢の屈曲が誘発されることなどがあります．背臥位で非麻痺側の股関節外転に抵抗を加えることで麻痺側股関節が外転する現象や，非麻痺側股関節内転の抵抗運動による麻痺側股関節の内転する現象を Raimiste 現象といいます．

ⓒ 共同運動

共同運動は複数の筋が同時に作用して生じる，複数の関節に認められる運動です．Brunnstrom stage の場合には，選択的運動（分離運動）が困難な状態で，病的で定型的な共同運動を意味します．上肢，下肢にそれぞれ屈筋と伸筋の運動の要素の組み合わせがあります（表4, 5）．運動機能が回復すると，定型的な運動パターンから一部分離した運動が選択的に可能となるととらえられ

表3　Brunnstrom stage の基礎

ステージ	特徴
ステージⅠ	弛緩状態で，四肢のいかなる運動も行うことができない
ステージⅡ	基本的な四肢の共同運動，または共同運動の要素のいくつかが，連合反応として現れるか，最小の随意運動として現れる．痙縮が増加し始める
ステージⅢ	共同運動を随意的に行えるようになり，痙縮はさらに増加する
ステージⅣ	共同運動に従わない，いくつかの運動の組み合わせができるようになり，徐々に容易になってゆき，痙縮は減少し始める
ステージⅤ	より難しい運動の組み合わせができるようになる
ステージⅥ	個々の関節運動が可能になり，協調性が正常に近づく

表4 上肢の屈筋共同運動と伸筋共同運動

	屈筋共同運動	伸筋共同運動
肩甲帯	後退，挙上	前方突出
肩関節	屈曲，外転，外旋	伸展，内転，内旋
肘関節	屈曲	伸展
前腕	回外	回内
手関節	掌屈	背屈
手指	屈曲	屈曲

表5 下肢の屈筋共同運動と伸筋共同運動

	屈筋共同運動	伸筋共同運動
股関節	屈曲，外転，外旋	伸展，内転，内旋
膝関節	屈曲	伸展
足関節	背屈，内反	底屈，内反
足指	伸展	屈曲

表6 上肢の運動機能検査

ステージⅠ	随意運動が全くない
ステージⅡ	共同運動，またはその要素が，連合反応として，あるいは随意的運動によって出現
ステージⅢ	共同運動，またはその要素が随意的に行われ，はっきりと関節運動を示す．痙縮が増大し，著明になる
ステージⅣ	痙縮が減少し始め，共同運動から離脱した，以下の運動の組み合わせができる 腰のうしろに手をもってゆく 前方水平位に腕を挙上する 肘90°屈曲位で回内，回外
ステージⅤ	痙縮が減弱し，共同運動から比較的に独立した，以下のより難しい運動の組み合わせができる 横水平位に腕を挙上する 前方頭上に腕を挙上する 肘伸展位で回内・回外
ステージⅥ	分離した関節の運動が自由にでき，協調してできるようになり，ほぼ正常に近い程度であるが，いくらかはぎこちなさが残っている

表7 手指の運動機能検査

ステージⅠ	随意運動が全くない
ステージⅡ	自動的手指屈曲がわずかに可能
ステージⅢ	全指同時握り，鉤形握りで，握ることはできるが，離すことができない．随意的手指伸展は不能，反射による伸展は可能である
ステージⅣ	横つまみと，母指を動かして離すことは可能，半随意的手指伸展は少範囲で可能である
ステージⅤ	対向つまみ，筒握り，球握りはだいたいできる，動きは不器用で，機能的な使用は制限されている．随意的な手指伸展は可能だが，その範囲は一定しない
ステージⅥ	すべての種類の握りが可能になり，巧緻性も改善し，全可動域の伸展ができる．個別の手指の運動は，非麻痺側に比して正確さは劣るけれども可能である

表8　下肢の運動機能検査

ステージⅠ	随意運動が全くない
ステージⅡ	共同運動，またはその要素が，連合反応として，あるいは随意的運動によって出現
ステージⅢ	共同運動，またはその要素が随意的に行われ，はっきりと関節運動を示す．痙縮が増大し，著明になる
ステージⅣ	座位で，膝関節を90°以上屈曲して，足を床の後方に滑らす 座位で，踵を床から離さずに随意的に足関節背屈が可能
ステージⅤ	立位で，股関節伸展位，またはそれに近い状態で膝関節屈曲を分離運動として可能 立位で，膝関節伸展位で足を少し前方にふみ出して，足関節背屈が分離運動として可能
ステージⅥ	立位で，股関節外転が骨盤の挙上による範囲を超えて可能 座位で，内側および外側ハムストリングスの交互運動による膝における下腿の内外旋が，足内反と外反を伴って可能

ています．

d　上肢，手指，下肢の運動機能検査

随意運動の有無，筋緊張（痙縮），連合反応，共同運動，選択的・分離運動の所見から，ステージを判定します（**表6〜8**）．臨床的には対象者によって個別的で多様であり，各ステージに含まれる運動がすべて可能になる以前に，次のステージの運動が可能となる場合もあります．

第11章　文献

1) 田崎義昭，斎藤佳雄：ベッドサイドの神経の診かた，15版，南山堂，1994．
2) S. Brunnstrom：片麻痺の運動療法（佐久間穣爾，松村秩訳），医歯薬出版，1974．

（臼田　滋）

12章 バランス検査

Ⅰ.理学療法に必要なバランス検査
Ⅱ.バランス検査の実際

I. 理学療法に必要なバランス検査

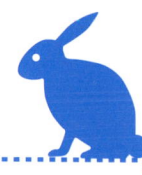

はじめに

バランス検査で学習するポイントは，以下の3つです．
・バランス検査の種類
・バランス検査の方法
・バランス検査の結果のとらえ方

本章では，神経学的検査としての平衡機能に関連した検査だけでなく，種々のパフォーマンステストを含む，より広い概念としてのバランス検査・測定について，解説します．
バランスは，感覚・知覚，筋力，柔軟性，神経系機能などに加えて発達や環境による影響もあり，神経疾患だけでなく，高齢者や小児などの多くの理学療法対象者で問題となります．基本動作，ADLや発達の章も関連づけて学習しましょう．

1 バランスとは

バランスとは，釣り合いがとれている状態であり，生体力学的には平衡状態をいいます．形態的に均整がとれている場合や対称的な場合にもバランスがよいと表現されることもありますが，ここでは生体力学的な意味でのバランスを扱います．

バランスは，**支持基底面**に対して**重心**（身体質量中心）を制御する能力であり，**姿勢安定性**とも呼ばれます．バランスは，すべての機能的な活動や動作に必要であり，姿勢の保持や四肢の運動の両者に関連し，運動，感覚，知覚，認知過程によって統合されている複雑な運動技能ですが，通常意識されることはありません．重力や四肢の運動によって生じる力，あるいは運んでいる物や人に押されるなどの不意な外乱によってバランスは乱されますが，多くの場合は，無意識に制御されています．誤ってつまずいたり転んだりした時，滑りやすい床面に立った時，あるいは疾患によって感覚運動系が障害された時にバランスが意識されます．

感覚機能を中心とした神経系の損傷によって生じ，四肢や体幹に顕著な機能障害がないにもかかわらず，姿勢の不安定性や転倒のしやすさをきたす姿勢を調節する機能の障害を**平衡機能障害**と呼びます．これは標準的な環境における姿勢調節能力としての身体機能であり，感覚と立ち直り反応や平衡反応などの主に神経系機能が関与すると解釈されます

これに対してバランスは，神経系機能に加えて，筋力，関節可動域，予期・予測・環境適応などの認知機能が果たす役割も重要です（**図1**）．そして，患者の心身機能だけでなく，**運動課題**や**環境**によって要求されるバランスが異なります（**図2**）．

また，姿勢を制御する目的によってバランスは分類されます（**表1**）．**静的姿勢制御**は，座位や立位などの姿勢を保つことです．**外乱負荷応答**は，主に物理的外乱に対して倒れないように姿勢を制御することです．感覚外乱に対する反応も含むことがあります．特に物理的外乱に対する反応を**応答的姿勢制御**といいます．感覚外乱には，姿勢を崩すような視覚，体性感覚，前庭覚の情報入力があります．外乱に対する応答の戦略としては，支

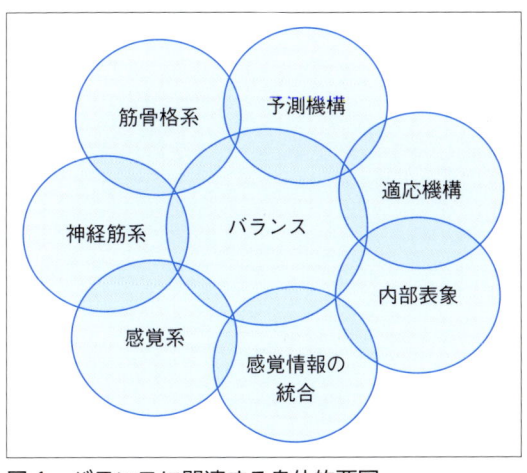

図1 バランスに関連する身体的要因

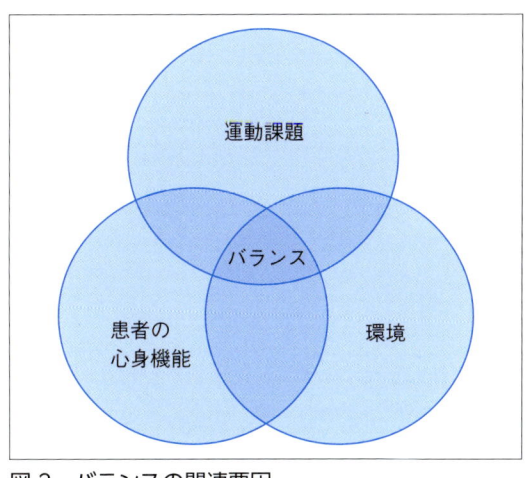

図2 バランスの関連要因

表1 バランスの分類：姿勢を制御する目的

姿勢を制御する目的			例
静的姿勢制御			座位保持，立位保持
外乱負荷応答			物理的外力，感覚外乱
随意運動	支持基底面内	重心の調節	上肢の挙上，頸部の運動，しゃがむ
		重心の移動	リーチング，体重移動，立ち上がり
	支持基底面の移動		ステップ，立ち上がり，歩行

コラム① 支持基底面と安定性限界（図3）

支持基底面は，支持面（床）と接触している境界で囲まれた範囲です．安定性限界は，支持基底面を変更せずに重心を移動できる範囲であり，実際の支持基底面より狭くなります．安定性限界を超えて重心が移動すると，新たな支持基底面を作らないと，転倒してしまいます．

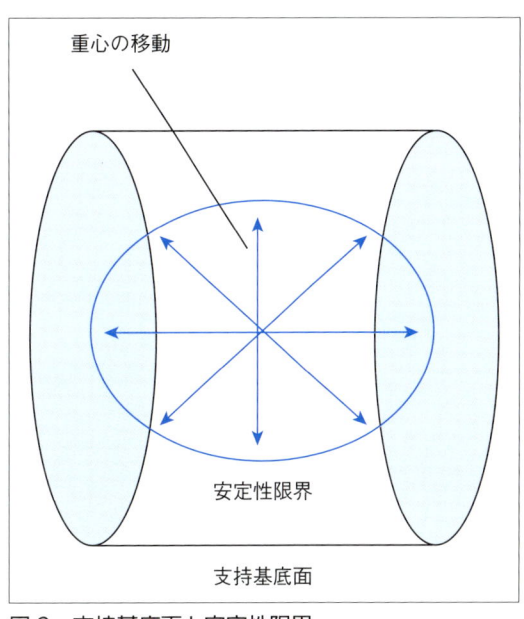

図3 支持基底面と安定性限界

持基底面内で制御する場合と，ステップや保護伸展反応のように支持基底面を移動させる場合があります．**随意運動**は，随意的に身体の一部や重心を動かす場合です．支持基底面を変更せずに，上肢の挙上や頸部の運動などを行い，重心自体の移動を目的としていない場合と，リーチングなどのように支持基底面内での重心の移動を目的とする場合があります．さらに，重心を支持基底面の外へ移動させて，随意的に支持基底面を変化させる場合があります．

2 バランス検査にはどのような意味があるのか？

バランスは，日常生活に必要な機能的な活動や動作を，**安全に**，**効率的に**遂行するために必須です．そのため，活動や参加のレベルを向上するためには，バランスを検査する必要があります．

また，多くの機能障害がバランスに影響するため，個々の対象者にとって，バランス低下との関係が強い機能障害ほど，より日常生活に影響していると考えられます．バランスの状態を検査し，バランスの低下を認めた場合には，そのバランスの低下に関連している機能障害を特定することが，効果的な介入のために必要です．

感覚の影響は特に重要です．バランスには，**視覚系**，**前庭系**，**体性感覚系**からの情報の入力が必要です．視覚系入力は，水平あるいは垂直な基準線などの周囲の環境に関する情報を提供し，さらに障害物などの環境におけるバランスを脅かす可能性のある危険を予期する際にも重要です．前庭系入力は，重力との関係で頭部の位置と運動の基準を提供します．体性感覚系入力は，足底の表在感覚や筋などの固有受容感覚であり，支持面に対する身体の定位や身体分節間の位置関係の情報を提供します．そして，バランスや姿勢の制御に重要な**フィードフォワード制御**と**フィードバック制御**においても，感覚はとても重要な役割があります．

日常的には，これらの感覚の利用の程度は柔軟

> **コラム②　運動課題と環境の分類**
>
> 運動課題（**表2**）は，静止した姿勢の保持（安定）と移動，および上肢による物品の操作の有無により，4つに分類されます．一般的に姿勢の制御は，安定した状態でマニピュレーションなしの運動課題が最も容易で，移動しながらマニピュレーションありの運動課題が最も困難になります．
>
> 環境（**表3**）は，課題遂行中の周囲の環境が静止している場合と動いている場合，および課題の試行間における環境の変動の有無により，4つに分類されます．一般的に姿勢の制御は，周囲の環境が静止していて試行間の変動がない環境が最も容易で，周囲の環境が動いていて試行間の変動がある環境が最も困難になります．
>
> 運動課題と環境を合わせると，4×4＝16通りの組み合わせがあります．

表2　運動課題の分類

身体の定位	マニピュレーション（上肢による物品操作）	
	なし	あり
安定	身体と環境の境界が固定 少ない情報処理	身体と環境の境界が固定 姿勢の調整 二重課題 中等度の情報処理
	例）座位 　　立位	例）立位で物を持つ 　　座位でコップに手を伸ばす 　　机で字を書く
移動	身体と環境の境界が変化・拡大 中等度の情報処理	身体と環境の境界が変化・拡大 姿勢の調整 二重課題 高度の情報処理
	例）歩く 　　走る 　　這う	例）歩いて子どもを運ぶ 　　走ってボールを捕る 　　自動車を運転

表3 環境の分類

実行環境	試行間の変動	
	なし	あり
静止している	自己のペース 少ない予測の必要性 固定された運動の反復 少ないモニタリングの必要性	自己のペース 少ない予測の必要性 多様な運動 モニタリングの必要性の増加
	例) 家の階段を昇る 　　体重計に乗る 　　ドアの鍵を開ける	例) 異なる路面を歩く 　　異なる高さの階段を昇る 　　コップで水を飲む
動いている	外的なペース 予測の必要性の増加 固定された運動の反復 少ないモニタリングの必要性	外的なペース 予測の必要性の増加 多様な運動 モニタリングの必要性の増加
	例) エスカレーターに乗る 　　回転ドアを通り抜ける	例) 動いている電車の中で座っている 　　ボールを捕る 　　人混みを歩く，横断歩道を渡る

に調節され，たとえば暗い場所で，視覚系からの情報が利用できない場合には，他の二つの感覚系の情報によって，バランスが制御されますが，これらの感覚が障害されている場合や，利用の程度の調節が難しい場合には，バランスが低下します．バランスを検査することで，感覚の運動技能への影響を解釈することができます．

感覚入力と同時に運動出力もバランスには重要です．立位において，体幹の運動，四肢の運動だけでなく，頭頸部の回旋や呼吸によっても支持基底面内で重心は変位し，絶えずバランスを回復するための運動が出力される必要があります．適切なバランスの制御には筋力，筋持久力，関節可動域を必要とします．さらに，動筋，拮抗筋と共同筋の筋出力の調節や適切な同時収縮の程度の調節や相反神経支配のより高レベルの調節も必要とします．立位での前後のバランス制御においては，**足関節戦略**，**股関節戦略**，**ステッピング戦略**の運動戦略として作用します．また，**立ち直り反応**や**平衡反応**あるいは**傾斜反応**としてのバランス制御も認められます．個々の運動機能の低下を検査するだけでなく，バランスに対する影響を常に考慮することが重要です．

また，**意識**や**覚醒度**，あるいは**注意機能**が低下している場合には，状況や環境の知覚，ある環境下での行動の選択，外部からの刺激に対する反応性の低下などを生じるため，バランスが低下する

> **コラム③　フィードフォワード制御とフィードバック制御**
>
> フィードフォワードは，運動を開始する際の準備状態をもたらし，開始された運動の制御にも関与します．随意運動開始直前に認められる筋活動は，先行随伴性姿勢調節あるいは予測的姿勢調節（anticipatory postural adjustments：APA）といわれます．たとえば，立位で一側上肢を挙上する際には，上肢の運動が始まる直前に体幹や下肢にわずかな筋活動を認め，この活動によって倒れないように姿勢が調節されています．
>
> フィードバックは，運動の開始後に，運動の遂行状況を多様な感覚を経由してモニタリングし，計画通りの運動になるように運動や筋活動を調整します．

足関節戦略　　股関節戦略　　ステッピング戦略

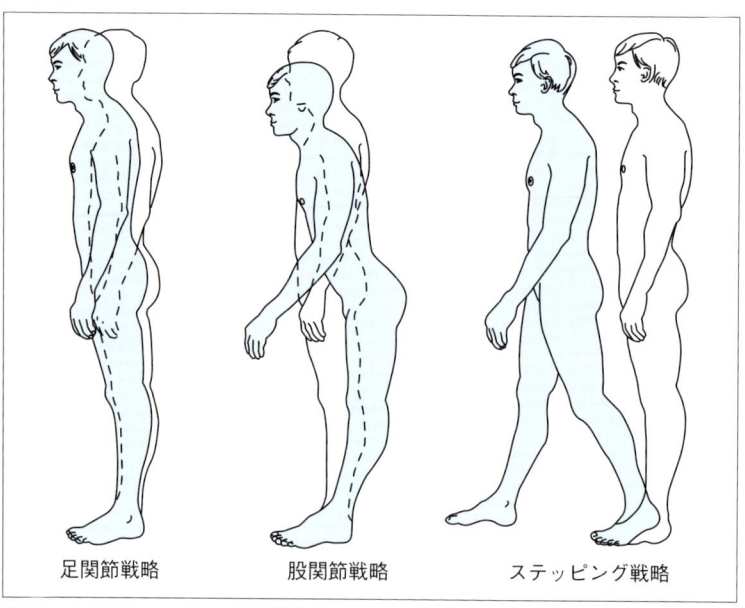

図4　立位バランスでの運動戦略
(Anne Shumway-Cook, et al, 文献1, 2013より引用)

> **コラム④　運動戦略（図4）**
>
> 立位での物理的な前後方向の外乱負荷に対する応答として，足関節戦略，股関節戦略，ステッピング戦略が用いられます．足関節戦略と股関節戦略は支持基底面を移動させない支持基底面固定戦略であり，ステッピング戦略は新たな支持基底面を形成する支持基底面変化戦略です．

> **コラム⑤　立ち直り反応と平衡反応**
>
> 立ち直り反応は，頭部や体幹などの身体の分節，支持基底面，重力の配列を調節する反応です．他動的な操作に対して，頭部や体幹の垂直性を保つことや，傾斜した姿勢から垂直への修正，頭部・上部体幹・下部体幹（骨盤）の配列を整える反応を評価します．成人では，随意運動などによって反応自身が表面化しにくいですが，座位や立位などで適切なハンドリングを加えると，反応は誘発されます．
>
> 平衡反応は，支持面・床面を傾斜させた際や，外乱や随意運動によって重心が支持基底面の外に移動して倒れそうな時に，頭頸部や体幹，上肢や下肢などを重心の移動する反対方向へ移動させることで，重心を支持基底面内に納める役割があります．重心が支持基底面よりも外へ出た場合には，転倒してしまうため，新たな支持基底面を形成する必要があり，それが保護伸展反応（パラシュート反応）です（⇨10章の150頁を参照）．

可能性があります．これらの機能障害を有する場合には，バランスへの影響を分析する必要があります．

3　なぜバランス検査が必要なのか？

　転倒（⇨14章の231頁を参照）のリスクの程度を把握するためです．理学療法の対象者の多くは，立位バランスや移動能力に問題があるため，転倒のリスクが高く，転倒による骨折などによって二次的な障害を発生する可能性があります．バ

ランスを評価することで，どのような姿勢や運動によって転倒のリスクが高いのか，どのような環境が危険なのかを知ることができます．臨床的評価指標を使用することにより，転倒リスクの程度を客観的に予測・判断することが可能です．

日常の生活では，バランスの程度自体を意識することは少なく，多少バランスが低下していても，上肢で何かに支持するなどの戦略によって，安定性を補うことも多く，不安定さを自覚することが少ない場合があります．バランスを評価することで，対象者自身もバランスの低下の程度に気づくことが期待され，それによって対象者自身が転倒を予防するための行動をとることもあります．

さらに，バランスは**機能的制限**や**活動制限**と密接に関連します．立位での日常的な行為や移動などの際の安全性，実用性がバランスの程度によって影響されます．そのため，目標設定や介入計画を立案するために，極めて重要です．そして，バランスの改善が，理学療法の主要な目的でもあり，帰結評価のためにもバランスを検査する必要があります．

そして，立ち上がり動作練習や歩行練習など，さまざまな運動や動作の練習において，その遂行の安全性の判断，監視の必要の有無の決定，練習環境の設定など，安全な理学療法介入のためにもバランスを評価する必要があります．

4 バランス検査で何がわかるのか？

バランス検査は，バランスそのものを検査するというよりも，基本的に安定性を低下させる要因を組み合わせて，バランスの要求の程度を操作し，それらの**課題遂行状況**を検査します．バランスの要求の高い課題を，安定して遂行できることで，対象者のバランス能力を推測します．

検査によって直接わかることは，ある姿勢の保持の可否，保持を持続可能な時間，動揺の程度，あるいは転倒しないための介助の有無などです．あるいは外力・外乱を加えた際の反応や転倒の可能性，随意運動を行った際の動揺の程度や姿勢の変化，リーチ距離などの動作遂行能力，転倒を防ぐための介助の有無などがわかります．これらの状況を総合的に解釈することで，バランスの程度に加えて，バランスを崩しやすい原因・要因を理解することができます．

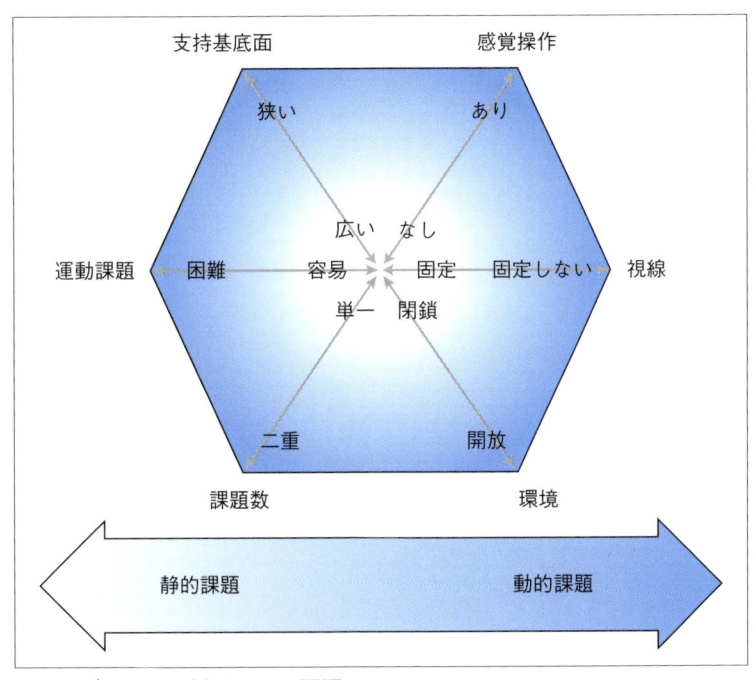

図5 バランスを低下させる要因
色が濃いほうが一般的に困難

バランスを低下させる主な要因は，**支持基底面**，**感覚操作**（感覚入力），**視線**，**環境**，**運動課題**，同時に遂行する**課題数**などです（図5）．これらに加えて，重心の高さ，支持基底面内の重心の位置，質量，支持面の摩擦，外力などの**生体力学的要因**もバランスに影響します．さらに，恐怖心や不安などの心理状態によってもバランスは低下します．

支持基底面は，座位であれば，足底接地の有無や座面との接触面積，立位であれば，開脚や閉脚，さらに片脚立位などの足位の境界で囲まれる面積で，その面積が狭いほうが困難です．**感覚操作**は，視覚，体性感覚，前庭覚における感覚入力の質や程度です．**視覚**では，閉眼，暗所，周囲環境の情報が動いている場合や配置が傾斜している場合などで困難になります．体性感覚では，立位での足底面の凹凸や柔らかい材質の接地面にするなどの調整で困難度が変わります．前庭覚では，頸部を左右に回旋したり，前後に動かしたりすることで外乱が加わります．視線は，固定された指標を注視するように固定することで安定性が増加します．

環境は，前述の環境の分類（表3）で，実行環境が静止していて，試行間の変動がない場合が**閉鎖環境**（closed task）で，逆に実行環境が動いていて，試行間の変動がある場合が**開放環境**（open task）であり，開放環境のほうが課題の遂行が困難です．**運動課題**は，その速さや正確さなどの要求によって困難さが変化します．そして，一つの課題だけを遂行する単一課題に比べて，複数の課題を同時に遂行する**二重課題**では，注意の容量や配分の影響で，課題遂行が困難になります．姿勢の保持や移動が一次課題で，二次課題として，上肢による物品の操作（運動課題），会話や計算など（認知課題）を付加します．

そして，一般的に**静的課題**に対して，重心の移動，頭頸部や体幹，上肢などの随意運動および支持基底面の変化を伴うなどの**動的課題**の遂行のほうが，難易度が高くなります．

これらの要因を意図的に操作して評価することで，バランスを低下させる要因を見極めて，さらに機能障害との関連性を検討します．

コラム⑥　バランスを低下させる状態や疾患

バランス低下を生じやすい状態や疾患では，バランス検査が優先されます．

これには多くの神経系の疾患が該当します．小脳性運動失調，パーキンソン病・パーキンソニズム，脊椎・脊髄疾患による感覚障害，前庭障害，脳卒中，脳性麻痺などが代表的な疾患です．

また高齢者では，加齢による視覚などの感覚障害，筋力低下，姿勢の変化や関節可動域制限，反応時間の遅延，認知機能の低下などの複数の要因が関連して，バランスが低下します．転倒経験のある患者では，転倒状況やその時期の身体所見などについて情報収集することが大切です．（⇨14章の231頁を参照）

Ⅱ. バランス検査の実際

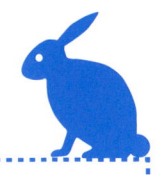

> **はじめに**
>
> 　座位バランス，立位バランスは，静的姿勢制御，外乱負荷応答と随意運動の視点からバランス検査を行います．立ち上がり動作と歩行では，主に重心の位置，運動と支持基底面の関係性から，バランスを検査します．転倒の危険を伴うため安全性に十分配慮したうえで，バランスの最大能力を検査できるよう心がけましょう．

1 バランス検査の進め方

　バランスは，さまざまな運動や動作を遂行する際に，自動的に調節されています．そのため，バランスを要求される要因を考慮した運動課題を設定し，その遂行状況を検査することで，バランスを検査します．

①対象者に何をしてほしいのか，明確に指示する．「できるだけ動かずに，立っていてください」，「軽く体を押しますので，足を動かさずに，倒れないようにしてください」，「軽く体を押しますので，倒れそうになったら，足を出してください」など，わかりやすく指示する．

②転倒を予防し，安全に十分留意する．しかし，過度に安全に配慮すると，真のバランスを検査できない．

③設定した運動課題を遂行した際の状況や反応を予測し，未然に転倒を防止する．バランスを崩した際に，ステッピングや保護伸展反応の出現を確認することもあるが，転倒の危険が高ければ，より早い時点で介助する．

④バランスに影響する環境，感覚，運動課題などの要因を組み合わせて条件を設定する．

⑤時間，距離，回数などを測定する．

⑥姿勢，運動や動揺の程度を観察する．検査の最初は，できるだけ自然に課題を遂行してもらい，必要に応じて姿勢や課題遂行状況の修正を指示する．

⑦要因や条件を変更した際には，その前の条件や基本的な条件と，姿勢や動揺の程度などを比較する．

⑧軽く対象者の身体を触る程度の介助でも，安定性に及ぼす影響は大きい．あるいは対象者が指先などの身体部位を壁や支持面，手すりなどに軽く接触するだけでも，やはり安定性を向上させる．そのため，転倒の危険がないように配慮しながら，介助や接触がない状態で，課題を遂行する．触れていなくても，壁や平行棒が身体のそばにあるだけで，姿勢の動揺は影響される．

⑨理解力が低下している場合には，指示が十分に伝わらないため，条件設定や課題遂行が困難なことが多い．その場合には，正確な検査は困難であるが，日常での活動や練習場面の状況から推測する．

⑩慣れない課題を初めて実施する際には，恐怖感や不安感を生じる可能性もある．そのため，一度に数回，あるいは数日内に数回実施して，できるだけ高い能力を評価する．

⑪さまざまな姿勢でのバランスが検査可能である．座位（椅座位，長座位などの床上座位）や立位，背臥位，腹臥位，側臥位，四つ這い位，膝立ち位などでバランスは検査できるが，機能的制限や日常生活における活動に密接に関連す

る，座位（椅座位）と立位でのバランス検査を基本とする．

⑫運動発達的視点からは，臥位などでのバランスを検査する必要がある．

⑬小脳性運動失調の対象者などでは，立位よりも重心が低く，安定性の高い四つ這い位や膝立ち位などのバランスを検査することがある．

⑭実用的な移動能力としては，歩行中の動的バランスを検査する．

⑮バランスの検査・測定場面とは別に，日常生活のなかでの姿勢や動作を確認する．そして，対象者の好む，あるいは不安の少ない姿勢や戦略を把握する．

⑯できるだけバランスの要求を高くした最大能力を検査する．外乱負荷応答や随意運動を検査する際に，上肢の支持や背もたれへのよりかかりを用いずに，基本条件としての支持基底面で検査を実施する．

⑰日常生活に必要とされるバランスについては，応答的姿勢制御や外乱負荷応答よりも，静的姿勢制御や随意運動におけるバランスを優先して検査する．

2 バランス検査の方法

ⓐ 座位バランス

(1) 基本条件

足底を床に接地した**椅座位**で，股関節，膝関節，足関節の角度が約90°となる座面の高さで，背もたれや肘掛けがなく，上肢で支持をしない状態を基本とします．理想的なアライメントは，前額面では両肩が水平で，両膝と足の間隔が肩幅程度，両股関節の上に両肩が位置し，脊椎は座面に対して垂直に配列され，矢状面では，両股関節・坐骨の上に両肩が位置し，体幹が直立位・伸展位です．骨盤は過度に後傾あるいは前傾にならずに中間位です（図6）．

椅座位以外にも**長座位**，**正座**，**胡座位**（乳幼児の場合はring sitting），**横座り位**，**割り座**（W-sitting）などの多様な座位姿勢があります（図7）．これらは，支持基底面の広さや形態，重心の高さと支持基底面内の位置，主に下肢関節の構えが異なるため，バランスの要求が異なります．そして，姿勢によって理想的なアライメントは異なります

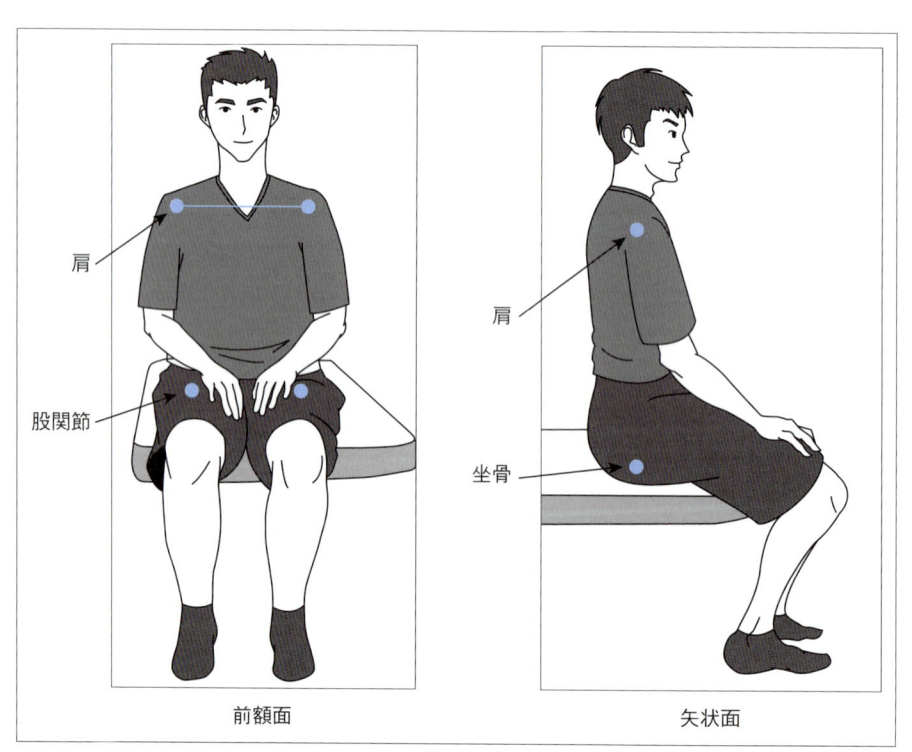

図6 座位バランスの理想的アライメント

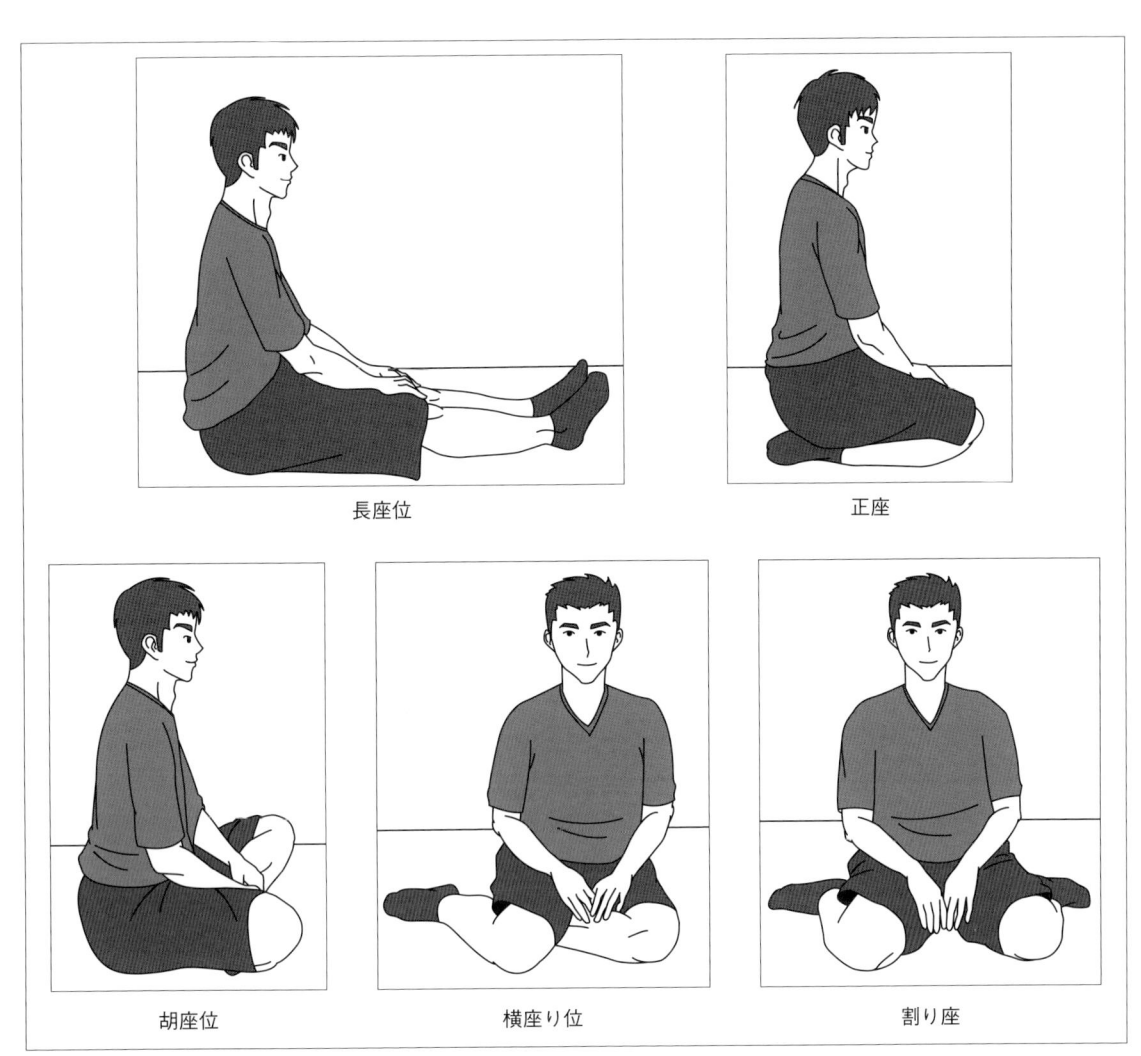

図7 多様な座位姿勢

長座位／正座／胡座位／横座り位／割り座

が，後述するバランスの検査方法に準じて検査を行います．特に，脊髄損傷による四肢麻痺や対麻痺の患者では長座位でのバランスも重要になります．

(2) 静的姿勢制御・静的座位バランス

動かずに座位姿勢を保持する状況を観察し，介助を必要とせずに保持できる時間を測定します．上限の時間は定まったものはありませんが，数分は必要です．

座位保持の開始時からの姿勢や動揺の程度（範囲や方向，速さ），時間経過に伴う姿勢や動揺の変化を観察します．

基本条件で保持可能であれば，バランスを低下させる要因を考慮します．反対に，基本条件で保持が不十分であれば，バランスを安定化させる要因を考慮して検査します．

支持基底面は，浅く腰掛けたり，足を組んだり，座面の高さを高くして足底を非接地の状況にしたりすることで狭くなります．反対に，両股関節を外転したり，上肢で座面を支持したり，背もたれや肘掛けなどに寄りかかったり，あるいは前方にテーブルを置いて，両上肢をテーブルにのせたりすることで，支持基底面が広くなります．

視線は近くの目標物を注視した時と，しない時の影響を観察します．また，開眼と閉眼の影響を観察し，視覚情報の有無による影響を観察します．さらに，座面にフォームラバーなどの柔らかい素材を敷くことで，座面からの体性感覚情報が減少し，不安定になることがあります．

環境については，人の少ないリハビリテーショ

コラム⑦　座位での病的な姿勢の傾き

脳卒中片麻痺患者で，非麻痺側上肢や下肢で麻痺側へ身体を強く押し，座位での体幹が麻痺側へ著しく傾くPusher現象を認めることがあります．このような場合に，座面を高くして足底を非接地にし，さらに閉眼すると，体幹が垂直になることがあります．体性感覚や視覚からの情報に対する適応が不適切な代表的な例です．

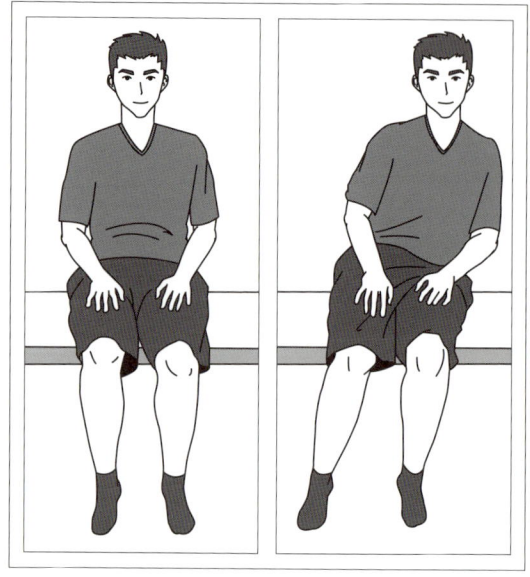

図8　座位での立ち直り反応
左への重心移動に対する頭頸部の立ち直り

ン室のような閉鎖環境と，人の出入りの多い病室のような開放環境で，その影響を観察します．また，何もせずに座位保持だけを遂行する単一課題の際と，会話をする，上肢で物品を操作するなどの二重課題の際で変化を観察します．

　これらのバランスを低下させる要因を加えることで，姿勢や動揺の変化，座位保持の可否などを観察して，これらの影響を検査します．一般的に，座位バランスに対するこれらの要因の影響は，比較的支持基底面が広く，かつ，重心が低いため，立位バランスに及ぼす影響ほど大きくはありません．

　姿勢アライメントは，支持基底面と重心の位置関係に直接影響するため，バランスを検査する際には重要な要素です．左右の非対称性や骨盤の後傾，胸腰椎部の屈曲などのアライメントの問題がある場合には，自然なアライメントの時と，可能な範囲で理想的なアライメントへ姿勢を修正した時の姿勢保持の可否や動揺の程度を観察します．

(3) 外乱負荷応答・応答的姿勢制御

　座位保持に対して物理的な外力を加えた際の反応を評価します．上肢で支持せずに静的な座位保持が可能な場合に評価します．**プッシュテスト（ナッジテスト），立ち直り反応，平衡反応，保護伸展反応**などが含まれます．

　プッシュテストは，肩あるいは胸骨上から後方に軽く押した際に，後方へ倒れないかを観察します．同様に肩から左右の側方に軽く押した時，肩甲骨や脊椎棘突起（上位胸椎）から前方に軽く押した時の反応を観察します．ゆっくりとした外力では反応は出現しにくく，素早く外力を加えたほうが，反応が誘発されやすくなります．外力に対して倒れずに姿勢を保持できれば，バランスが良好であると解釈されます．

　さらに，身体や支持面へ傾斜などの外乱を負荷した際の**立ち直り反応**（図8），**平衡反応**（図9），**保護伸展反応**（図10）を観察します．外乱を徐々に負荷した際に，支持基底面内の重心の移動に伴って，最初は立ち直り反応で対応し，さらに外乱負荷が継続されると平衡反応で対応します．さらに負荷が続いて重心が支持基底面外に出てしまうと転倒するため，新たな支持基底面を形成して転倒を防ぐために**保護伸展反応**が出現します．

　外乱負荷応答・応答的姿勢制御の検査では，外乱の負荷方法に熟練が必要で，患者の反応を確認しながら外乱を操作する必要があります．前後左右，どちらの方向へも反応は出現しますが，左右に対する反応の誘発が比較的容易です．また，身体に対する外乱については，身体の中心に近い骨盤周囲への外乱の負荷が反応が誘発されやすいです．

　前述した静的姿勢制御における感覚情報の操作は，対象者が意図せずに不意に感覚情報を操作すると外乱負荷となります．急な閉眼，明るさの急

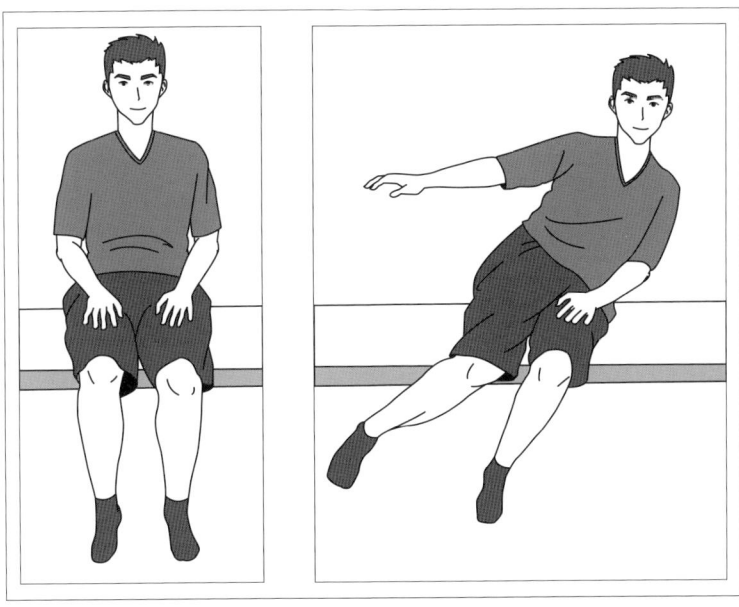

図9 座位での平衡反応
左への重心移動に対する右上肢，右下肢を外側へ移動させることによる平衡反応

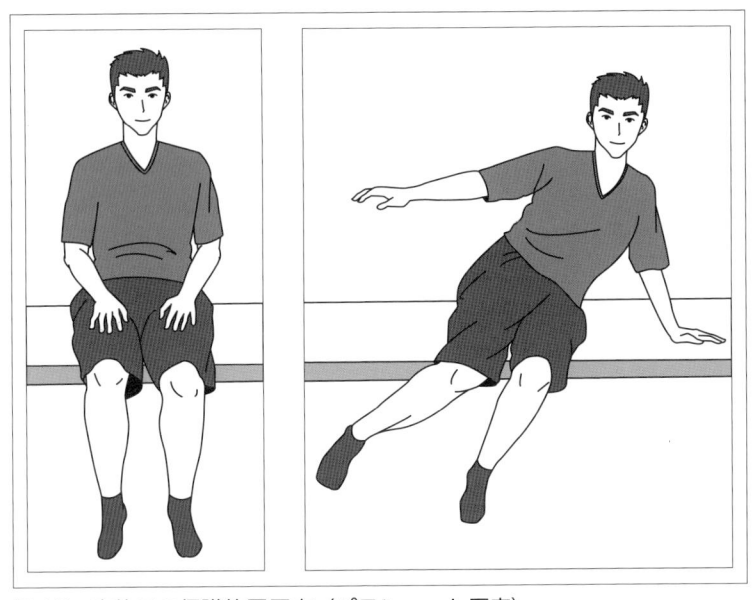

図10 座位での保護伸展反応（パラシュート反応）
左への重心移動に対する左上肢による保護伸展反応

激な変化，視覚情報の急な出現や移動などの視覚に関した反応は，日常生活でも重要です．傾斜刺激のような前庭感覚情報の操作は，平衡反応などの検査になります．これらの感覚情報を検査として操作するためには，専用の機材などが必要になるため，一般的には実施できませんが，日常生活での状況の聴取や観察から，感覚情報に対する適応性を推測することは可能です．

外乱負荷応答・応答的姿勢制御の観察は，神経系の機能を検討するためには重要ですが，これらの反応の程度と日常生活で求められるバランスや転倒のリスクとの全般的な関連性は決して高くなく，個別性も高いため，その解釈には注意が必要です．しかし，公共交通機関の利用などで不意な

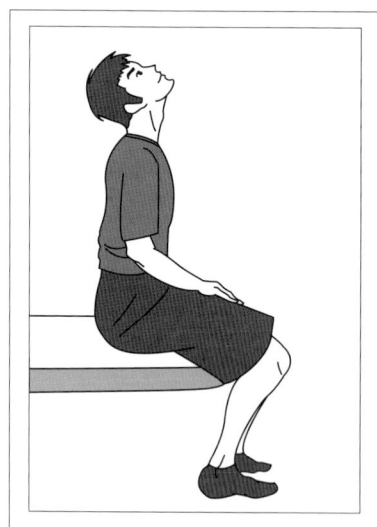

頭頸部の伸展　　　　　　　　　　　　　　　　　　　　頭頸部の屈曲

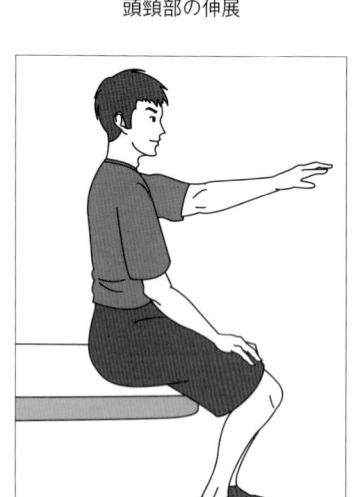

上肢の前方挙上（肩関節屈曲）　　　　　　　　　　　　下肢の挙上（股関節屈曲）

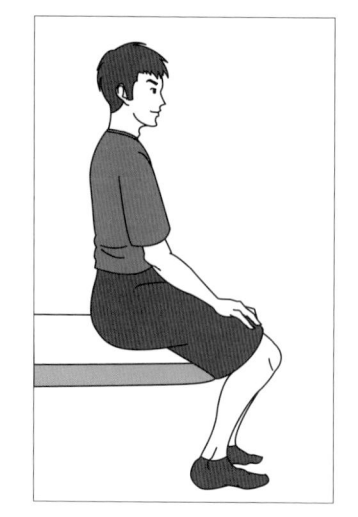

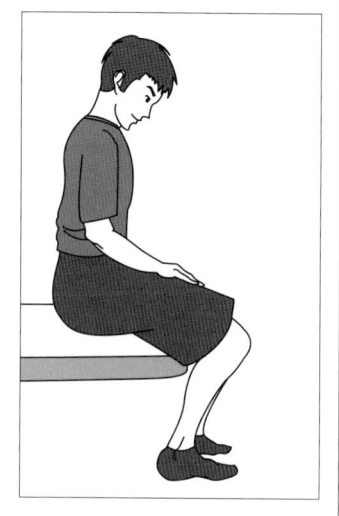

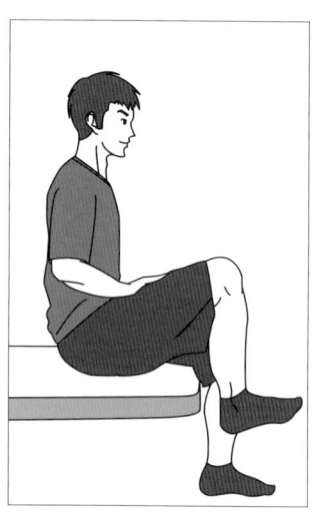

図11　座位での頭頸部，上肢，下肢の随意運動

外乱が加わる環境では，これらのバランスは必須であり，特に後述する立位や歩行での応答的姿勢制御は重要です．

(4) 随意運動

座位姿勢での頭頸部，上肢，体幹，下肢などの随意運動を行う際の重心の位置の調節を中心とした安定性を検査します．さらに，座位でのリーチングなどの重心を移動させる能力を検査します．立位ほど重要ではありませんが，座位での支持基底面の変更・移動も検査することができます．

身体のある部分の随意運動では，重心を移動させることが目的であるよりも，重心の位置を微細に調節することが必要です．一部分を運動した際に，重心を大きく移動させずに，主に体幹などそれ以外の部分の明らかな運動や動揺の程度を観察します．頭頸部の屈曲，伸展，回旋，一側あるいは両側の上肢の屈曲や外転，体幹の前傾，後傾，一側股関節の屈曲や膝関節の伸展など随意運動を観察します（図11）．

支持基底面と重心の位置の関係性を考慮して現象を考えます．たとえば，頭頸部を伸展すると頭部の重量が後方に移動するため，重心も後方へわずかに移動します．上肢を前方へ挙上すると，上肢の重量が前方へ移動します．一側よりも両側上

前方への重心移動　　　　　　　　　　　　　　　後方への重心移動

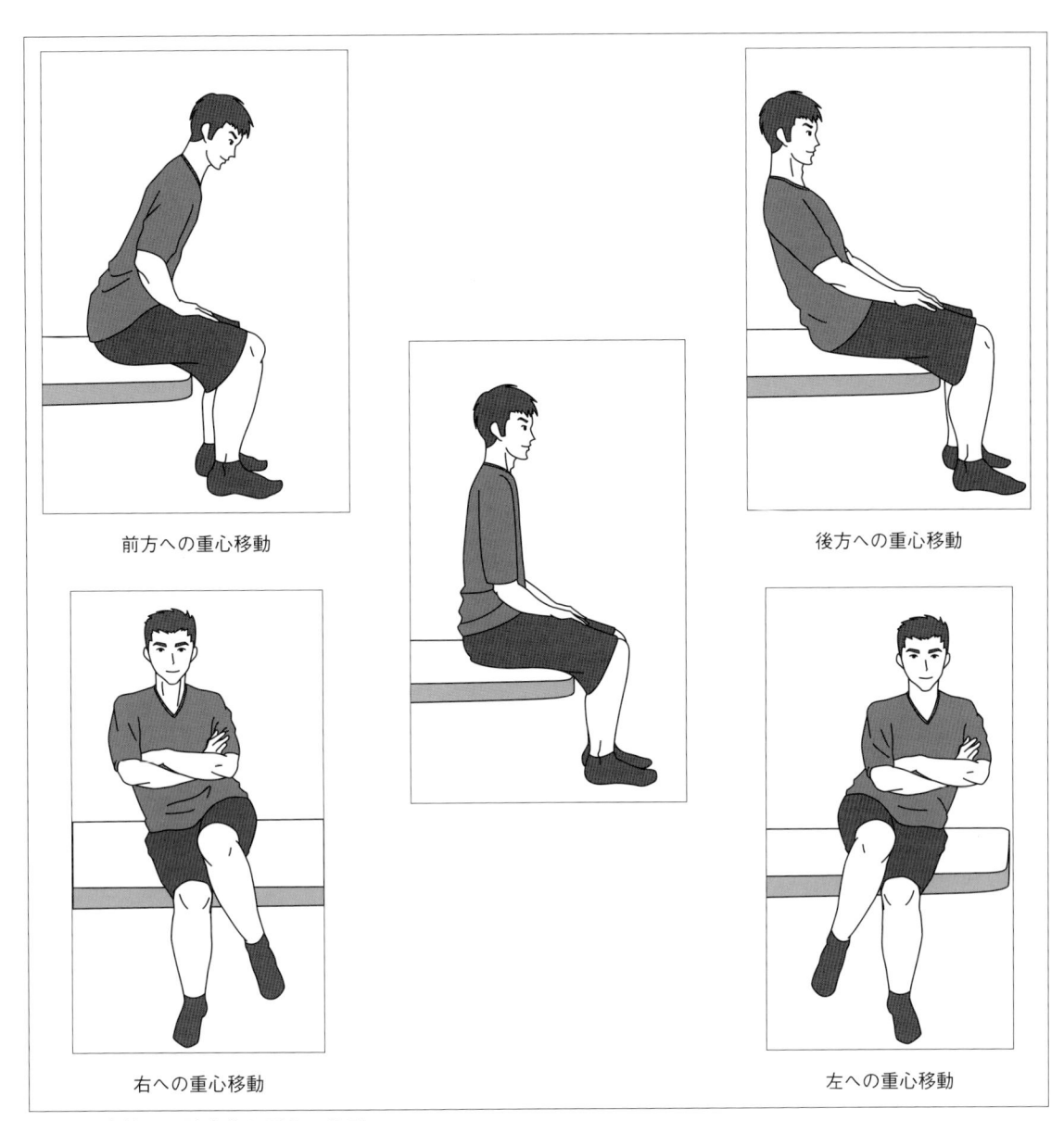

右への重心移動　　　　　　　　　　　　　　　左への重心移動

図12　座位での随意的な重心の移動

肢を挙上したほうが重量の移動が多く，重心が前方へ移動します．このような重心の移動に対して，他の部分の対応した運動を伴います．座位姿勢は，支持基底面が広いため，このような重心移動の影響は，一般的にはそれほど大きくはありません．体幹の運動による影響のほうがより大きく，さらに股関節屈曲などの下肢の運動は，支持基底面の面積減少にも影響するため，さらにその影響が大きくなります．一側股関節の屈曲には，体幹・骨盤の側方や後方への運動を伴う必要があります．

　座位での随意的な重心移動を検査します（図12）．前述の体幹や骨盤の運動を大きな範囲で行うことで，重心移動できる範囲を検査します．「前に体重をかけてください」や「できるだけ左へ体重を移動させてください」のような指示に対する反応を観察します．さらに，「体幹を前に傾けてください」，「骨盤を前に傾けてください」，「右の腰を浮かしてください」，「左のお尻に体重をかけてください」など，より具体的な運動を指示します．口頭指示のみでの反応が不十分であれば，徒手的な操作を加えて，「このように動いてください」のような指示で，徒手的な操作・誘導を再現

側方（右）へのリーチング

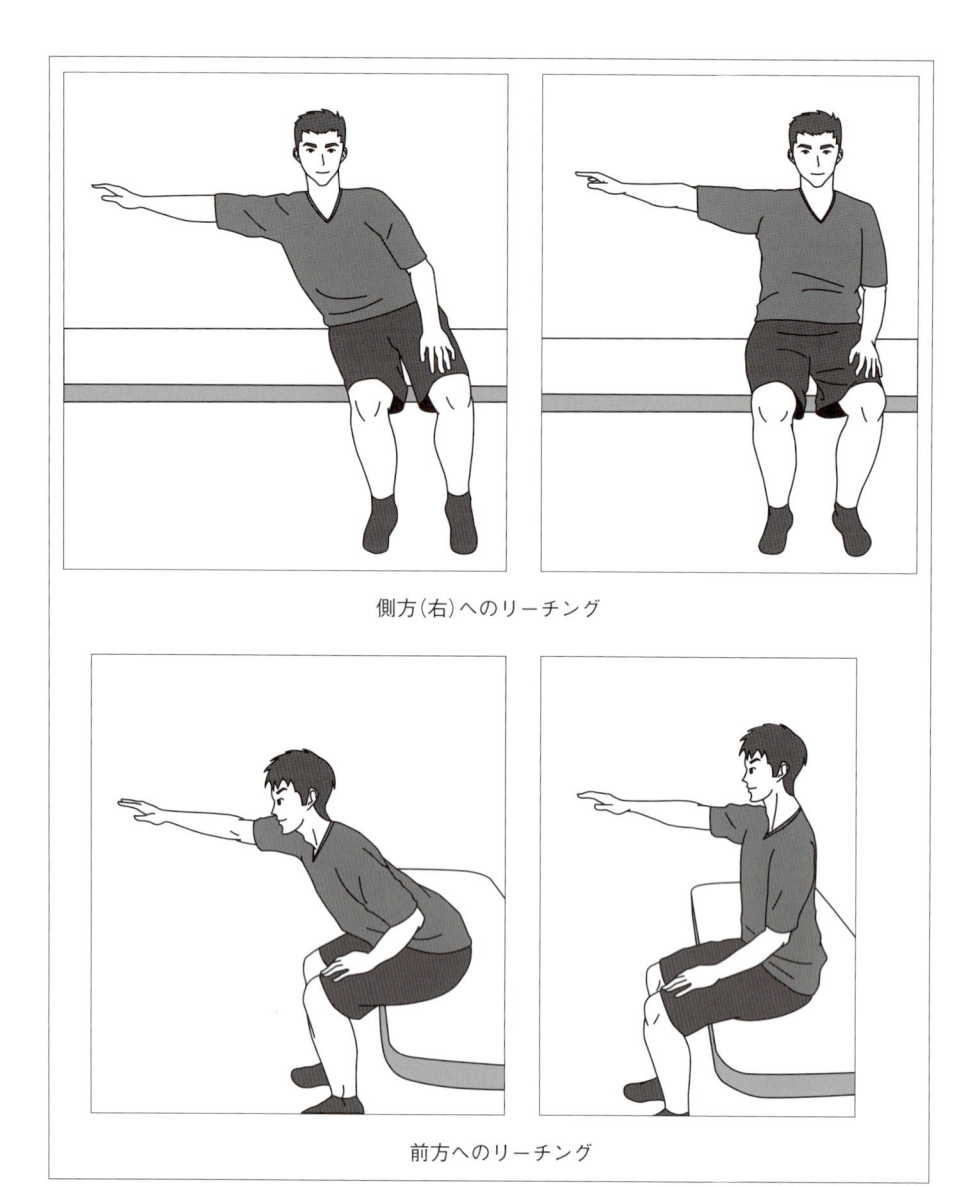

前方へのリーチング

図13　座位でのリーチング

してもらいます．

座位での上肢長を超えた位置へのリーチング（**図13**）は，上肢の運動だけではなく，体幹の運動，さらに重心の移動を目的とした運動課題になります．前方，側方，後方へのリーチング距離は，重心を移動できる能力と概ね相関するため，動的な座位バランスの検査として重要です．

座位での支持基底面の変更，さらに移動動作は，あまり日常的ではありませんが，骨盤の一側の挙上を交互に反復し，同時に挙上した側の骨盤を前方へ突出，あるいは後方へ後退することで，前方あるいは後方に移動することが可能です．

b 立位バランス

（1）基本条件

両足を肩幅程度に開き，両側のつま先や踵を前後に揃えた立位で，背部や身体の側面が外的支持物に触れることなく，上肢で支持をしない状態を基本とします．理想的なアライメントは，前額面では肩や骨盤が水平で，両足の上に両股関節，両肩が位置し，後頭部，脊椎（棘突起列），殿裂，両膝の中点，両内果や踵の中点が，垂直に配列されます．矢状面では，頭頸部，脊柱，骨盤・股関節，膝関節が直立し，伸展位であり，足関節はほぼ背屈0度です．骨盤は過度に後傾あるいは前傾

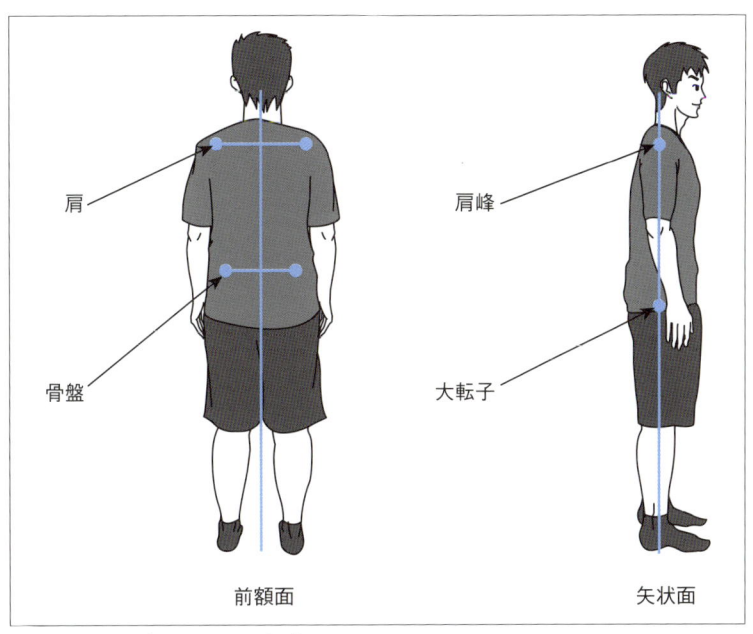

図14 立位バランスの理想的なアライメント

にならずに中間位です．耳垂・外耳孔，乳様突起，肩峰，大転子，膝蓋骨の後面，外果の数 cm 前方がほぼ垂直に配列されます（**図 14**）．

これらのアライメントは理想的な状態であり，健常者においても，全く同様には配列しません．姿勢は常に調整されますし，心理的状態や身体的状態によってアライメントは異なります．身体各部位の配列には冗長性があり，多少配置がずれても，一般的にはバランスが極端に低下することはありませんが，何らかの機能障害が加わると，その状況は大きく影響されることがあります．特に高齢者においては，脊柱や膝関節などのアライメ

コラム⑧
観察による重心位置の推定

　立位での重心の位置を正確に把握するためには，三次元動作解析装置などの高価な機器が必要なため，臨床的には現実的ではありません．

　特殊な器具を使用せずに，観察によって重心の位置を推定することが可能です．

　基本的立位姿勢（直立位）であれば，一般的に重心は第 2 仙椎のすぐ前の骨盤内に位置します．その部位と支持基底面（足部）の位置関係を前額面と矢状面で観察します．

　基本的立位姿勢ではなく，脊柱，股関節，膝関節などが屈曲した姿勢などでは，重心の位置が移動します．このような場合にも重心の位置を推定する方法があります．その場合には，ま

ずは上半身と下半身の重心位置を推定し，その 2 点の中点が全身の重心位置になります．

　上半身の重心位置は，第 8，9 胸椎椎体あるいは剣状突起の高さで，胸郭の前後左右の中央付近です．下半身の重心の位置は，両側の大腿部中央と上 1／3 点の間の中点で，その左右の中点で，大腿部前後径の中央付近です．そして，この上半身と下半身の重心の中点が全身の重心の位置と推定されます（**図 15**）．

　立位以外の座位や膝立ち位などの他の姿勢にも適用できるため，臨床的に有用です．この重心の位置と支持基底面との関係性を観察し，評価します．

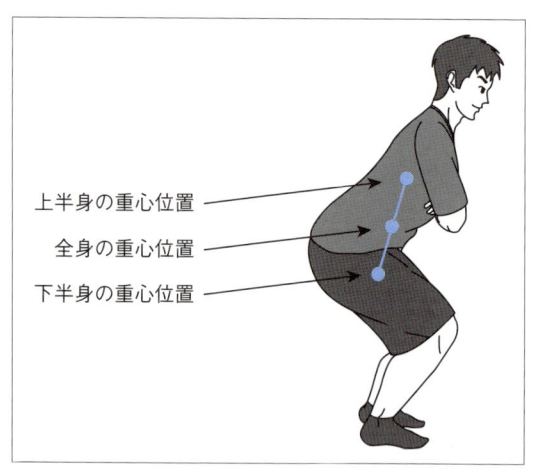

図15 重心の位置の推定―上半身と下半身の重心位置からの推定

ントに問題を有することが多いため，個々の部位間の配列よりも，支持基底面と重心の位置関係を重視します．

座位に比較すると立位の種類の多様性は少なく，一側の足を前方に配置したステップ立位や，両足を閉じた閉脚立位，両下肢を過度に外旋した立位などは，支持基底面の違いということで解釈可能です．

(2) 静的姿勢制御・静的立位バランス

立位で静止した姿勢を保持する状況を観察し，介助なしに保持できる時間を測定します．時間の上限は定まっていませんが，数分の保持は必要です．

立位を保持する場合には，多くの場合，座位から立位への立ち上がり動作が必要なため，立ち上がり動作における運動が，立位の静的な制御に影響することもあります．日常的な実用性という点では，これらの関連性は重要ですが，立ち上がり動作とは分けて，静的立位バランスを検査します．立位姿勢の保持の開始時点からの姿勢の変化，動揺の程度（動揺する部位，動揺の範囲や方向，速さ）を観察し，時間経過に伴う影響も検査します．

基本条件で保持が可能であれば，バランスを低下させる要因を考慮します．反対に，基本条件で保持が不十分であれば，バランスを安定させる要因を考慮して検査を進めます．

支持基底面は，足を閉じる（閉脚立位，**Romberg 肢位**），足を前後に配置して一側のつま先と他側の踵を接する（継ぎ足位，**Mann 肢位**），一側足を挙上して片足で立つこと（片脚立位）で狭くなり，より不安定になります（**図16**）．反対に，通常よりも足を開く，手すりや椅子の背もたれ，平行棒，テーブル，廊下の手すりや壁などの外的支持物に上肢を支持する，手で触る，体で寄りかかるなどで，支持基底面が広くなり，安定性が増加します．

視線は目標物を注視した時，注視しない時，動く対象物を追視した時の姿勢の変化や動揺の程度への影響を観察します．開眼に比べて閉眼では，座位での影響よりも明らかに動揺が増加し，転倒する危険も増加します．閉脚立位で，閉眼により明らかに動揺が増加する場合を **Romberg 徴候** が陽性といいます．また，フォームラバーの上に立位をとることで，支持面（床面）からの体性感覚情報を減少させ，動揺や姿勢の保持が可能か否かを観察します．一般的に支持基底面が狭いほど，これらの影響は顕著であり，閉脚で行うことが一般的です．より安定している対象では，片脚立位で検査することもあります．これらの要因の最も困難な設定は，フォームラバー上の片脚立位保持での閉眼になります．

周囲の環境では，人の少ない時間帯や場所のような閉鎖環境と，人の出入りの多い開放環境で，その影響を観察します．さらに立位保持だけを遂行する単一課題と，他者との会話や計算をしてもらう，あるいは上肢で物品を操作するなどの二重課題の際で変化を観察します．

これらの影響は，一般的に座位よりも立位のほうが顕著であり，検査中の転倒の危険も増加するため，反応を十分に予測し，転倒を予防するための備えが必要になります．特に対象者に対して，理学療法士がどこに位置するかは重要であり，できるだけバランスを崩し，倒れる可能性のある方向に位置します．上肢で支持した立位などで検査を実施しても，バランス能力の検査としては不十分であり，手すりなどは使用しない状況で，検査を実施します．不安が強い場合などは，手すりや平行棒の近くで検査を行い，不安であればいつでも支持できるように配慮することも必要です．

また，座位よりも姿勢アライメントによる影響

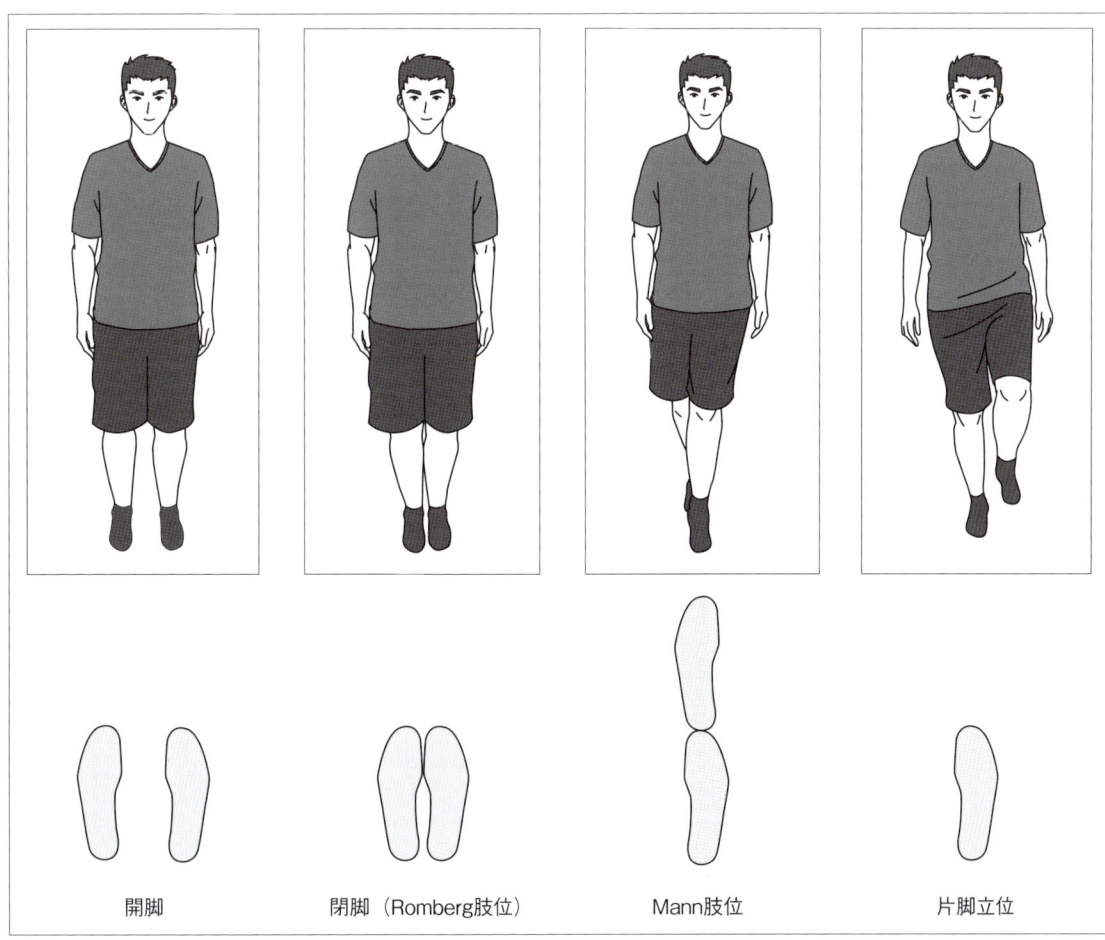

開脚　　　閉脚（Romberg肢位）　　　Mann肢位　　　片脚立位

図16　立位での支持基底面

> **コラム⑨**
> **壁などの垂直面を触る**
>
> 壁など垂直な支持物に手で触る場合に下肢の筋力低下などの支持性が著しく低下しているときにはその影響は目立ちませんが，下肢の支持性が比較的保たれているにも関わらずにバランスが低下しているときには，明らかに動揺が減少し，安定する場合があり，外的支持物の配置や利用による影響を考慮します．手で壁面を触ることで水平方向の動揺を物理的に減少させる効果に加えて，手に加わる外部からの刺激から動揺の程度を知覚しやすくなる効果も期待できます．垂れ下がっているカーテンに触る程度でも安定性が向上する場合もあります．

も顕著であり，高齢者などでは病前や，入院前から姿勢アライメントに問題を有する場合も少なくありません．そのため，基本となる理想的なアライメントを強調しすぎるとバランスが不安定になるため，特に検査の始めにおいては，姿勢アライメントよりも，立位姿勢の保持が比較的安定した可能な姿勢を許して，検査を進めます．そのうえで，徐々に姿勢アライメントを整えた場合の影響を評価すると，介入に役立ちます．

(3) 外乱負荷応答・応答的姿勢制御

立位を保持した状態に対して物理的な外力を加えた際の反応を評価します．上肢で支持せずに立位保持が可能な場合に評価します．座位での検査と同様に，**プッシュテスト（ナッジテスト），立ち直り反応，平衡反応，ステッピング反応**などが含まれます．

プッシュテストは，肩あるいは胸骨上から後方

に軽く押した際に，後方へ倒れないかを観察します．同様に肩から左右の側方に軽く押した時，肩甲骨や脊椎棘突起（上位胸椎）から前方に軽く押した時，骨盤に対して前方，後方，側方へ軽く押した時の反応を観察します．ゆっくりとした外力では反応は出現しにくく，素早く外力を加えたほうが，反応が誘発されやすくなります．外力に対して，重心を支持基底面内におさめるために上肢や体幹，下肢などに運動が出現し，倒れずに姿勢を保持できれば，バランスが良好であると解釈されます．四肢などの反応は外乱によって重心が移動する方向とは反対方向に一般に移動します．たとえば，後方へ押された場合には，上肢の前方への挙上，股関節屈曲や体幹の前傾，足関節の背屈などの反応を認めます．前後方向の外乱に対する反応が，いわゆる**股関節戦略**と**足関節戦略**です．

身体への外力や支持面の傾斜などに対する反応が**立ち直り反応**，**平衡反応**であり，プッシュテストと類似した反応が観察されます．立ち直り反応は，比較的ゆっくりとした外乱を加えることで誘発されますが，健常者の場合には，座位に比べると多様な反応を認め，明確には確認できないことも少なくありません．支持面を傾斜させた際の平衡反応は誘発させやすいですが，バランスボードなどが必要となり，小児に対しては実施できますが，成人の患者に対しては簡便には実施できません．

外乱に対して立ち直り反応や平衡反応で重心の位置を支持基底面内に停めることができない場合に，転倒しないために出現するのが**ステッピング反応**です．上肢の保護伸展反応に該当します．前後左右，いずれの方向にも出現します．特に側方に対して重心が移動する方向と対側の下肢がステップすることが多いですが，刺激の速さや強さ，支持基底面の広さなどによっては，同側の下肢がステップされることもあり，**ホッピング反応**といわれます．

意図，予測しない感覚情報の変化や操作も，外乱負荷となります．急な閉眼，明暗の変化，不意な視覚情報の変化，傾斜刺激による前庭感覚情報の操作が一般的です．検査として実施する場合には，専用の機材が必要にもなるため，一般的に実施されることは少ないですが，日常生活での状況から，そのような感覚情報に対する適応性を推測することが可能です．

座位以上に外乱負荷の与え方や観察に熟練を要します．また，座位に比べて転倒のリスクも増加するため，十分な配慮が必要です．さらに，これらの立位での応答的姿勢制御の状態と日常生活における動作遂行能力との関連性の程度は，明確ではないため，その解釈には注意が必要です．しかし，座位以上に，人込みや公共交通機関内での立位保持は，活動性の高い生活には必須になるため，地域性はあるものの復職，通学が目標になる対象者では，歩行時のバランスと同様に重要になります．

(4) 随意運動

立位での頸部，上肢，体幹などの身体部位の随意運動を行う際に，重心の位置を調節する安定性を検査します．外乱負荷応答と同様に，基本的には上肢での支持などの外的支持物を使用しない立位で検査します．足の位置（支持基底面）は，基本的には肩幅程度に開いた姿勢で検査します．

座位に比べて立位は重心が高く，支持基底面が狭いため，随意運動の際の姿勢制御が重要となり，いわゆる**先行随伴性姿勢調節**あるいは**予測的姿勢調節（anticipatory postural adjustments：APA）**が必要になります．さらに，立位での重心を移動させる能力を検査します．座位と同様にリーチングのように**水平面での重心の移動**に加えて，立位では，しゃがみ込みや床の物を拾うときのように，**重心の垂直方向の移動**も日常生活において重要になります．この垂直方向の移動の際は，支持基底面内のできるだけ中心近くで重心の位置を制御すると安定します．また，立位で随意的に一側下肢をステップすることで**支持基底面の変更や移動**も検査します．座位よりも重要であり，歩き始めや歩行中の安定性に関連します．

立位で，身体の一部分の随意運動（**自己始動運動**）を行うためには，随意運動が開始される前から，随意運動の遂行中，さらに随意運動の停止までに至る間の，重心の位置の連続的で微細な調節が必要です．ある部分の随意運動の開始の直前から，開始時，運動中，そして停止時の体幹を中心

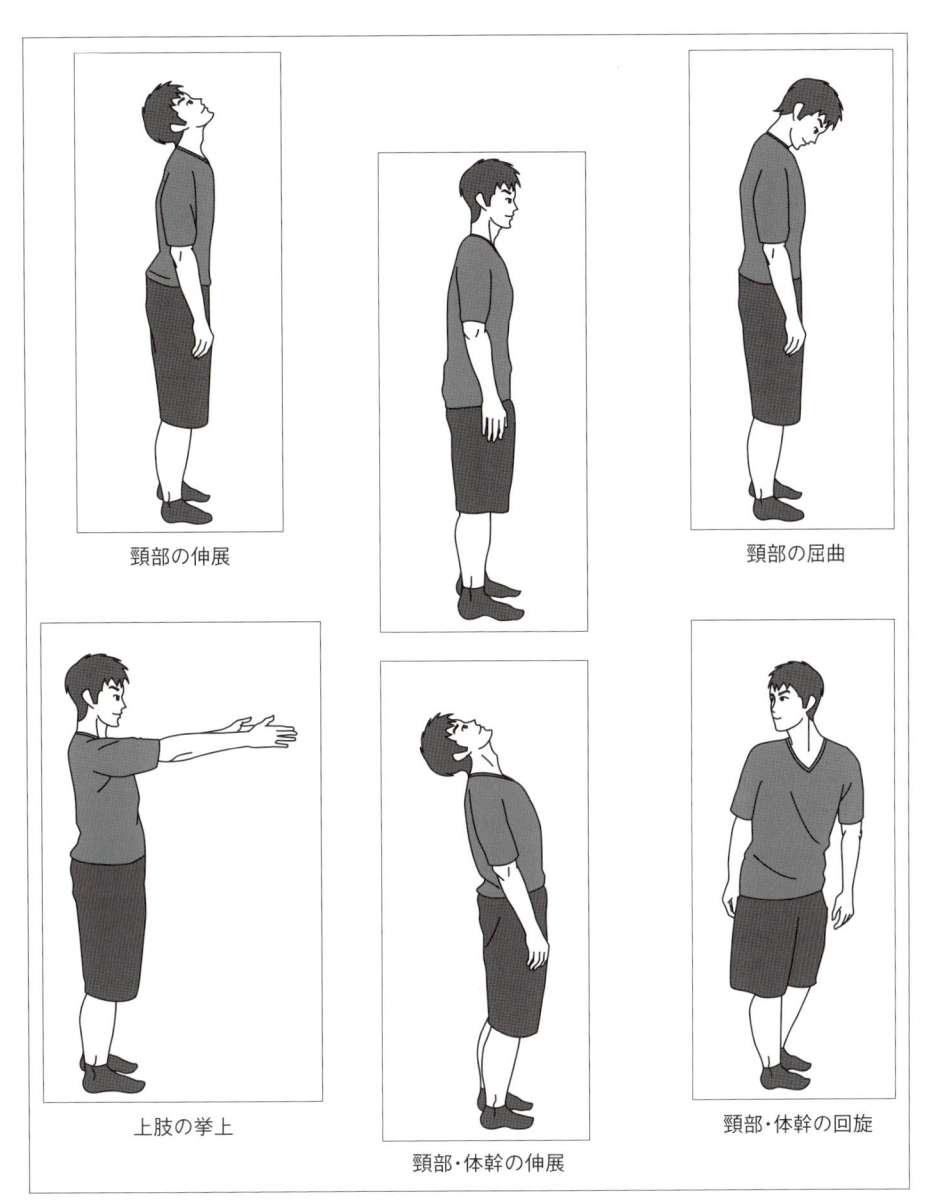

図17 立位での身体一部分の随意運動

頸部の伸展　　頸部の屈曲　　上肢の挙上　　頸部・体幹の伸展　　頸部・体幹の回旋

とした部分の動揺や大きな姿勢の変位を観察します．この調節が不十分な場合には，身体の動揺や転倒などを生じるか，随意運動自体が不十分になります．健常者の場合に，このような重心を調節するための運動は極めて僅かなため，筋収縮を観察や触診で確認することにも限界があり，筋電図を使用すると確認可能ですが，臨床的に簡便には利用できません．特に，頸部の屈曲，伸展，回旋や上肢の運動（肩関節の屈曲，外転など）では，重心の移動が僅かであり，これらが円滑に遂行できるかを観察します．体幹の前後左右への傾斜や回旋などは，より重心への影響が大きくなります（図17）．これらの観察は，原則として肩幅程度の足位での支持基底面で行います．座位バランスでの説明と同様に，身体のある部分（頸部や上肢など）の移動に伴う，重心の位置への影響を考慮して，観察結果を解釈します．

立位での水平面での重心の移動の程度と，その際の安定性を検査します（図18）．随意的に重心を前後左右，それぞれの方向へ，できるだけ移動するように指示します．同様に，多方向への上肢による**リーチング**を検査し，その到達距離を測

側方(右)へのリーチング

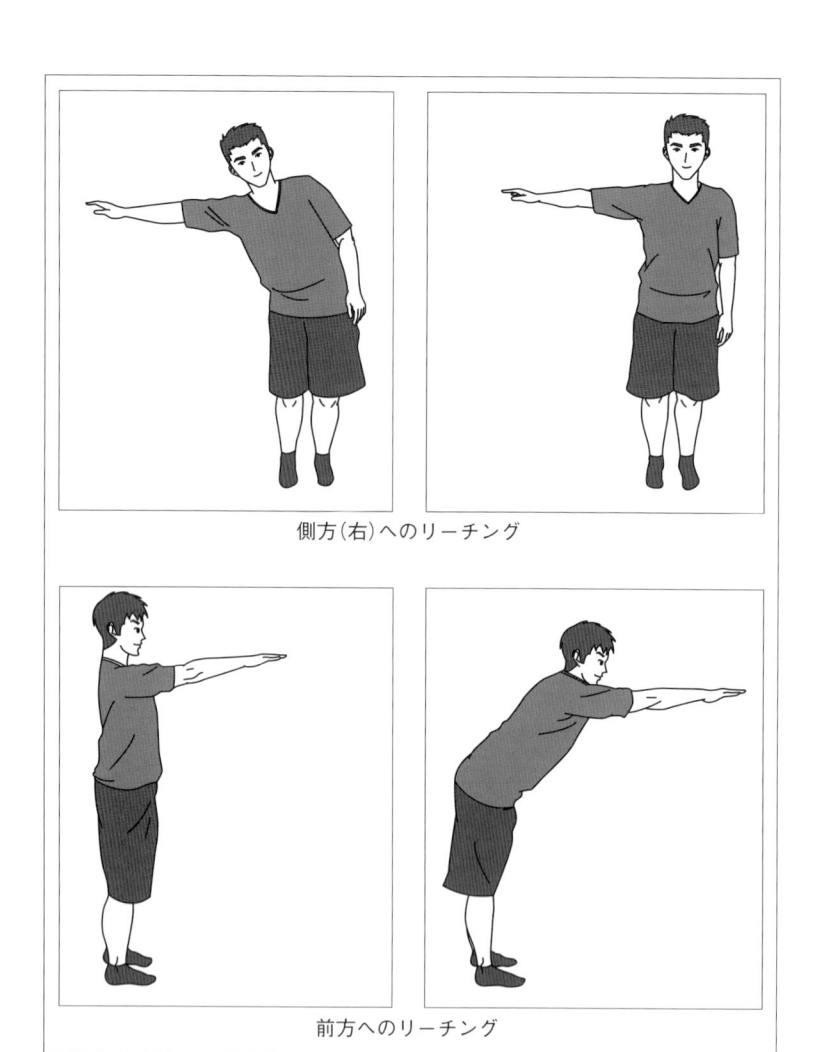

前方へのリーチング

図18　立位での水平面上での重心の移動

定します．前者の場合には，前述の重心位置の推定にもとづき，重心が支持基底面に対して，どの程度移動できたかを観察しますが，その距離を簡便に測定することは困難です．これに対してリーチング距離は，メジャーがあれば，簡便に測定可能です．しかし，リーチングの際に，重心の移動を伴っているかを，同時に観察することも必要です．リーチングでは，上肢長を超えた位置へのリーチングによって，重心の移動を伴ったリーチングが遂行されます．

重心の垂直方向の移動の程度と，その際の安定性を検査します（図19）．立位からしゃがみ動作，スクワット，床へのリーチング，床上の対象物を拾う，持ち上げるなどの動作を検査します．しゃがみ動作では，股関節，膝関節，足関節を同時に制御することが必要で，さらに，体幹や骨盤の前傾の程度によって，重心の前後の位置が変化します．

随意的な支持基底面の変更やステップも検査します（図20）．足を開いた姿勢から，足を閉じる，片足立ちになるなどの随意的な支持基底面の変更や，前後左右などへ随意的に一側足のステップ，さらに立位から歩き始める際の動揺の程度や安定性を検査します．ステップでは，平坦な床面に加えて，前方に置いた台やボールへのステップ（図21），棒や箱などを跨ぐなど，上下の足の移動を加えると，より多彩なバランスを検査することができます．運動の開始の円滑さ，立脚側の安定性，ステップ側の運動の協調性，全体的な運動の速さの制御などを観察します．前後左右へステップの場合には，その距離を測定します．

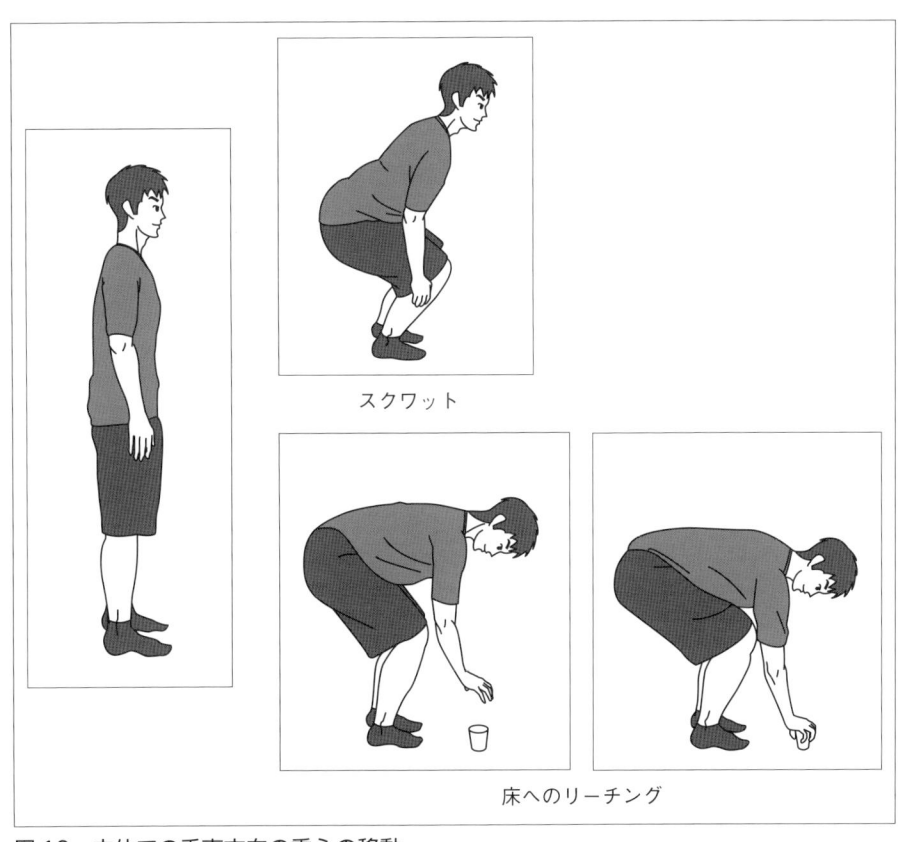

図 19 立位での垂直方向の重心の移動

スクワット

床へのリーチング

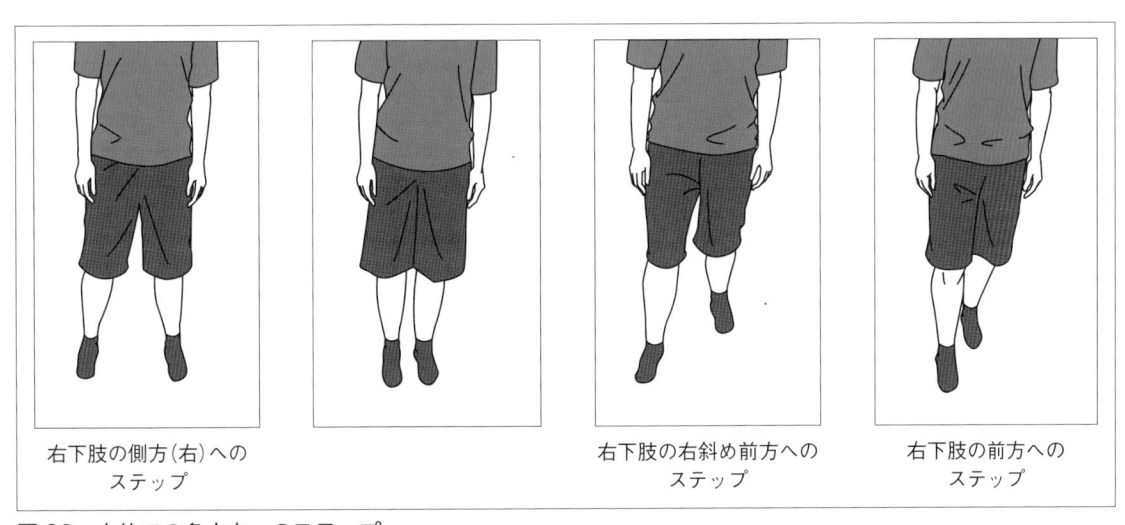

図 20 立位での多方向へのステップ

右下肢の側方（右）への
ステップ

右下肢の右斜め前方への
ステップ

右下肢の前方への
ステップ

c 立ち上がり動作におけるバランス

　椅座位からの立ち上がり動作におけるバランス検査としての視点では，重心の低い座位から重心の高い立位への上方への運動，殿部・体幹を中心とした重心の後方の位置から足部のみの支持基底面上への前方への運動，座面（殿部と後面）と両足部の広い支持基底面から両足部のみの狭い支持基底面への支持基底面の減少の特徴があります（図 22）．いずれもバランスが不安定になる要因です．さらに，静止した座位姿勢からの自己始動運動による運動の開始，関節運動を伴う重心の移動，そして運動の停止と立位バランスの制御が必

前方の台へのステップ

側方の台へのステップ

前方のボールへのステップ

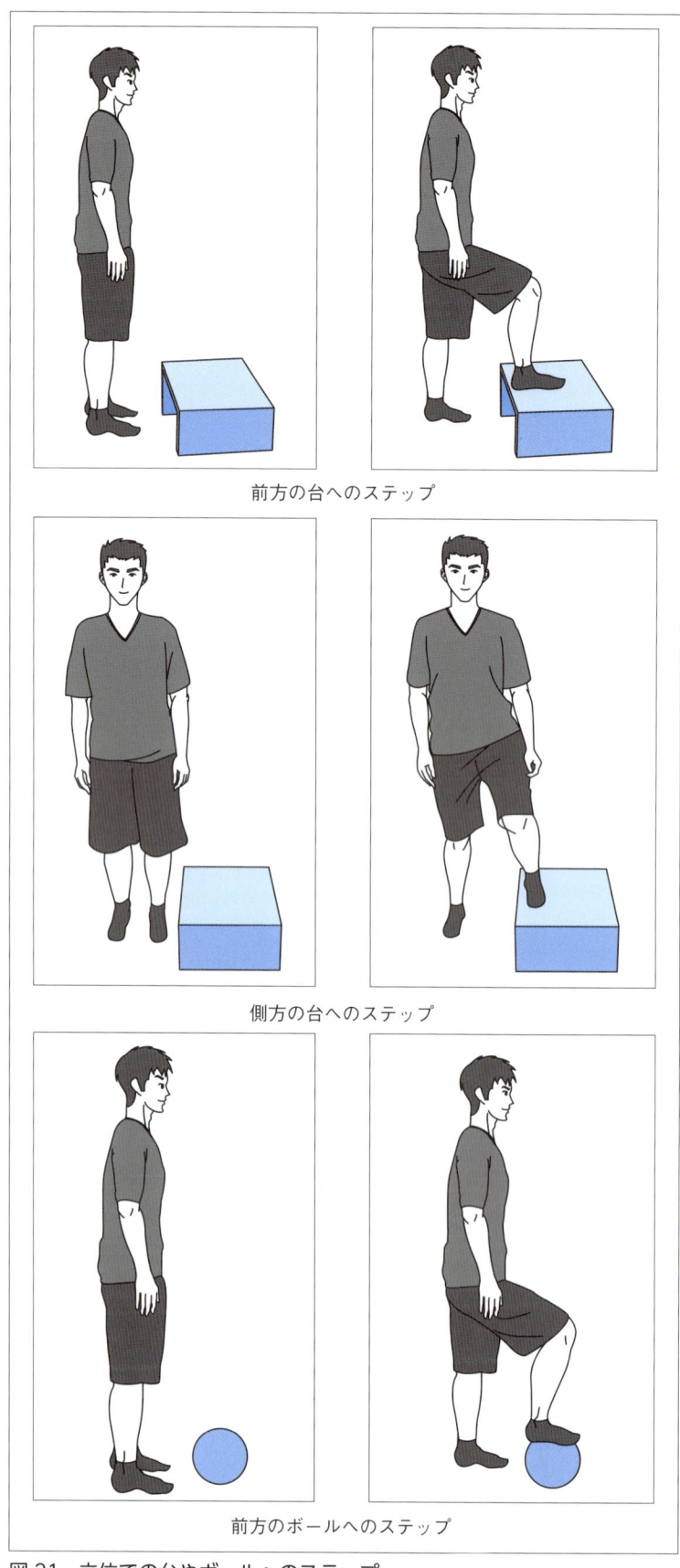

図21 立位での台やボールへのステップ

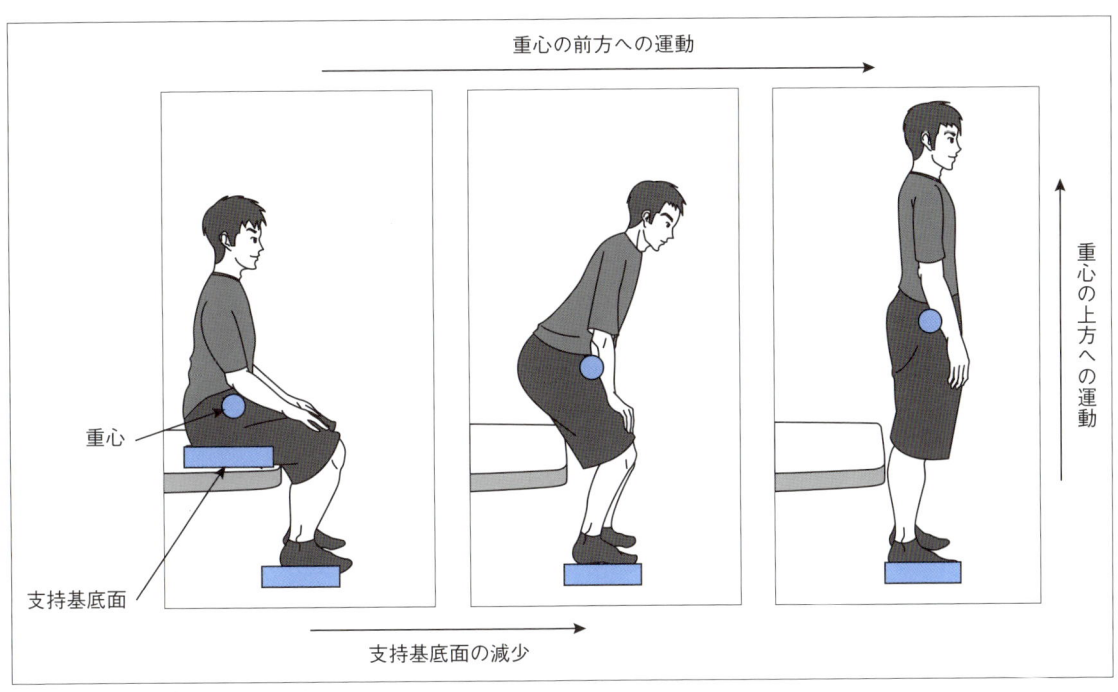

図22 立ち上がり動作の特徴

要とされます．一般的に連続した運動よりも，運動の開始や停止の制御は，生体力学的に難しい課題であり，フィードフォワードとフィードバックの運動制御が求められます．バランスの制御としては，特に支持基底面が大きく変更される殿部が座面を離れるタイミング（離殿）が重要で，その前後の体幹の前傾，股関節屈曲，足関節背屈運動の関節可動域と運動制御が必要です．

　立ち上がり動作は，アームレストや支持面，あるいは歩行補助具などの上肢の支持，足部の位置，座面の高さや硬さによって難易度が影響されます．バランス検査としては，硬く，ほぼ股・膝関節が90°屈曲位，足関節が0°背屈位となる座面から，上肢を外的支持物に支持しない状態での立ち上がり動作を基本に検査します．

　開始姿勢のアライメント，運動開始の円滑さ，重心の運動の方向や速度，その円滑さ，全身的な動揺や傾きなどの安定性，関節運動（主に股・膝・足関節）のタイミング，転倒の危険の有無などを検査し，立ち上がり動作に要する時間も測定します．立位から座位への**着座動作**も，同様に検査します．着座動作では重心の後方への移動が必要となり，立ち上がり動作よりも運動制御が困難な場合もあります．

　動作が困難な場合には，上肢の外的支持物への支持，高い座面，足部の後方への配置などを考慮して検査します．上肢の支持の目的には，重心の前方移動（主に体幹の前傾），離殿のタイミング前後の重心の上方移動，離殿後の立位の制御などがあり，どの目的で使用しているかを見極めることは，介入計画を立案するために大切です．

　基本的な条件で動作が可能な場合には，視線の意図的な操作（前を見るなど），手に物を持っての立ち上がりや会話しながらの立ち上がり（**二重課題**），低い，あるいは柔らかい座面，足部の下にフォームラバーを敷くなど，バランスを低下させる要因を考慮して，検査を進めます．

d 歩行におけるバランス

　歩行で要求されるバランスは，静的立位での制御に比べて，より複雑です．歩行は，歩き始め，歩行の周期的運動の反復，歩行の停止で構成されます．生体力学的には運動の開始と停止，連続的な運動の継続では，そのメカニズムが異なります．

　歩行の周期的運動では，支持基底面が常に変化し，重心は前後左右上下に連続的に移動します（図

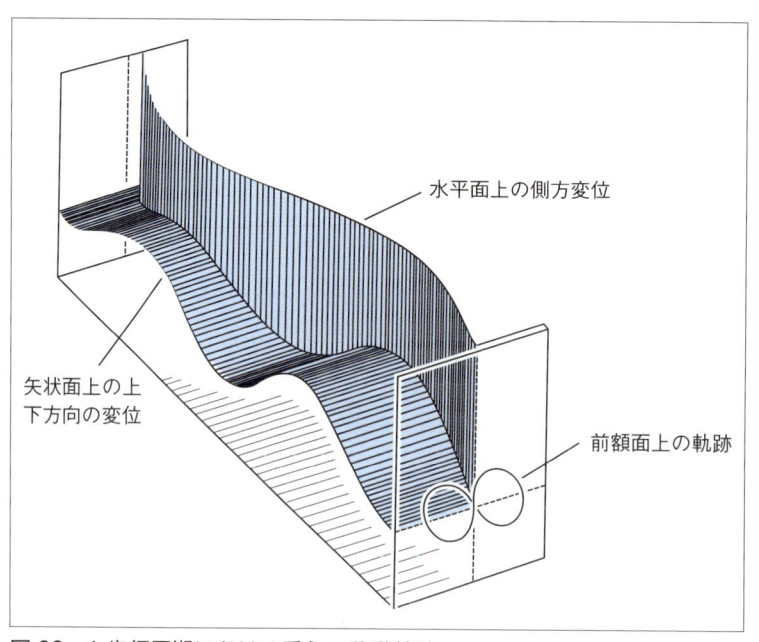

図23　1歩行周期における重心の移動軌跡
(Rose J, Gamble JG, 文献4, 1994より)

23).　一歩行周期のほとんどの時間で，重心線は支持基底面の境界よりも外に落ちるため，とても不安定な運動課題です（**図24**）．全身の多くの筋群が協調的に活動し，身体の左右で相反的な運動が必要となります．運動発達段階や体型による影響も大きく，歩行パターンは年齢によって異なり，対象によっても多様です．

バランス検査としては，基本的に歩行補助具は使用せずに検査します．立位を保持した状態からの歩き始め，歩行，立ち止まり，その後の立位の制御を観察し，運動の円滑さ（開始，連続的な運動，停止を含む），重心の運動の方向や速度，関節運動の範囲やタイミング，主に頭部や体幹の動揺や偏位，転倒の危険の有無，転倒しやすい方向などを検査します．四肢の運動や歩隔の程度，歩幅の左右差を観察します．10mの歩行に要する時間と歩数を計測し，歩行速度，歩行率，歩幅や重複歩距離などを算出します．歩行速度が遅く，歩幅が小さい場合には，一般的にバランスが低下しています．

基本的な歩行が可能な場合には，**方向転換**，床上の線に沿った**直線歩行**，**継ぎ足歩行（tandem gait）**，**つま先歩き**や**踵歩き**などを検査すると，バランスの低下が顕著になります．前方だけでな

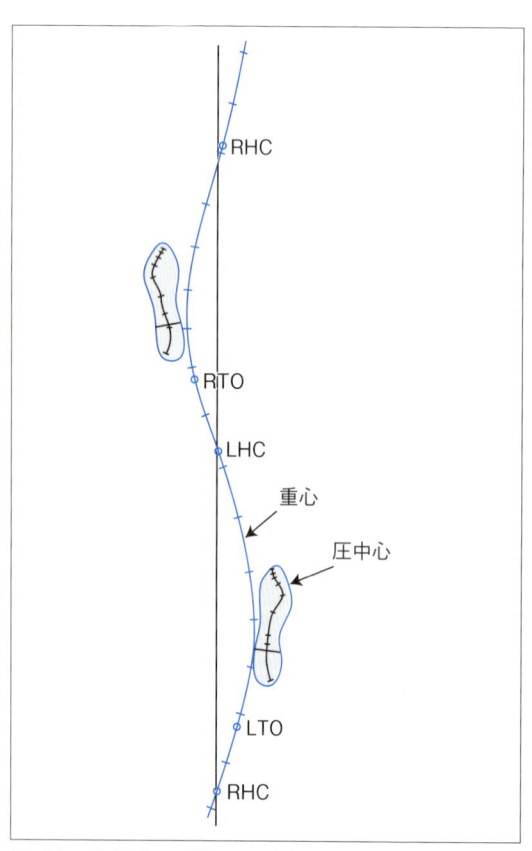

図24　歩行中の重心と圧中心の軌跡
RHC：右踵接地，RTO：右爪先離地，LHC：左踵接地，
LTO：左右爪先離地
(Winter DA, 文献5, 1995より)

く，後ろ歩きや横歩き，カーペットの上，不整地，傾斜路などの多様な歩行路でも検査します．また，歩き始めと歩行の停止について，椅座位からの歩き始め（立ち上がり動作と連続した歩き始め）や，歩行から椅子への連続した着座動作も検査します．これらは，バランスの低下が反映される運動課題であり，さらに極めて日常的な動作であるため，転倒の危険があるかどうかを把握する必要があります．

さらに，照明の明るさの影響，前方などへの視線の固定，歩きながらの頸部の回旋，上肢で物を持ちながらや会話しながらの**二重課題**，人混みなどの**開放環境**での歩行，急な障害物の出現や不意な他者からの外力のような外乱刺激などの要因を追加すると，さらにバランス要求が高くなります．

基本的な条件での歩行が困難な場合には杖や歩行器，手すり，平行棒などの歩行補助具を使用した歩行を検査し，可能であれば，歩行補助具を使用しない時と比較します．歩行補助具を使用した場合は，それによって支持基底面が拡大するため，バランスの検査としては限界があります．

ⓔ パフォーマンス測定と臨床評価指標

(1) 時間や距離などの計測

ストップウォッチによる姿勢の保持時間や動作の所要時間の計測，メジャーを使用したリーチングやステップの距離の計測は，臨床的に簡便に実施できます．重心動揺計を用いると，動揺の程度を観察しやすく，重心動揺距離や面積などを定量的に測定できます．3次元動作解析装置，床反力計，筋電図を用いると，より詳細な測定が可能です．

(2) バランス検査で用いられる臨床評価指標

バランスを検査するために開発された，多くの標準化された臨床評価指標があります．順序尺度や比率尺度でバランスの程度を定量的に示すことができるため，患者の状態や変化を検討する際に有用です．パフォーマンステストの場合には，遂行能力の測定と同時に，運動課題の遂行状況を観察し，定性的に評価することも必要です．各評価指標の具体的な内容は，付章の臨床評価指標を参照してください．

① 転倒恐怖と転倒自己効力感

転倒に対する恐怖や，転倒せずにさまざまな活動を遂行する際の自信である自己効力感の程度を質問紙で測定する **Activity-Specific Balance Confidence Scale（ABC Scale）** と **Falls Efficacy Scale（FES）** があります（⇨付章の252頁を参照）．FESには，数種類の修正版が報告されています．

② 立位バランス

Bohannonによる立位バランステストは，開眼での静的立位保持に対する5段階の簡便な順序尺度です（**表4**）．

Functional Reach Test（FRT） は，立位で足部を動かさずに前方へリーチし，その距離を測定します．前方への重心移動の能力の指標です．一般的に，リーチ距離が15cm未満では転倒の可能性が大きくなると解釈されています．**Multi-Directional Reach Test（MDRT）** は，前方だけでなく，前後および左右の側方へのリーチ距離を測定します．**Modified Functional Reach Test（MFRT）** は，座位で実施するFRTです．

③ 立ち上がりと歩行に関連したバランステスト

Timed Up and Go Test（TUG） は，椅座位からの立ち上がり，3mの歩行，方向転換，3mの歩行，着座の連続的な動作に要する時間を測定

コラム⑩ 重心動揺計

重心動揺計は，名称としては「重心」が用いられますが，重心の位置を測定していません．床反力の垂直分力と圧中心の位置を測定します．静的な姿勢制御では，重心線の落ちる位置と圧中心は，ほぼ同一と解釈しても大きな問題はありませんが，動的な課題では，両者は一致しません．静的姿勢制御では，重心移動距離や面積は低値のほうが一般的に動揺が少なく，安定した状態であることを示します．随意的な重心移動の課題では，重心移動距離や各方向の最大値と最小値の差が大きいほうが，能力が高いことを示します．

表4 立位バランステスト (Bohannon)

評定	内容
0	立っていられない
1	開脚で立っていられるが，保持時間は30秒未満
2	開脚で30秒立っていられるが，閉脚で立つことはできない
3	閉脚で立っていられるが，保持時間は30秒未満
4	閉脚で30秒立っていられる

開眼でテストすること

します．さまざまなカットオフ値が報告されていますが，地域在住高齢者では13.5秒，脳卒中者では14秒を超えると，転倒の可能性が高くなると解釈されています．

④複数の課題で構成されるバランステスト

Berg Balance Scale (BBS) あるいは **Functional Balance Scale (FBS)** は，14項目の静的，動的バランス課題で構成され，各項目が0～4の5段階で評定されます．立位での運動課題が多く含まれています．一般的には，56点満点中45点未満では転倒の可能性が高くなると解釈されています（⇒付章の253頁を参照）．

Balance Evaluation Systems Test (BESTest) は，姿勢制御に関連する6つのシステム（生体力学的拘束，安定性限界／鉛直性，予測的姿勢調節，姿勢反応，感覚定位，歩行中の安定性）で構成される，36項目からなるテストです．バランスに関する特異的な介入計画を立案するために開発されました（⇒付章の255頁を参照）．

⑤歩行におけるバランステスト

Dynamic Gait Index (DGI) は，歩行中の課題要求の変化に対応して歩行を修正する能力を評価します．歩行速度の変化，歩行中の頭部の運動，急な方向転換や歩行停止などの8項目で構成され，各項目は0～3の4段階で評定されます．

24点満点中19点未満では，一般的に転倒の可能性が高くなると解釈されています（⇒付章の256頁を参照）．

Stops Walking When Talking (SWWT) は，歩行中に会話を行う二重課題の影響をテストします．歩いている患者に検者が話しかけ，会話を始めると立ち止まってしまうと陽性で，転倒する可能性が高いと解釈されます．

3 所見の記録方法

介助の有無，動揺の程度，姿勢アライメントや重心の位置，その変位，静的バランスにおける保持時間，動的バランスにおける運動の範囲やその運動の円滑性などについて記録します．一般に，条件や課題を変更した際の変化が重要であるため，変更した内容とその変化を簡潔に記録します．

パフォーマンステストや臨床評価指標を用いた場合には，その数値や得点を記録します．その際にも，観察による定性的な所見も合わせて記録すると介入計画の立案には有用です．

第12章 文献

1) Anne Shumway-Cook, et al：モーターコントロール（田中　繁，高橋　明監訳），原著第4版，医歯薬出版，2013．
2) 奈良　勲，内山　靖編：姿勢調節障害の理学療法，第2版，医歯薬出版，2012．
3) Janet H. Carr, et al：ニューロロジカルリハビリテーション（潮見泰藏監訳），原著第2版，医歯薬出版，2012．
4) Rose J, Gamble JG, ed：Human Walking, Williams & Wilkins, 1994.
5) Winter DA：Human balance and posture control during standing and walking. *Gait Posture* 3：193-214, 1995.

（臼田　滋）

13章 基本動作の評価

Ⅰ. 理学療法に必要な基本動作の評価
Ⅱ. 基本動作の評価の実際

I. 理学療法に必要な基本動作の評価

> **はじめに**
>
> 基本動作で学習するポイントは，以下の3つです．
> ・基本動作の種類
> ・基本動作の評価方法
> ・基本動作の評価のとらえ方
>
> 本章では，寝返り動作，起き上がり動作，立ち上がり動作，および歩行に対する観察を中心に，評価の進め方を解説します．
>
> 基本動作は，日常生活活動，バランス，発達の章とも関連づけて学習しましょう．また，特に歩行については，運動学などの知識が必須です．動作を観察し，その結果を目標設定や介入計画の立案など実際に役立てるためには，多くの対象者のさまざまな状態での動作を観察する経験が大切です．そして疾病，経過，機能障害，活動と参加などを考慮して，観察から得られた所見を解釈する必要があります．

1 基本動作とは

基本動作とは，寝返り，起き上がり，立ち上がり，歩行などの日常的に繰り返される動作です．**起居動作**，**移乗動作**，**移動動作**（⇨14章の230～231頁を参照）という表現も用いられます．

起居動作は，起き上がりや立ち上がりなどの背臥位から立位，あるいは立位から背臥位への姿勢変換です．重心は主に上下方向に移動します．

移乗動作は，ベッドと車いすの間，ベッドとポータブルトイレの間，車いすとトイレの間，車いすと自動車の座席の間など，ある場所での座位から他の場所の座位までへの乗り移り動作です．立ち上がり動作を伴うこともありますが，立位を経由せずに行う場合もあります．重心は主に水平方向へ，短い距離を移動します．例外として，床上の座位と車いす上座位のように，重心の上下方向の移動を必要とすることもあります．

移動動作は，歩行が代表的ですが，膝歩き，四つ這い移動，肘這い移動などのように，重心の水平歩行の移動を伴い，離れた場所への移動を目的とした動作です．階段昇降など重心の上下方向の移動を伴う動作もあります．車いす駆動（推進）も移動動作に含まれます．

> **コラム①**
> **抗重力運動とは**
>
> 起き上がり動作や立ち上がり動作など多くの起居動作では，重心の上方への運動が必要になり，これを抗重力運動といいます．重力に抗した運動のため，筋力や高度の運動制御が必要になります．重力方向である下方への運動も，運動速度を調節して，円滑に運動を遂行するためには，筋力や運動制御が同様に必要になります．高齢者などでは下方への運動のほうが，制御が難しい場合もあります．

コラム② 姿勢変換・起居動作の多様な種類

背臥位から立位に至る姿勢変換に用いられる姿勢や動作は多様です（図1）．ベッドを使用する場合には，途中で端座位を経由することが一般的です．用いられる起居動作は，大まかに寝返り動作，起き上がり動作，立ち上がり動作に分けることが可能ですが，健常者ではこれらの動作が連続的に，円滑に遂行され，そのときの状況によって，微細に修正，調整されます．運動発達の低い段階や，疾病・加齢など機能障害を認める場合には，これらの多様性が減少し，可能な動作のレパートリーが少なく，定型的になります．これらの姿勢変換に用いられる単位動作（基本動作・起居動作）を別々に観察することが基本ですが，単位動作を独立させずに，一連の動作の流れを観察することも必要です．

これらの基本動作を遂行する能力が低下した状態が**機能的制限**です（⇨1章の4頁を参照）．機能的制限は，理学療法の主要な介入対象です．また，基本動作は**基本的ADL**に含まれ，**ICF**では**活動（活動制限）**に含まれます．

機能的制限である基本動作能力の低下は，機能障害，基本的ADLでのセルフケアや手段的ADL，さらには参加の状態と常にどのような関連があるかを考慮して，評価を進めることが重要です．介入計画の立案には，基本動作の遂行に関与している機能障害を特定することが必要です．そして，基本動作能力が改善することで，活動や参加がどのように拡大するかを具体的に推測することが大切です．

基本動作の運動パターンの測定には，三次元動作解析装置や床反力計，筋電図，加速度計，電気角度計などの計測機器を用いることが可能ですが，臨床での使用には，費用や場所，時間，対象者の負担など多くの制約があります．また，これらの機器によって得られた結果の解釈は容易では

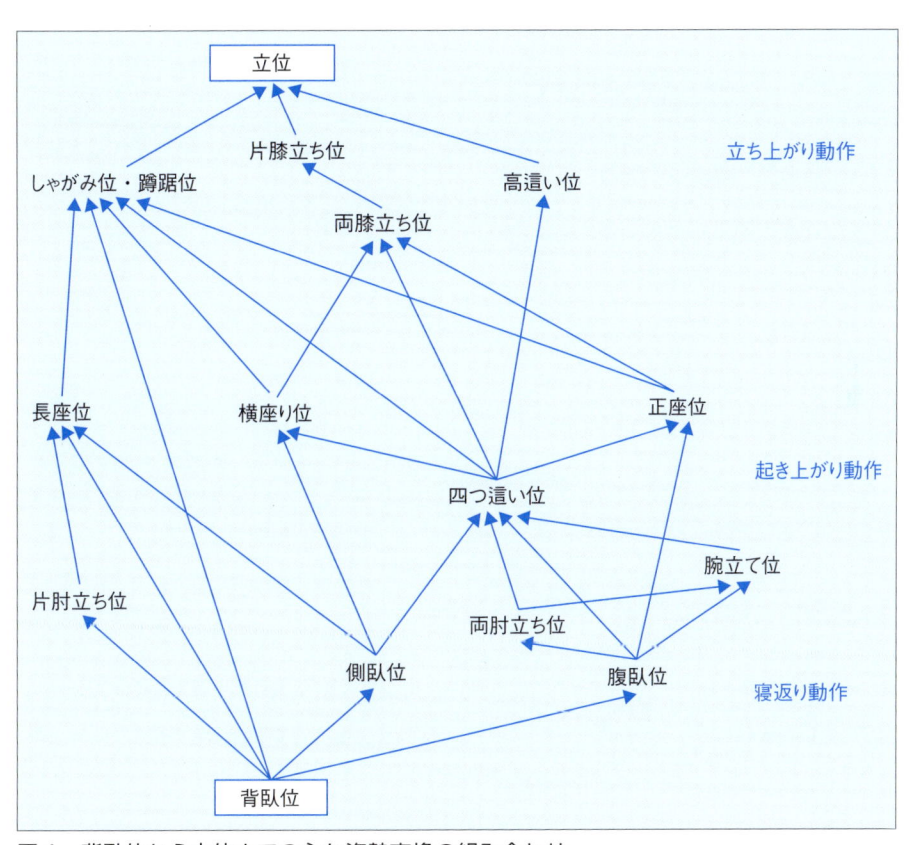

図1　背臥位から立位までの主な姿勢変換の組み合わせ

なく，理学療法士の観察（目視）による評価のほうが，一般的に統合と解釈に適しています．動作の直接の観察に加えて，ビデオにより動画を撮影することで，同じ現象を繰り返し観察することが可能になります．さらに，時間や回数，距離などの簡便な計測を用いると，基本動作の現象を客観的に把握する一助となります．本章では，このような観察を中心とした基本動作の評価について解説します．

2 基本動作の評価にはどのような意味があるのか？

基本動作は，各動作を単独に遂行されるだけでなく，多くの場合は**セルフケア**や**家事動作**，**趣味**，**社会的な行動**など目的のある動作や行動を遂行する際に用いられます．基本動作が困難となった場合には，用具の使用を中心とした環境の調整で，セルフケアなどの目的のある動作や行動が可能な場合はありますが，基本動作能力が良好な場合に比較すると，その効率性や安楽性などが低下する

ことが一般的です．そのため，基本動作の状態を評価する必要があります．

基本動作の遂行能力は対象者の日常生活に密接に関連し，理学療法の主要な介入対象や介入目標の一つであるため，初期の段階で評価する必要があります．そして，**理学療法診断**（⇨1章の4頁を参照）の中心的な項目の一つです．基本動作の遂行能力には，多くの機能障害がさまざまなメカニズムで影響します．基本動作への影響が明らかで，その程度が強い機能障害に対する介入は優先される必要があります．

また，基本動作の遂行能力は，さまざまな機能障害が関与するため，多くの疾患の**症状・症候**としてとらえることができます（表1）．基本動作の状態は，診断の重要な情報となり，疾患によってはその分類や重症度の判定に用いられる情報になります．各疾患や症状，症候における基本動作の特徴を理解しておくと，**臨床意思決定過程**に有用です．

実際の理学療法評価の流れのなかでは，診断や機能障害に関する情報をある程度収集したあと

表1 主な疾患や症状・症候と基本動作における特徴

動作	特徴	主な疾患や症状・症候
動作全般	無動，寡動・動作緩慢	パーキンソニズム
	非対称性	片麻痺
寝返り動作	体幹の分節的回旋の欠如	パーキンソニズム
起き上がり動作	体幹の分節的回旋の欠如	パーキンソニズム
	下肢を振り上げるなどの代償	関節リウマチ
立ち上がり動作	体幹の深い前傾，登はん性起立	下肢近位筋の筋力低下（筋ジストロフィなど）
歩行	ワイドベース，側方への著明なふらつき	運動失調
	トレンデレンブルグ現象	股関節外転筋群の筋力低下
	デュシェンヌ現象	股関節外転筋群の筋力低下，股関節痛
	身体を後方へ反らす	股関節伸展筋群の筋力低下
	反張膝	膝関節伸展筋群の筋力低下など
	下垂足	足関節背屈筋群の筋力低下
	小刻み歩行，すくみ足，加速現象	パーキンソニズム
階段昇降	膝に手をついた昇段動作	下肢近位筋の筋力低下（筋ジストロフィなど）

で，基本動作の観察へ進める場合と，基本動作の観察から疾患や機能障害を推論する展開の両者があります．一方向的な思考の展開ではなく，双方向的に思考を展開したほうが，対象者についての理解が深まります．

3 なぜ基本動作を評価する必要があるのか？

日常生活における活動や参加の可能性を検討するためです．基本的ADLや手段的ADLを実行し，活動や参加を拡大するためには，用いることができる基本動作を明らかにすることや，獲得が望まれる，あるいは獲得の可能性の高い基本動作を特定することが必要です．理学療法診断や介入目標の設定には，必須の情報です．

基本動作に対する評価は，臨床意思決定過程の初期段階において，詳細な検査・測定が必要とされる特定の領域を**スクリーニング**（⇒ 1章の7頁を参照）するために行われます．おおまかに起居動作や歩行を指示して，その状態を観察することで，認知系，筋骨格系，神経系，呼吸循環器系における問題の有無を判断することができます．

また，基本動作に影響する機能障害は多岐にわたり，心理面や情緒面，発達段階，加齢による心身機能の低下などにも影響を及ぼします．さらに，体格や最近の運動や行動の経験・習慣によっても，その程度はさまざまですが，基本動作の遂行が影響されます．個々の関連要因の状態によって，ある程度，基本動作の状態は推論できますが，正確な推論は困難です．特に複数の要因が影響することが一般的であり，そのメカニズムは複雑です．そのため，基本動作そのものを遂行して，直接観察し，評価することが必要です．

そして，介入内容の多くが，基本動作能力の改善を目的に実施されます．そのため，介入の効果を判定するための**帰結（アウトカム）**の一つとして，基本動作能力の遂行能力や運動パターンを評価します．機能障害と機能的制限（基本動作の遂行能力の低下）の関係を考慮すると，両者に改善が認められない場合，機能障害のみが改善し機能的制限に変化がない場合，機能障害には改善がないが機能的制限に改善を認める場合と，両者に改善を認める場合があります．理学療法の本質的な目標から，機能的制限の改善が求められます．

4 基本動作の評価で何がわかるのか？

基本動作の評価によって，基本動作の**遂行能力**とその際の**運動パターン**がわかります．遂行能力には，**達成度**（自立度・介助の必要性・成功率など），**柔軟性**（適応性），**効率性**が含まれます（**表2**）．また，遂行能力が低下している場合に，どのような**口頭指示**や**徒手的操作**（**介助**や**誘導**）によって遂行能力や運動パターンが改善するのかがわかります．

達成度は，対象者が標準的な条件において一人で基本動作を遂行できる程度です．いわゆる自立度（⇒ 14章の228頁を参照）であり，**自立**，**修正自立**，**監視・口頭指示**，**部分介助**，**全介助**などの段階で判定します．口頭指示や介助が必要な場合には，その程度だけでなく，介助を要する身体部位と時期を明確にする必要があります．また，対象者によっては，一人で遂行できるときとできないときがあり，自立度が変動することがあります．その場合には成功率（成功回数／実施回数）を考慮するとよいでしょう．

柔軟性は，異なる状況や環境で基本動作を遂行できる能力であり，環境への適応性です．たとえばベッド柵の有無，ベッドや治療台などの支持面の違い，立ち上がり動作などの座面の高さ，手すりの有無，歩行路・床面の違いなどによる影響です．立ち上がり動作や歩行などでは，物を持ちな

表2 基本動作の遂行能力の3要素

要素	主な内容
達成度	一人で遂行できる程度．自立度，介助が必要な部分とその程度，成功率．
柔軟性	異なる状況や環境で遂行できる能力．用具の有無，支持面の硬さや高さ．
効率性	必要なエネルギー消費量．時間，回数，バイタルサイン．

がらや会話をしながらの動作の遂行など二重課題の遂行能力も含まれます．

効率性は，基本動作を遂行する際のエネルギー消費の程度であり，対象者の努力の程度と関連します．エネルギー消費が少なく，楽に動作が遂行できるほうが，能力が高いことを示します．消費されるエネルギーを直接測定することは困難であり，他の指標によって推測します．短時間に，回数を多く遂行できるほうが効率的であるととらえられます．歩行では単位時間あたりに長距離の歩行が可能なほうが効率的です．また，脈拍数や呼吸数などのバイタルサインを測定することも有用です．

運動パターンは，基本動作遂行中の姿勢の変化，関節の角度変化，身体のある部位の軌跡，全身の複数の関節運動の組み合わせや複数の身体部位の運動の順序性などです．明らかな疾病や障害のない成人の運動パターンを，いわゆる正常としてとらえ，その**正常パターン**と異なる運動を**逸脱運動**としてとらえます．この逸脱運動の有無が観察されます．逸脱運動は，機能障害などによる一次的な逸脱運動と，その逸脱運動を補うための二次的現象である**代償運動**に分けることができます．たとえば，歩行の際に股関節外転筋力による骨盤の固定性が不十分である場合に，立脚相における対側への骨盤の側方傾斜（下制）が逸脱運動であり，それでも歩行を安定させるために体幹を立脚相側に側屈させる運動が代償運動です．効果的な介入には，この両者を区別することが必要ですが，実際には明確に区別することが難しいことも少なくありません．疾病や機能障害の影響から解釈することと，一次的な逸脱運動を正常パターンへ誘導することにより変更できた場合には，代償運動が消失します．

遂行能力が低下している場合には，その原因を特定する必要があり，観察だけでは不十分です．

そのために口頭指示や徒手的操作が用いられます．徒手的操作の目的には，①筋緊張を調整すること，②運動開始前に運動を起こしやすい位置に四肢を移動させること，③運動の開始を補助すること，④運動の方向を時間的・空間的に誘導することなどがあります．このような操作による動作遂行能力や運動パターンの変化を確認します．その状況を考慮して，具体的な介入方法を検討します．

> ### コラム③
> ### 正常パターンと逸脱運動
>
> 正常パターンは，疾病や障害のない成人が行う運動パターンであっても，多様性，変動性があります．年齢，性別，体格，生活状況や生活習慣，精神状態，衣服や履物など多くの要因によって運動パターンは変化します．このような範囲から明らかに異なる運動が逸脱運動ですが，明確な判別が難しい場合も多くあります．正常な場合には，その変動性・可変性が高いことが重要な特徴です．
>
> また，対象者の示す逸脱運動は，対象者にとっては何らかの利点を有します．もしかすると対象者が機能的に動作を遂行する唯一の方法かもしれません．反対に，機能障害を有する対象者にとっては，正常運動パターンの遂行には利点が少なく，非効率的になる可能性もあります．そのため，逸脱運動を認めても，その逸脱運動を修正する必要があるかは十分に検討する必要があります．
>
> 二次的な代償運動についても同様に検討します．現在の代償運動の継続が，さらに二次的な障害を発生させる可能性があるかどうかを検討しなければなりません．

Ⅱ. 基本動作の評価の実際

> **はじめに**
>
> 　寝返り動作，起き上がり動作，立ち上がり動作，歩行について，それらの基本となる状況を想定して，観察を中心とした評価の展開を解説します．どの動作についても，本質的要素をもとに，運動パターンにおける逸脱運動と代償運動を把握することが重要です．そして，観察の手順に慣れ，着眼点を理解するためには，健常者やさまざまな疾患をもつ対象者の動作を観察する機会を増やすことが必要です．

1 基本動作の評価の進め方

　基本動作の評価では，一つの動作に対して多面的に情報を収集しなければなりません．また，他の検査・測定と比較しても，観察のポイントや評価の手順などに熟練を要します．そのため何を観察するのか，何と比較するのかなど，意図的に意識して観察する必要があります．各理学療法士によって，その手順が異なる面がありますが，基本動作の観察に慣れるまでは，一定の手順にもとづいて評価を展開することが必要です．

① 評価する基本動作（単位動作）を決定する．その際，**連続動作**（**表3**）を構成する基本動作に分解し，個々の基本動作を独立して評価する．また，日常生活での重要性を考慮する．開始姿勢と終了姿勢を明らかにする．

② 最初は，患者が自然に行う動作を数回繰り返して観察する．各動作において標準的な環境，あるいは日常的な環境で動作を遂行してもらう．

③ 時間的な連続性を観察する．**開始姿勢（準備状態）**，**運動開始**，**運動中**，**運動停止**の時間的経過で観察する．自立度・介助の必要性，運動パターンを判断する．

④ 開始姿勢（準備状態）では，運動開始直前の姿勢，アライメント，支持基底面，重心の位置を観察する．

⑤ 運動開始では，運動が開始される身体部位あるいは関節を中心に，そのタイミング，運動の方向や運動の円滑さを観察する．

⑥ 運動中では，支持基底面の変化，身体部位や関節，あるいは重心の運動方向とその変化や運動範囲，運動の速さ，円滑さを観察する．

⑦ 運動停止では，各身体部位や関節運動を停止す

表3　連続動作の例

例	含まれる基本動作（単位動作）
ベッドで起き上がる	寝返り，起き上がり
ベッドから起き上がって，歩き始める	寝返り，起き上がり，立ち上がり，歩行
椅座位から歩き始める	立ち上がり，歩行
テーブルに座った姿勢から歩き始める	立ち上がり，方向転換，歩行

るタイミング，円滑さ，姿勢，停止後の安定性を観察する．
⑧時間的な連続性をいくつかの相に区分して，観察された所見を整理し，確認する．
⑨主要な部位の筋活動を，観察や触診によって確認する．
⑩所要時間や特定の時間内の遂行回数などを計測する．
⑪口頭指示・徒手的操作（介助・誘導）が必要であれば，それらの有無による変化を確認する．介助が必要でない場合においても，観察のみで運動パターンがわかりにくい場合には，患者の身体に触れることで，細かな運動がわかりやすくなる．また，意図的に運動を制限したり，運動パターンを口頭指示することで，本質的な要素を確認する．
⑫動作を遂行する場所，福祉用具，歩行補助具，装具などの環境を変えて，変化を確認する．
⑬逸脱運動と代償運動を特定する．
⑭動作前後のバイタルサインを比較する．表情や対象者の行動，訴えなども参考にする．
⑮動作を実施する際に，どのような状態になるのかを予測する．
⑯ふらつきや転倒，身体局所の圧迫などの危険に配慮する．
⑰疾患や機能障害などの事前の情報から，運動パターンや逸脱運動などを推測し，観察によって確認する．
⑱観察された所見や計測された時間などを簡潔に記録する．
⑲疾患の症候や機能障害との関連性を解釈する．
⑳活動・活動制限，参加・参加制約との関連性を解釈する．
㉑実用性や応用性を考慮して，複数の基本動作で構成される連続動作の連続性や円滑さを評価する．
㉒乳幼児や認知機能が低下した対象者など，動作の指示の理解が困難な場合には，日常的な場面で自発運動としての基本動作を観察する．

2 基本動作の評価の方法

ⓐ 寝返り動作

① 本質的要素

背臥位・側臥位・腹臥位間の姿勢変換である寝返り動作は，これらの動作を一定の方向へ連続して反復することで，移動に用いることができます．乳児の一時期には重要な**移動動作**の一つです．成長，発達に伴い移動動作としては用いられなくなり，**睡眠**時に無意識に行われるのが特徴です．睡眠時の寝返り動作は，体圧の変化，四肢の構えの変化，末梢循環の促進，体温調節，睡眠リズムの調整などの役割があります．加えて，背臥位からの対称的な体幹の屈曲による運動パターンの起き上がり動作は別にして，片肘立ち位や腹臥位を経由する起き上がり動作においては，寝返り動作がその一部として機能します．そのため，**起き上がり動作**を考慮した寝返り動作の遂行能力が，日常的には重要になります．

背臥位から腹臥位への寝返り動作は，背臥位から側臥位への寝返り動作に比べて，屈曲パターンから伸展パターンへの切り替えや，下側の肩関節に求められる可動性など異なる点があります．以下は，多くの対象者に共通して必要で，基本となる背臥位と側臥位間の寝返り動作について解説します．

背臥位から側臥位へは，一方の体側を中心とした回転運動であり，支持基底面は背部から体側に減少し，重心が上方かつ前方へ移動するため，安定性は低下し，抗重力運動が必要になります（図2）．回転運動だけでは重心の位置が前方（側方）に移動し，ベッドなどから側方へ落ちてしまうため，体幹の側屈などによって重心を持ち上げて後方へ移動させる必要があります．

回転運動は，頸部，肩甲帯，体幹，骨盤，下肢の回旋を伴い，これらの回旋の状態を観察します．正常では，肩甲帯と骨盤の回旋の時期や程度がずれて，**分節的回旋運動（体軸内回旋）**が生じます．この現象は，**立ち直り反応**（⇨10章の148頁，12章の172頁を参照）の一つで巻き戻し反応（derotative righting reaction）ともいわれます．

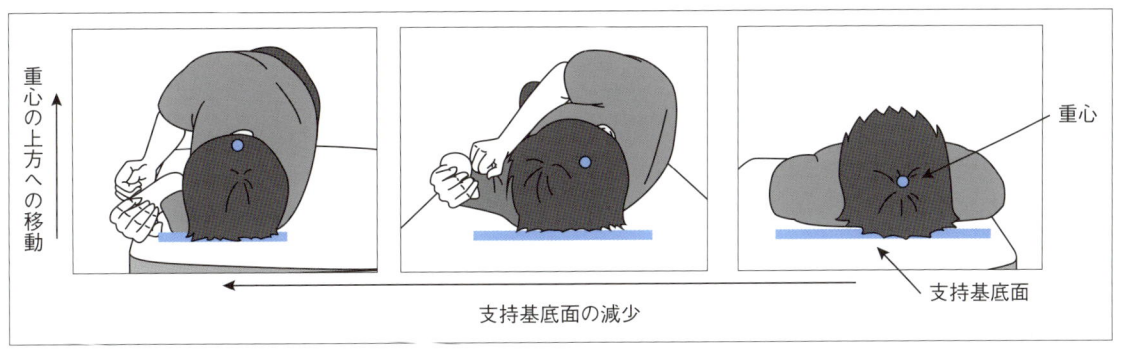

図2　寝返り動作の回転運動

回転運動に対して，特に寝返る方向と対側の肩甲帯から上肢，および骨盤から下肢の運動によって，回転運動が影響されます．これらの部位が寝返りの方向に対して前方へ移動すれば回転運動は促進され，後方に残れば回転運動が阻害されます．

また，運動の開始時点では，重力が上方へ移動する抗重力運動のため，運動開始の力源の観察が重要です．頸部の屈曲や寝返り方向と対側の肩甲骨の前方突出・外転・上方回旋などによって抗重力運動（回転）が開始されますが，上肢の挙上，上肢を振る，下肢の挙上，膝を立てた位置からの骨盤の回旋，下肢で支持面を蹴る運動などによる運動の開始も観察されます．上肢や下肢の質量の移動による回転モーメントが力源として利用されます．そして，頸部や上肢から運動が開始される場合や，下肢・骨盤から運動が開始される場合があります．正常パターンでもこのようなバリエーションがありますが，頸部から骨盤の運動が主体であり，四肢の運動を使用しなくても，健常者では寝返り動作が可能です．

全体的に，体幹前面筋を使用した屈曲パターンと体幹背面筋を使用した伸展パターンのいずれでも動作は可能ですが，寝返り動作が起き上がり動作の一部として機能するためには，屈曲パターンが効率的です．

相は明確には区分できませんが，頸部，肩甲帯，骨盤における回転運動の発生とその順序を観察します．

以上から，寝返り動作（背臥位から側臥位）の本質的な要素は，**頭頸部の回旋**（屈曲を伴うことが多い），**肩甲骨の前方突出**，**上肢の前方移動**，**体軸内回旋，骨盤の回旋，下肢の前方移動**です．側臥位から背臥位に戻る動作は，基本的にこれらの逆の運動や作用になりますが，重力方向の運動であるため，筋活動の遠心性収縮が主体となり，運動の制動が求められます．

②観察の展開（表4）

開始姿勢は背臥位，終了姿勢は側臥位です．患者の状況によって一側のみ，あるいは両側の寝返りを観察します．

プラットフォームやベッドで観察します．ベッド柵を握ったり，ベッドの端をつかんだりしない動作を基本とします．

まず開始姿勢（準備状態）を観察します．通常は対称的な背臥位です．肩甲帯や骨盤の後退，股関節の外転・外旋などの姿勢は，運動の開始を困難にします．そのような場合には，姿勢を修正して整えます．

次に，運動開始がどの運動から始まるかを観察します．頭頸部，肩甲帯，上肢，骨盤，下肢のいずれから運動が開始されるか，その運動方向を観察します．背臥位で両膝あるいは片膝を立てた構えから寝返る方向へ下肢を倒す（股関節内転と外転や骨盤の回旋）運動から開始されることもあります．

また，運動中の回転運動が認められる部位とその順序を観察します．体軸内回旋の有無が重要です．

そして，運動停止を観察します．側臥位で停止ができるか，その安定性を観察します．

運動開始から運動停止までのかかった所要時間を測定します．一般的には数秒で動作可能です．

表4 寝返り動作の観察の主な展開

手順		内容
1	開始姿勢と終了姿勢	背臥位から側臥位
2	場所・条件	ベッド，プラットフォーム（ベッド柵は使用せずに）
3	開始姿勢	背臥位：肩甲帯，骨盤，下肢の構え
4	運動開始	頭頸部，肩甲帯，上肢，骨盤，下肢
5	運動中	回転運動の部位と順序，体軸内回旋
6	運動停止	側臥位の安定性
7	所要時間の測定	数秒
8	介助，誘導	頭頸部，肩甲帯，上肢，骨盤，下肢など
9	運動パターンや環境の変更	四肢の運動，ベッド柵，ベッドの端につかまるなど
10	効率性を確認	努力の程度，表情，バイタルサインなど

動作が一人で行えないときや，運動が滞る場合などには，頭頸部，肩甲帯，上肢，骨盤，下肢などに介助や誘導を加えます．

四肢の運動パターンや環境を変更して観察します．上肢や下肢の運動が顕著な場合には，これらをあまり使用しない場合の運動パターンを観察します．動作が不十分な場合には，四肢の運動を用いることで変化を観察します．ベッド柵の使用，ベッドの端をつかむことなどを許可する場合や，ベッド・マットレスなどの支持面による変化を観察します．支持面による影響の確認は，同日では現実的に難しい場合があります．

観察全体をとおして，動作の効率性を確認します．動作に要する努力の程度を，表情や行動から推察し，バイタルサインの変化も確認します．疼痛の有無も確認が必要です．

③ 代表的な逸脱運動と代償運動

代表的な逸脱運動は，前述した本質的な要素である頭頸部，肩甲骨，上肢，体軸内回旋，骨盤，下肢の回旋を主とした運動の不足，あるいはこれらと反する運動の出現です．これに加えて，側臥位で下側となる肩関節，股関節の内転制限などの可動域制限によって寝返り動作が妨げられます．

このような逸脱運動に伴って代償運動が観察されます（表5）．代償運動は，逸脱運動を認める以外の部位での過剰な運動や，他の運動による力

> **コラム④**
> **片麻痺患者の寝返り動作**
>
> 一般的に非麻痺側の上肢や下肢を空間で制御できるため，麻痺側下側臥位への寝返りのほうが容易です．しかし，起き上がり動作に寝返り動作を活用するためには，非麻痺側下の側臥位への寝返り動作の獲得が必要になります．
>
> また，麻痺側下側臥位の場合には，麻痺側肩甲帯の後退などにより麻痺側上肢が身体の下に引き込まれることがあり，麻痺側肩関節などに疼痛を生じることも懸念されます．麻痺側肩甲帯を十分に前方突出した状態では，麻痺側下の側臥位も安全にとることができます．
>
> 片麻痺患者以外にも，人工股関節置換術後の患者では，股関節内転の強制が禁忌である場合に，術側下側臥位は行えません．患者の疾病や症候，術後の管理などを考慮して姿勢や動作を選択します．

源としての機能です．上肢や下肢の重さを利用した代償運動は観察されやすく，脊髄損傷患者の上肢を振る運動や，片麻痺患者の両手を組んで寝返り方向へ上肢を移動させる運動はその典型です．

表5 寝返り動作の主な代償運動

部位	運動
頭頸部	過度な回旋，過度な屈曲，伸展，側屈
肩甲骨と上肢	上肢を振る（前方への速い運動），肩関節の過度な水平内転，上肢を後方で支持面を押す，ベッド柵などにつかまり屈曲させる
骨盤と下肢	腰椎や下肢の回旋を伴う伸展，下肢で支持面を押す，下肢を側方に倒す，下肢を寝返り方向へ移動させる，下肢を振る（前方への速い運動）

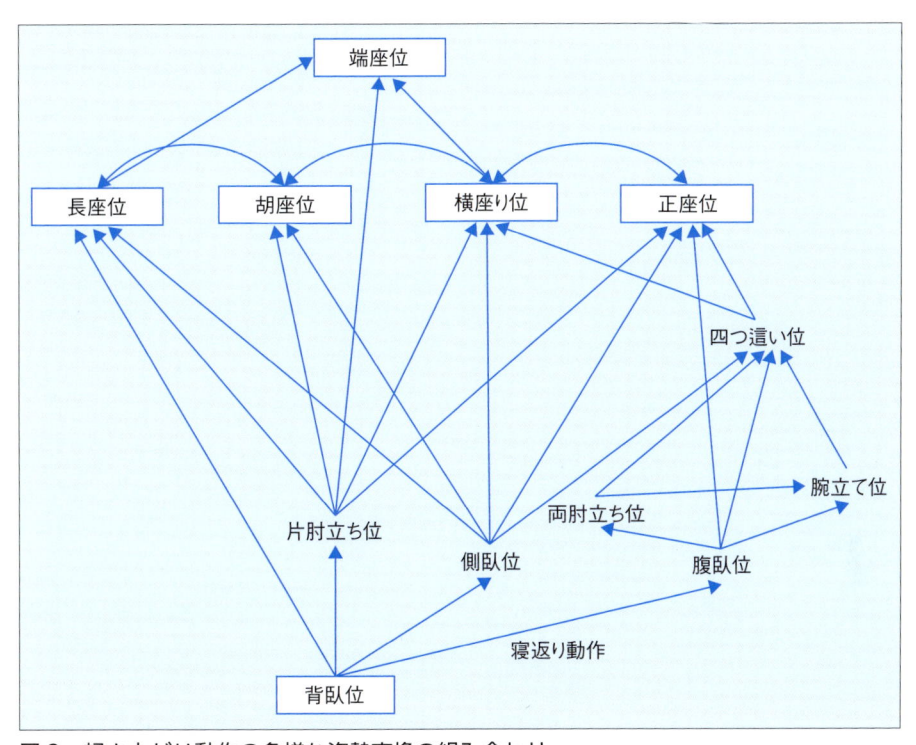

図3 起き上がり動作の多様な姿勢変換の組み合わせ

逸脱運動の原因となる機能障害は，頭頸部，体幹，上肢，下肢の筋緊張の異常，関節可動域制限，筋力低下や運動麻痺などです．体幹機能としての体幹前面筋の活動や体幹の可動性・柔軟性は特に重要で，両側性片麻痺やパーキンソニズムでは特に問題になります．また，寝返り方向の上肢による手すりを把持した引く運動により，肩甲骨の内転や伸展パターンが増加することにより，対側の上肢も後方に引かれてしまい，回転が妨げられる場合があり，機能障害ではなく，不適切な動作方法による影響も認められます．機能障害が原因と推測される場合には，たとえば寝返り方向の対側の肩甲骨の前方突出や肩関節水平内転・内旋の関節可動域制限などのように，具体的な部位とその障害を同定しないと，効果的な介入につながりません．

ⓑ 起き上がり動作
① 本質的要素

起き上がり動作は，背臥位から座位への姿勢変換である点は共通していますが，寝返り動作に比べてもより多様です（**図3**）．開始姿勢は背臥位ですが，終了姿勢の座位は，ベッド上や布団であっても，長座位，正座位，横座り位，胡座位などいろいろな種類があります．ベッドの場合にはベッドの端から下肢を垂らした端座位をとることもあります．その際は背臥位から他の座位を経由せずに，直接端座位となる場合や，一度，長座位や横

座り位を経由してから端座位となる場合があります．終了姿勢である座位姿勢が異なることで，終了姿勢における支持基底面の形態や広さ，重心の位置，下肢の構えが異なります．また，運動中の姿勢変換としては，回旋を伴わない体幹の屈曲運動による起き上がり動作や，部分的に回旋して片肘立ち位（on elbow）を経由した場合，側臥位まで寝返り動作をしてから，前腕や手掌を支持して座位まで起き上がる場合，完全に腹臥位まで寝返り動作をしてから，四つ這い位などを経由してから座位となる場合などが主な姿勢変換の組み合わせです．さらに，座位までの起き上がりで動作が完了せずに，一連の流れとして背臥位から立位まで姿勢変換することも日常的であり，姿勢変換の一部として起き上がり動作が機能します（図1）．

コラム⑤
運動発達の影響（図4）

　背臥位から立位までの姿勢変換は，運動発達によって用いられる運動パターンが影響されます．運動発達段階の低いレベルでは，背臥位から完全に回旋（寝返り）した腹臥位から，起き上がり，その後，立ち上がります（full rotation）．次のレベルでは，背臥位から部分的な回旋を伴って起き上がり，その後，立ち上がります（partial rotation）．最も高いレベルでは，回旋を用いずに対称的に背臥位から体幹の屈曲で起き上がり，さらに立ち上がります（symmetrical）．高齢者では，加齢に伴って逆の順序で運動パターンが変遷するといわれています．

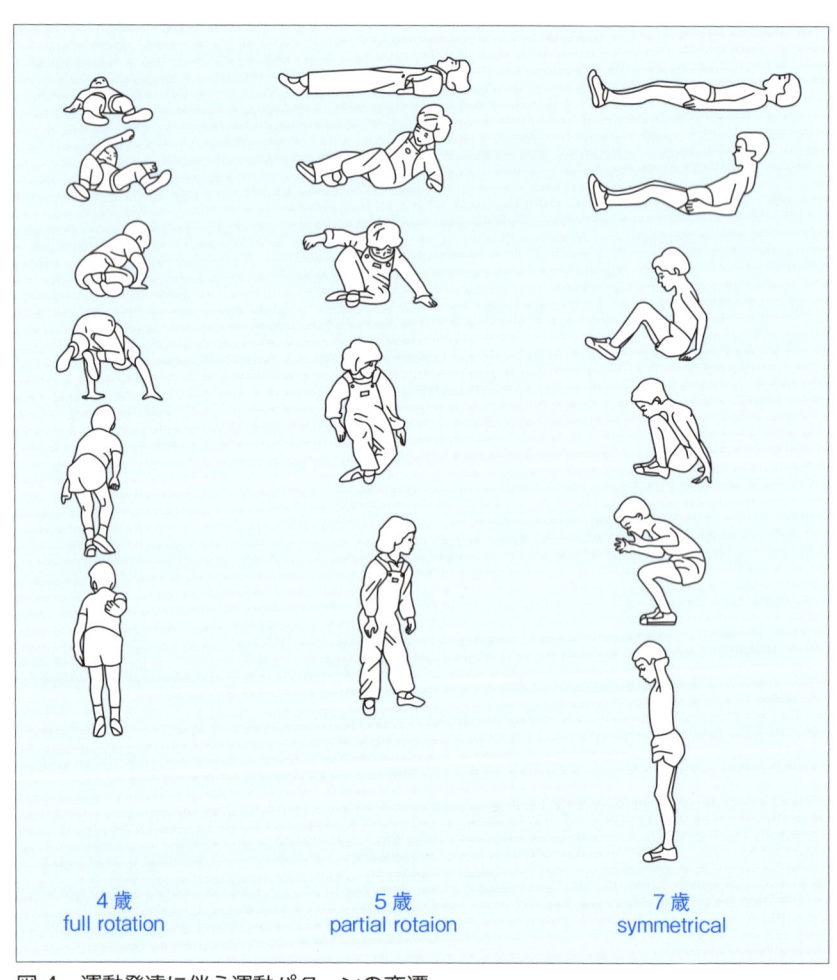

図4　運動発達に伴う運動パターンの変遷

（VanSant AP，文献1，1988より引用）

コラム⑥　多様な姿勢変換の組み合わせ

立ち上がりを含まないとしても，多様な座位姿勢を含めて，背臥位からの起き上がり動作の多様な姿勢変換のどの組み合わせを利用しているかどうかには，四肢や体幹の関節可動域や柔軟性，体幹を中心とした筋力，めまいや血圧の調節などの自律神経機能，疼痛，認知機能，これまでの経験など，さまざまな影響要因があることが推測されます．対象者が自発的に姿勢変換の組み合わせを選択して，動作を遂行する際には，必ず何らかの利点があります．

また，寝返り動作は，無意識とはいえ，睡眠中に複数回繰り返しますが，臥位からの起き上がり動作については，多くの成人の健常者では，その実施回数はかなり少ないのが現状です．そして，寝返り動作とも共通して，対象者にとっては認識しにくい動作の一つです．

ベッドを利用している対象者で一般的に認めるパターンは，背臥位から片肘立ち位を経た長座位，あるいは端座位への起き上がり動作です．終了姿勢が端座位の場合には，起き上がり動作の途中で両下肢をベッドの端から下ろすための側方移動と，それに伴う殿部を中心とした回転によって，開始姿勢に対して約90°向きが変更される必要が

あります．選択されるパターンによって，その解釈は多少変わるため，以下は，基本となる背臥位から部分的に寝返りを伴い，片肘立ち位を経て長座位への起き上がり動作について解説します．

支持基底面は，背臥位での背面から，片肘立ち位での一側の前腕と殿部から両下肢（支持した前腕の対側の殿部や少し浮く），さらに片腕立て位（on hand）と殿部から両下肢となり，終了姿勢の長座位での殿部から両下肢へと減少します．重心は，背臥位の低い位置から長座位まで上方へ移動しますが，途中で前腕を支持する方向への側方への移動を伴います．頭部の軌跡を観察すると，前腕支持での肘の位置程度まで側方へ膨らみ，正中位へ戻ります（**図5**）．前腕を支持する位置が体側であればその膨らみは少なく，より身体から離れた位置に肩関節を外転して前腕支持すると，その膨らみは大きくなります．

大まかに起き上がり動作を構成する運動は，前半の部分的な回旋（寝返り），片肘立ち位（前腕支持）への体幹と股関節の屈曲を伴う側方への移動，片腕立て位（手掌支持 on hand）から長座位への重心の正中かつ上方への移動です．そして，動作の前半に認められた体幹の部分的な回旋と屈曲を戻す運動を伴います．この部分的な体幹の回旋は，寝返り動作と同様に体軸内回旋が必要となります．これらの回旋，屈曲―伸展の運動を観察します．個々の関節運動とともに，頭部や重心の軌跡を観察します．

全体的に重心が上方へ移動する抗重力運動であ

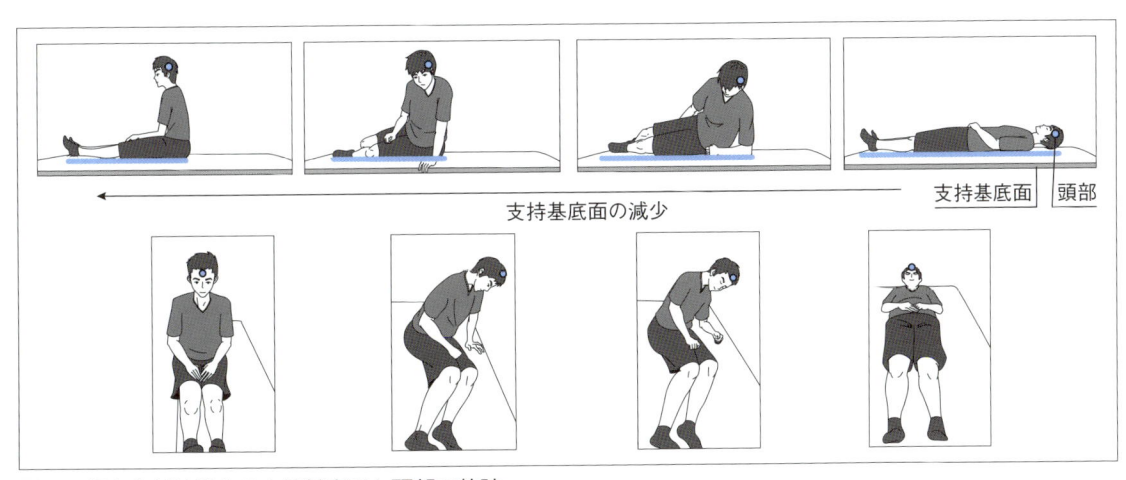

図5　起き上がり動作の支持基底面と頭部の軌跡

り，運動開始の力源の観察が重要です．頭頸部と体幹の屈曲が主な運動ですが，前腕支持（片肘立ち位）と対側の肩甲骨の前方突出や上肢の前方への移動を伴う体幹の分節的な体軸内回旋により，抗重力運動の重力の影響が最小限となります．運動開始の力源として，対側上肢の後方での支持面を押す運動，手すりなどを握り引く運動，下肢を挙上後振り下ろす運動などが利用されます．特に体軸内回旋が制限されている対象者では，屈筋群の活動をより必要とするため，上肢や下肢の利用も増加します．頭頸部から体幹，股関節の運動が主体であり，健常者では四肢の運動がわずかでも，動作は可能です．

全体的には，片肘立ち位までの動作前半の屈曲パターンと回旋，その後の後半の伸展パターン（屈曲を戻すこと）と回旋（前半の回旋を戻すこと）であり，股関節については，屈曲運動が継続します．相の区分は，第1相（運動開始から片肘立ち位），第2相（片肘立ち位の保持），第3相（片肘立ち位から終了姿勢である長座位）の3相に分けられ，健常者の第2相は極めて短時間です．肩甲骨や上肢の運動などから，より細かな相区分も可能です．頭頸部や体幹の機能が低下している場合には，片肘立ち位での保持や片肘立ち位から片腕立て位，さらに肘関節の伸展運動による長座位までの運動における上肢の機能（筋力や関節可動域）の役割が重要となります．また，頭頸部や体幹の屈曲運動が不十分な場合には，背臥位から寝返り動作にて側臥位になり，その後，両上肢を支持しながら主に頭頸部や体幹の側屈運動で起き上がる場合もあり，この場合にも上肢の役割が重要になります．

以上から，起き上がり動作（背臥位から片肘立ち位を経由した長座位まで）の本質的な要素は，**動作前半の頭頸部の屈曲と回旋，肩甲骨の前方突出，上肢の前方移動，体軸内回旋，股関節の屈曲**，その後の**前腕や手掌での上肢の支持**から**頭頸部や体幹における前半と逆の運動**です．長座位から背臥位に戻る動作は，基本的にこれらの逆の運動や作用になりますが，重力方向の運動であるため，体幹前面筋などの遠心性収縮が主体となり，運動の制動が求められます．

② 観察の展開（表6）

開始姿勢は背臥位，終了姿勢は長座位で，途中に片肘立ち位（on elbow）と片腕立て位（on hand）を経由します．対象者によって一側のみ，あるいは両側の起き上がり動作を観察します．

場所はプラットフォームやベッドで観察しま

表6 起き上がり動作の観察の主な展開

手順		内容
1	開始姿勢と終了姿勢	背臥位から長座位（on elbow と on hand を経由）
2	場所・条件	ベッド（ベッド柵は使用せずに），プラットフォーム
3	開始姿勢	背臥位：肩甲帯，骨盤，下肢の構え
4	運動開始	頭頸部の屈曲と回旋
5	運動中	第1相（on elbow まで）：頭頸部と体幹の屈曲と回旋，股関節屈曲 第2相（on elbow の保持）：on elbow の安定性 第3相（on elbow から長座位）：頭頸部と体幹の伸展と回旋，肘関節伸展による上肢の支持，股関節屈曲
6	運動停止	長座位の安定性
7	所要時間の測定	数秒
8	介助，誘導	頭頸部，肩甲帯，上肢など
9	運動パターンや環境の変更	上肢と体幹の運動，ベッド柵，ベッドの端につかまるなど
10	効率性を確認	努力の程度，表情，バイタルサインなど

す．ベッド柵などは使用しない動作を基本とします．

まず，開始姿勢（準備状態）を観察します．通常は左右対称的な背臥位です．寝返り動作と同様に肩甲帯や骨盤の後退，運動方向と対側の肩関節や股関節の外転・外旋などの構えは，運動の開始を困難にしますので，姿勢を修正して整えます．

次に，運動開始がどの運動から始まるかを観察します．頭頸部の屈曲と回旋が基本で，肩甲骨の前方突出と上肢の前方への移動を伴う体幹の分節的な回旋が続きます．対側の手で支持面を押す，下肢を挙上してから振り下ろすなどの運動から開始されることもあります．片肘立ち位の前に，ほぼ完全な側臥位となる場合には，下肢や骨盤からの回旋（寝返り動作）が開始されることもあります．

運動中は相区分にもとづいて観察します．第1相は，主に頭頸部，肩甲骨，上肢の運動を観察し，頭頸部や体幹の屈曲と回旋運動を確認します．頭部や運動方向と対側の肩は，片肘立ち位で前腕支持となる肘関節方向へ移動する軌跡を描きます．第2相は，片肘立ち位（on elbow）の安定性を観察します．体幹の体軸内回旋が重要です．上半身の重心が肘と前腕の上に配置されます．状態の良好な対象者では，保持する時間はほとんどないかもしれません．第3相は，第2相までに認めた頭部や体幹の屈曲と回旋運動がもとに戻りつつ，股関節は屈曲を継続します．片肘立ち位から片腕立て位（on hand）と肘関節伸展を伴います．

運動停止は，長座位での安定性を観察します．長座位は比較的支持基底面が広いため，安定性には有利ですが，下部体幹，骨盤，下肢の関節可動性，筋の伸張性（特にハムストリングス）に問題がある場合には，保持が困難な場合や疼痛が出現することもあり，配慮が必要です．

また，所要時間を測定します．一般的には数秒で動作可能です．時間を要する場合には，どの段階が困難で，効率性が低下しているのかを観察します．

動作が一人で行えないときや，運動が滞る場合などには，頭頸部，肩甲骨，上肢などに介助や誘導を加えます．

四肢の運動パターンや環境も変更して観察します．上肢や下肢の運動が顕著な場合には，これらをあまり使用しない場合の運動パターンを観察します．動作が不十分な場合には，肩甲骨の前方突出や上肢の移動，体幹の体軸内回旋を指示して変化を観察します．ベッド柵の使用などを許可して観察します．寝返り動作と同様にマットレスなどの支持面の影響も確認します．

観察全体をとおして，動作の効率性を確認します．動作に要する努力の程度を，表情や行動から推察し，バイタルサインの変化も確認します．前述のような疼痛の有無も確認が必要です．

③ 代表的な逸脱運動と代償運動

代表的な逸脱運動は，本質的な要素である動作前半の**頭頸部の屈曲と回旋，肩甲骨の前方突出，上肢の前方移動，体軸内回旋，股関節の屈曲，前腕や手掌での上肢の支持**の運動の不足，あるいはこれらと反する運動の出現です．動作の後半では，股関節の屈曲が不十分なために長座位で後方や側方に手掌を支持することがあります．

代償運動では，第1相の片肘立ち位までは，寝返り動作で認められる代償運動（表5）と共通します．第1相の後半から第2相である片肘立ち位となる時期から片肘立ち位の保持にかけて代償運動が観察されます（**表7**）．基本的に頭頸部と体幹の主に回旋の不十分さに対する代償運動です．

表7 起き上がり動作の第2相から第3相の主な代償運動

部位	運動
頭頸部	過度な屈曲，回旋，側屈
肩甲骨と上肢	上肢でベッド柵などにつかまる，片側の前腕支持だけでは不安定なために対側の手掌も支持する，前腕を頭側につきすぎる
骨盤と下肢	股関節や膝関節が屈曲してしまう

> **コラム⑦　他の姿勢変換の組み合わせや環境の調整**
>
> 　本章では，背臥位から片肘立ち位を経由した長座位までの起き上がり動作を例に解説しましたが，起き上がり動作を遂行する際の姿勢変換の組み合わせは多様です．動作方法を限定するのではなく，患者が行いやすい動作を尊重することが重要です．一方で，複数のレパートリーを有することは環境の変化に柔軟に適応するためには重要な要因です．
>
> 　また，ベッドをヘッドアップした位置からの起き上がり動作や，コントローラーによるヘッドアップの操作など，適切に環境を工夫することで介助量を少なくすることも可能であり，環境の調整も含めた柔軟な起き上がり動作の観察や評価が大切です．

> **コラム⑧　椅座位からの歩き始め**
>
> 　健常者の椅座位から立ち上がり動作と歩き始めは，連続して円滑に制御されています．立ち上がり動作で殿部が座面を離れ，完全に立位となる以前に，歩き始めの最初の一歩が降り出されます．立ち上がり動作で生じる重心の前方への移動が，停止されずに，歩き始めから歩行の重心の前方移動へ引き継がれます．連続動作あるいは過渡的動作の代表的な運動課題です．

　体軸内回旋が不十分であると，前腕支持側の肩甲骨が後退してしまい，片肘立ち位も不安定になります．また，屈曲と回旋が不十分であると前腕を頭側に配置して，側臥位近くまでの寝返り動作を認めることもあります．この場合，第2相から第3相の運動が困難になります．また，全身的な屈曲パターンの過剰努力によって股関節や膝関節が過度に屈曲してしまうと，片肘立ち位までの重心の尾側方向への移動がしにくくなります．

　逸脱運動の原因となる機能障害は，頭頸部，体幹，上肢，下肢の筋緊張の亢進，関節可動域制限，筋力低下や運動麻痺などで，寝返り動作と共通しています．寝返り動作ではあまり問題とならない股関節の屈曲の関節可動域制限は，起き上がり動作では重要になります．特に長座位では，ハムストリングスの伸張性が要求されます．また，過剰な努力によってベッド柵などを引く動作を利用することにより，前腕支持と対側の肩甲骨の後退が出現することもあり，不適切な動作方法の影響も認められます．

C 立ち上がり動作

① 本質的要素

　立ち上がり動作は，椅座位から立位への姿勢変換であり，日常の活動的な生活のなかで頻回に繰り返される動作です．目的のある行動や作業を遂行する際には，椅座位，立位，歩行が中心となるため，立ち上がり動作と着座動作が必要になります．そして，セルフケアでのトイレ動作，洗面所での整容動作，下衣の更衣動作，シャワー浴などで立ち上がり動作は使用されます．また，椅子だけではなく，車いす，ベッド，洋式トイレ，ソファー，自家用車の座席など，さまざまな座面での動作が要求され，座面の高さや材質，硬さなどによって動作が影響されます．さらに，単に立ち上がるだけでなく，物を持ちながらの立ち上がりや，テーブルでの立ち上がり動作のような方向転換を伴う立ち上がり動作，椅座位からの歩き始めなど，他の課題と同時あるいは連続した動作が，日常的には必要になります．以下は，基本となる椅座位からの立ち上がり動作について解説します．

　支持基底面は，開始姿勢である椅座位の殿部，大腿後面，足部から，立ち上がり動作によって殿部と大腿後面の支持基底面は消失し，終了姿勢である立位の足部のみに減少します．重心は，椅座位から前方かつ上方へ移動し，立位に至ります．支持基底面が狭くなり，かつ重心が高くなるため，安定性は低下します．健常者では前額面上では対

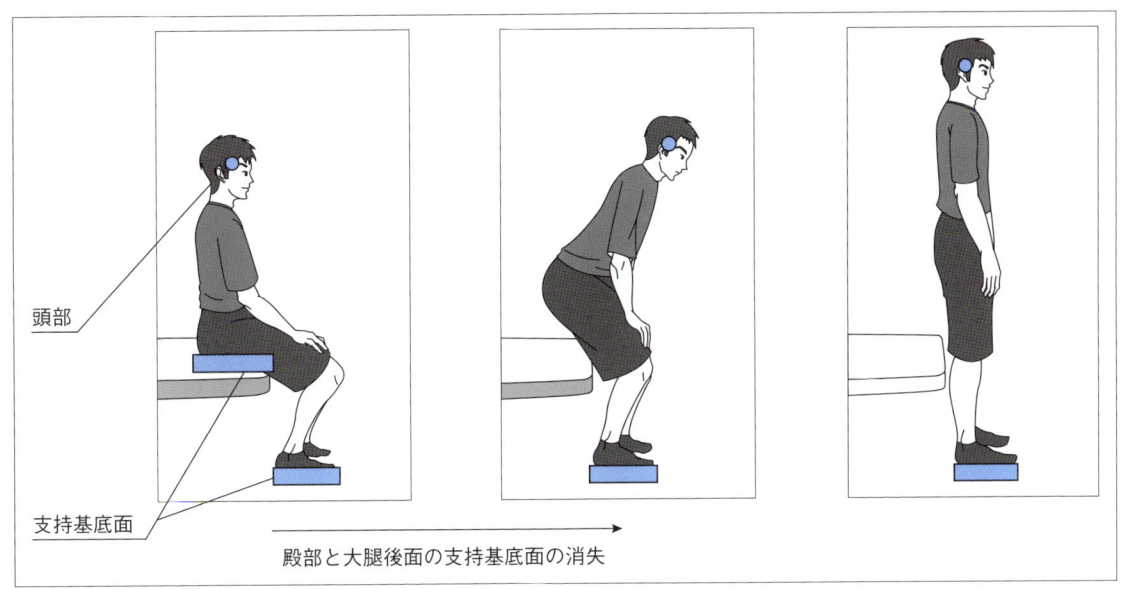

図6 立ち上がり動作の支持基底面と頭部の軌跡

> **コラム⑨**
> **運動量戦略と力制御戦略**
>
> 立ち上がり動作には，二つの運動戦略があります．一つは運動量戦略（momentum transfer strategy）であり，もう一つは力制御戦略（force control strategy）です．後者は，安定戦略（stabilization strategy）や運動量ゼロ戦略（zero-momentum strategy）ともいわれます．
>
> 立ち上がり動作では重心を水平方向と鉛直方向へ移動させる必要があります．重心の水平方向の運動の勢い（運動量）を鉛直方向の運動の勢いへ円滑に移行させています．体幹の前傾から殿部離床，下肢の伸展が連続して推移するのが特徴です．これが運動量戦略です．この運動戦略を利用するためには，上半身の運動を発生させるための十分な筋力と協調性，水平方向の運動量を制動するための体幹と股関節周囲筋の遠心性収縮，鉛直方向へ推進力を発生させる股関節と膝関節の求心性収縮，全身的なバランスの制御が必要となります．
>
> 高齢者や患者で，このような要素が不十分な場合には，体幹の深い前傾や足部を後方に引くことで，重心を足部の支持基底面に配置した後に，重心を持ち上げる安定戦略が用いられます（図7）．

称的で，身体部位の左右方向への移動はわずかです．矢状面上では運動が観察しやすく，頭部や肩は，前下方への移動から殿部離床を契機に後上方への軌跡に切り替わります（図6）．

大まかに立ち上がり動作を構成する運動は，体幹の前傾，殿部離床，下肢の伸展運動と前傾した体幹の後方へ戻る運動です．このような体幹，下肢の運動と同時に，頭部や重心の軌跡を観察します．

立ち上がり動作は，重心の位置が高くなる抗重力運動であり，運動開始の力源と重心を持ち上げるための継続した力の発揮が必要になります．運動の開始は，頭頸部や肩の前方への運動（体幹の前傾）が一般的で，重心を前方に配置された足部で構成される支持基底面へ移動させるための運動です．その他，上肢を前方へ振る，手すりなどを引く，肘受けや座面などを前方へ手で押す，頭頸部から体幹を一度後方へ移動させてから前傾させ

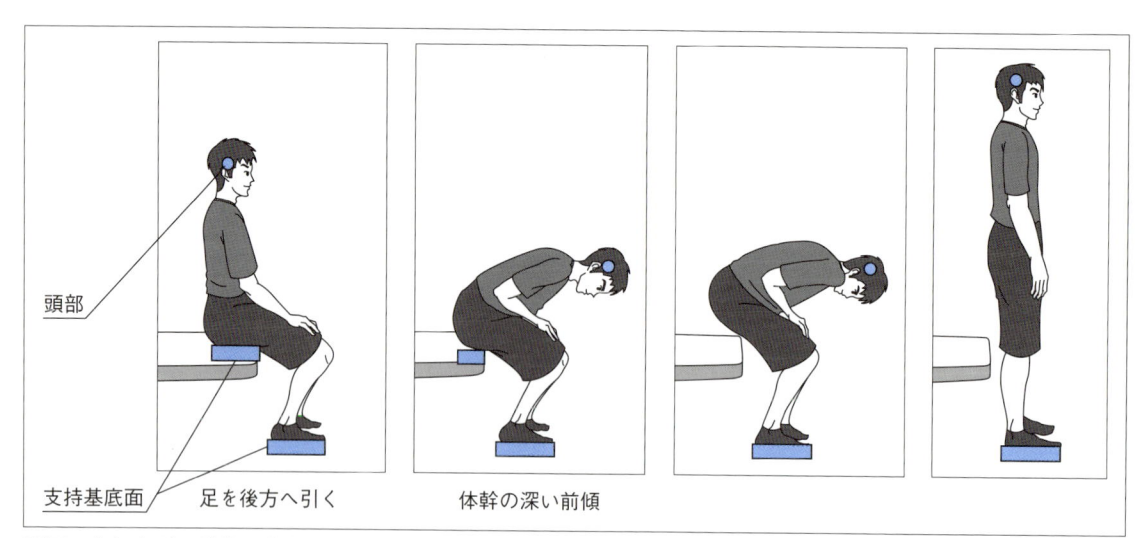

図7 立ち上がり動作の力制御戦略

頭部
支持基底面　足を後方へ引く　　体幹の深い前傾

表8 立ち上がり動作の観察の主な展開

手順	内容
1 開始姿勢と終了姿勢	椅座位から立位
2 場所・条件	プラットフォーム，椅子，ベッド
3 開始姿勢	椅座位：体幹，骨盤，股関節，足部
4 運動開始	頭部や肩の前方移動（体幹の前傾と股関節屈曲）
5 運動中	第1相：体幹の前傾，股関節の屈曲 第2相：殿部離床から足関節の屈曲（膝の前方移動） 第3相：股関節と膝関節の伸展
6 運動停止	立位の安定性
7 所要時間の測定	数秒
8 介助，誘導	上肢・体幹，股関節の伸展，膝関節伸展，側方の姿勢制御
9 運動パターンや環境の変更	上肢の運動，足部の位置，手すりにつかまるなど
10 効率性を確認	努力の程度，表情，バイタルサインなど

る（下肢の挙上を伴う場合もあり）などの運動から開始されることもあります．また，重心が足部の支持基底面上に配置された後の重心を持ち上げる運動には，股関節と膝関節の伸展，足関節の底屈運動が寄与します．肘受けなどを手で下方へ押す運動も観察されることがあります．基本的には上肢の運動は必要とせずに，頭頸部と体幹，および下肢の運動が主体です．

運動パターンは，体幹の前傾・股関節屈曲，殿部離床，下肢の伸展と伝搬します．殿部離床前後の制御が重要です．相の区分は，第1相（運動開始から殿部離床まで），第2相（殿部離床から足関節背屈の最大時点，あるいは股関節伸展の開始時点），第3相（その後の終了姿勢である立位まで）の3相に分けられます．第2相は短時間ですが，動作全体のなかでは最も重要な時期であり，水平方向の運動量が鉛直方向への運動量に切り替わります．足関節には背屈運動が生じ，同時に膝が前方へわずかに移動します．また，頭部が膝付近まで移動する程度に体幹が前傾する必要がありま

す．

　以上から，立ち上がり動作（椅座位から立位まで）の本質的要素は，殿部離床前の**体幹の前傾・股関節屈曲**，殿部離床直後の**足関節背屈（膝の前方移動）**，殿部離床後の**股関節・膝関節伸展と足関節底屈**（背屈位から中間位へ）です．殿部離床前の体幹の前傾は，体幹を屈曲せずに伸展を保った状態での前傾が重要です．立位から椅座位への着座動作は，基本的にこれらの逆の運動や作用になります．重力方向の運動であるため，股関節や膝関節伸展筋群などの遠心性収縮による運動の制動が必要です．また，着座する座面の視覚による知覚が不十分になるため，急激な着座動作とならないよう配慮が必要です．

② 観察の展開（**表8**）

　開始姿勢は足底が接地した椅座位，終了姿勢は立位です．基本的には矢状面上の運動ですので，側方から観察します．対象者によっては，左右非対称性の運動を認めることがあり，必要によって前後から前額面上の運動を観察します．

　場所はプラットフォームや椅子で観察します．座面の高さが重要で，開始姿勢の椅座位で，股関節，膝関節が約90度，足関節背屈が約0度になる程度の高さを選択します．肘受け（アームレスト）のある椅子を用いる場合にも，基本としては肘受けを使用しない立ち上がりを観察します．ベッドを用いる場合には，高さの影響やベッド柵の使用を同様に考慮します．

　まず，開始姿勢（準備状態）を観察します．椅座位の左右の非対称性，体幹や骨盤のアライメント，股関節の外転の程度や足部の位置などを観察します．体幹の過度な円背や骨盤の後傾，股関節の過度な外転や外旋は運動を困難にしますので，ある程度修正して整えます．足部は膝のほぼ真下に配置されるように配慮します．

　次に，運動開始がどの運動から始まるかを観察します．基本は体幹の前傾と股関節の屈曲であり，頭部や肩の前方移動が認められます．これらの前に頭部や体幹の後方への運動，下肢の挙上や足部の再配置，上肢の前方への振りなどを認めることがあります．

　また，運動中は相区分にもとづいて観察します．第1相は体幹の前傾と股関節の屈曲を観察します．第2相は殿部離床のタイミングと膝の前方移動，足関節の背屈運動を観察します．十分な体幹の前傾である頭部の前方への到達点が重要です．また，第1相から第2相への連続性も観察します．第3相は，股関節の伸展が開始され，膝関節の伸展が継続し，体幹の前傾が後方へ戻りつつ，立位まで下肢が伸展します．股関節と膝関節の伸展運動は同時に制御されますが，股関節の屈曲と膝関節の伸展が先行し，その後股関節が伸展されることもあります．

　運動停止は，立位の安定性を観察します．立位は支持基底面が狭く，重心が高いため，不安定性な姿勢です．そのため，途中までの立ち上がり動作の制御が比較的可能であっても，立位バランスが低下しているため，立ち上がり動作を完了できない可能性もあります．状況によって，立位バランスの評価と関連づけて観察することが必要です．

　そして，所要時間を測定します．一般的には数秒で動作可能です．時間を要する場合には，どの段階が困難であるのかを観察します．また，一定の時間内に立ち上がりが可能な回数（30秒椅子立ち上がりテストなど），あるいは回数を決めて，たとえば5回連続して立ち上がりを反復する時間（5回反復立ち上がりテスト）を測定すると，効率性や筋力，運動耐容能の指標として参考になります．

　動作が一人で行えないときや，運動が滞る場合には，体幹からの介助や上肢からの誘導で体幹の前傾の誘導，あるいは股関節や膝関節の伸展の誘導，さらに側方へ重心が変位する場合や側方に不安定な場合には，重心の側方への制御の介助や誘導を加えます．

　開始姿勢や運動パターン，環境を変更して観察します．上肢の振りが顕著な場合には，使用しない動作を観察します．逆に動作が困難な場合には，手すりにつかまることや肘受けに支持することなどを指示して，その変化を観察します．足部の位置も後方に接地したほうが動作を行いやすいため，その位置を修正して観察します．手すり以外に座面，座面の高さを変更して運動パターンを観

表9 立ち上がり動作の主な代償運動

原因	代償運動
一側下肢の機能障害	対側による代償，運動軌跡や重心の運動の片側への偏り
体幹の前傾や股関節屈曲の不足	上肢の振り，手すりを引く，座面を押す，過度な頸部の屈曲，足部を後方に配置
足関節背屈の不足	過度な体幹の前傾や股関節の屈曲
股関節伸展が不十分	上肢の支持
膝関節伸展が不十分	過度な体幹の前傾や股関節の屈曲

> **コラム⑩**
> **登はん性起立とは**
>
> 　殿部離床時点からそれ以降にかけて，深く体幹を前傾させ，上肢を下肢について支持し，股関節より膝関節伸展を早く完了させる運動パターンが，登はん性起立です．筋ジストロフィーや多発性筋炎・皮膚筋炎などの下肢近位筋の筋力低下を認める場合の，典型的な代償運動です．

察します．

　観察全体をとおして，動作の効率性を観察します．動作に要する努力の程度を推察し，バイタルサインの変化も確認します．立ち上がり動作を数回行うことで，脈拍数や呼吸パターンが変化することもあります．また，下肢や腰背部などの疼痛の有無も確認が必要です．

③ 代表的な逸脱運動と代償運動

　代表的な逸脱運動は，本質的な要素である，殿部離床前の**体幹の前傾・股関節屈曲**，殿部離床直後の**足関節背屈（膝の前方移動）**，殿部離床後の**股関節・膝関節伸展と足関節底屈**の運動の不足，あるいは，これらに反する運動の出現です．

　代償運動（**表9**）は，これらの本質的な要素の問題を補うために観察されます．また，開始姿勢の問題から生じる代償運動も多く，動作開始前の開始姿勢の調整が重要になります．さらに，一側下肢などの疼痛や機能障害，片麻痺などによって両側下肢を同等に使用することが困難なために，代償運動として運動軌跡や重心の運動が片側に偏ることもあります．体幹の前傾や股関節屈曲が困難な際には，頭頸部の過剰な屈曲や上肢の振りや手すりなどを引くこと，足部を後方に接地するなどが代償運動です．この前半の重心の前方移動が不十分であると殿部離床が困難なため，上肢の支持などの代償運動が観察されます．足関節背屈が利用できない際には，足部への重心移動が不十分になるため，過度な体幹の前傾や股関節の屈曲によって，重心の位置を前方へ移動させます．股関節の伸展が不十分な場合には，上肢での支持が必要になります．膝関節の伸展が不十分な場合には，体幹の前傾や股関節の屈曲を増やし，重心を早い時期に膝関節より前方へ配置します．

　逸脱運動の原因となる主な機能障害は，殿部離床前においては，股関節の屈曲可動域制限，骨盤を前傾（股関節屈曲）させる筋の筋力低下，股関節伸展筋群の筋力低下，腰椎の伸展可動性の低下であり，殿部離床時点からそれ以降においては，足関節背屈関節可動域，股関節と膝関節伸展筋群の筋力低下，足関節底屈筋群の筋力低下です．多くの患者では，一側下肢の機能障害を有することが多く，対側での代償運動によって動作自体は遂行されます．真の問題を検討するためには，機能障害を有する下肢に荷重制限などの制約がなければ，機能障害を有する下肢への体重移動や，重心の正中位の運動を介助・誘導し，その運動パターンを観察する必要があります．

　平行棒や手すりの近くで立ち上がり動作を行うと，過度に上肢を使用してしまう対象者も少なくありません．能力的に可能であれば，意図的に上

肢を使用しない状況で観察します．また，認知機能の低下や高次脳機能障害，知覚障害などの影響で，椅座位からの頭頸部・体幹の前傾に恐怖感を示す対象者もおり，その場合には，運動を単に介助・誘導してもその恐怖感は減少しないため，前方にテーブルを配置するなどの環境への工夫が必要になります．

d 歩行

① 本質的要素

歩行は，立位における左右の下肢への交互の一側への体重移動と他側のステップが連続して，リズミカルに周期的に反復される動作で，日常的に最も多用される移動動作です．長距離の移動や運動習慣としての有酸素運動として，単独で歩行が遂行されますが，セルフケアにおいて整容動作の洗面所への移動，排泄動作でのトイレへの移動，入浴動作での浴室への移動など，手段的ADLにおける炊事動作での台所周囲での物の運搬，洗濯物の運搬，掃除での移動，あるいは仕事や趣味に関連した活動での移動や他者と会話しながらの歩行など，さまざまな場面で歩行が用いられます．

また，直線方向での歩行に加えて，横歩きや後ろ歩きなどさまざまな方向へ歩行することも多く，歩き始め，方向転換，歩行停止も連続的に制御されます．平坦な歩行路に加えて，坂道や不整地，段差や階段なども歩行運動が基本になります．以下は，基本となる平坦な歩行路での歩行について解説します．

支持基底面は常に変化し，左右の下肢で交互に切り替わり，右単脚支持期−両脚支持期−左単脚支持期−両脚支持期−右単脚支持期と反復されます．単脚支持期においても支持基底面は，踵−足底全体−前足部と後方から前方へ変化します．重心は骨盤付近の高い位置で推移し，上下左右に周期的に移動します．一側の初期接地から他側の初期接地を経て同側の初期接地までが一歩行周期であり，左右それぞれに立脚相と遊脚相が区分できます．そのなかで重心は立脚中期で最も高く，両脚支持期で最も低くなります．左右それぞれの立脚中期で最も外側へ変位します．健常者の歩行では，この重心の動揺は狭い範囲で抑えられており，一般に上下に2cm，左右に4cmです．重心の動揺範囲が大きくなると，エネルギー効率が低下します．

歩行における運動パターンと本質的要素は，歩行周期における機能的役割と関連して整理されます（**表10**，**表11**）．立脚相は全体としては重心

表10　歩行周期と歩行の本質的要素

相	立脚相					遊脚相		
機能的役割	前進（重心の前方移動）				遊脚肢の前方移動		
	衝撃の吸収と荷重の受け継ぎ		単脚支持			トゥクリアランス	
期	初期接地	荷重応答期	立脚中期	立脚終期	前遊脚期	遊脚初期	遊脚中期	遊脚終期
パッセンジャー	上下左右へのわずかな移動							
ロコモーター　骨盤			側方移動			側方傾斜		回旋
股関節	伸展				屈曲			
膝関節	軽度屈曲	屈曲		伸展	屈曲			伸展
足関節	中間位	底屈	背屈		底屈		背屈	
ロッカーファンクション	ヒールロッカー		アンクルロッカー	フォアフットロッカー				

パッセンジャー：頭部，頸部，体幹，骨盤，上肢

表11　歩行周期の定義

相	期		始まり	終わり
立脚相	初期接地 荷重応答期 立脚中期 立脚終期 前遊脚期	Initial Contact：IC Loading Response：LR Mid Stance：MSt Terminal Stance：TSt Pre-Swing：PSw	足部（踵）の接地 足部の接地（初期接地） 反対側の離地（トゥオフ） 観察肢のヒールオフ 反対側の初期接地	足部（踵）の接地 反対側の離地（トゥオフ） 観察肢のヒールオフ 反対側の初期接地 観察肢のトゥオフ
遊脚相	遊脚初期 遊脚中期 遊脚終期	Initial Swing：ISw Mid Swing：MSw Terminal Swing：TSw	観察肢のトゥオフ 両側の足関節の矢状面での交差 観察肢の下腿が床に対して直角	両側の足関節の矢状面での交差 観察肢の下腿が床に対して直角 足部の接地（初期接地）

コラム⑪　発達に伴う歩行パターンの変化

生後1歳頃に独り歩きが可能になりますが，この時期はワイドベース（広い歩隔）で，足底全体で接地します．上肢は挙上（high guard）されており，しだいに下がってきます．2歳児で踵から接地し，歩隔も狭くなってきます．3歳児で上肢の振りも加わって成人のパターンに近づきます．7歳頃まで，歩行パターンは変化を続けます．一方，高齢者では，上肢の振りや下肢の関節の運動範囲が減少し，歩行速度の低下，歩幅の減少，歩隔の拡大などを認めるようになります．個人差はありますが，歩行の運動パターンは加齢や発達に伴って変化します．

コラム⑫　エネルギー消費の効率化のための歩行の決定要因

長距離の歩行を，適切な速度で継続するためにはエネルギー消費を抑制する必要があります．そのためのメカニズムとして，重心の調節と筋活動の適切な選択が必要です．重心を調節する運動は歩行の決定要因です．以下の6つの運動があります．①遊脚肢の骨盤の側方傾斜，②骨盤の回旋，③骨盤の側方移動と膝関節の生理的外反，④足関節と膝関節の協調運動，⑤立脚中期の足関節背屈，⑥立脚終期の踵離れと初期接地の踵接地．

を前方へ移動させる役割があり，その前半は，衝撃吸収と荷重の受け継ぎ，後半は単脚支持の役割があります．遊脚相は床につまずかずに遊脚肢を前方へ移動させる役割があります．また，身体はパッセンジャーとロコモーターの2つの機能的単位に分けられます．パッセンジャーは，頭部，頸部，体幹，骨盤，上肢で構成され，上肢の振りを伴う回旋を繰り返しながら，上下左右へわずかな移動を認めるだけで，ロコモーターの運動とは独立して機能する必要がありますが，パッセンジャーの姿勢によってロコモーターの運動パターンが影響されます．ロコモーターは，骨盤から足関節までの下肢で構成されます．ロコモーターには，立脚相の安定性，移動（駆動力の発生），衝撃の吸収，エネルギー消費の効率化の4つの機能があります．そして，立脚相の機能やロコモーターの機能には，ロッカーファンクション（踵，足関節，中足指節間関節の運動：図8）が必要です．このようなロコモーターの機能を達成するために骨盤，股関節，膝関節，足関節における各時期での運動が観察されます．

② 観察の展開（表12）

開始姿勢と終了姿勢は立位で，運動中の反復される連続運動を観察します．矢状面上の運動が中心ですが，前額面上でのパッセンジャーや重心の側方移動，全身的な側方へのふらつき，姿勢や運動の非対称性を認めることも多いため，側方からだけでなく，前後からも観察します．

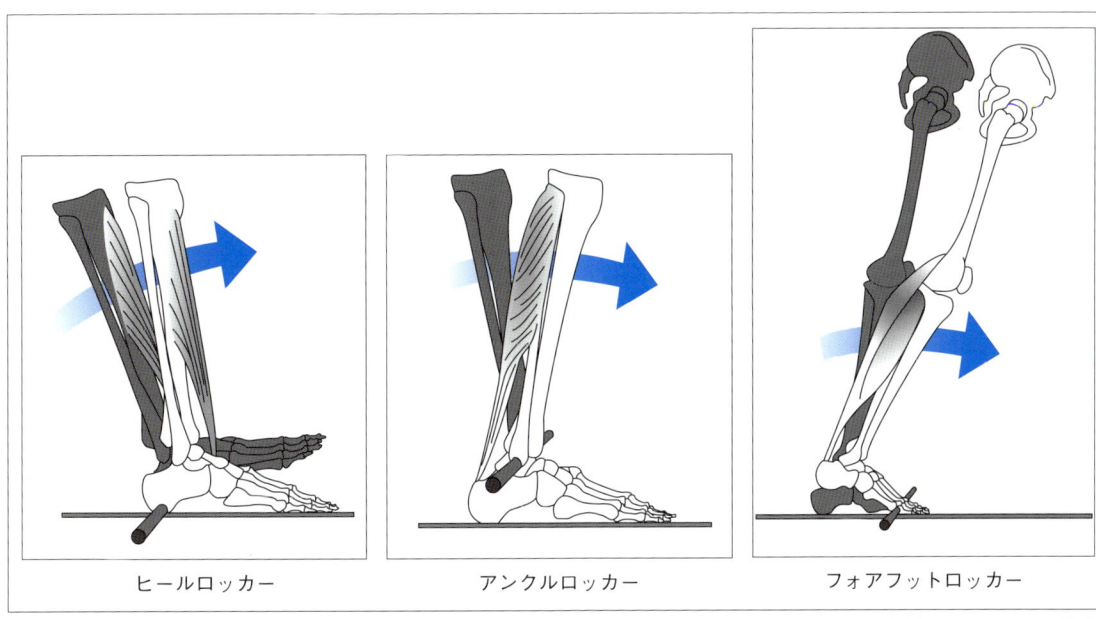

図8 ロッカーファンクション　　　　　　　　　　　　　　　　（Götz-Neumann K, 文献2, 2005より引用）

左から：ヒールロッカー、アンクルロッカー、フォアフットロッカー

表12　歩行の観察の主な展開

	手順	内容
1	開始姿勢と終了姿勢	立位，運動中の連続運動を観察
2	場所・条件	平坦な歩行路（10m程度）
3	開始姿勢	立位姿勢
4	運動開始	歩き始め
5	運動中	歩行周期にもとづく観察 パッセンジャー，ロコモーター，ロッカーファンクション 各関節の運動
6	運動停止	歩行停止と立位の安定性
7	時間と歩数の計測	歩行速度，歩幅，重複歩距離，歩行率，脈拍数
8	介助，誘導	上肢，体幹，骨盤，下肢（立脚相，遊脚相）
9	歩行補助具や下肢装具の変更	平行棒，杖，歩行器，下肢装具の種類
10	環境の変更	歩行路の床面，場所
11	効率性を確認	努力の程度，表情，バイタルサイン，6分間歩行距離，Physiological Cost Indexなど

　場所は平坦な歩行路で観察します．一般的には歩行を観察する際に，短距離での歩行の場合には，歩き始めと歩行停止の影響が大きくなってしまうため，10m程度の連続歩行が可能な場所を選択し，側方の空間もある程度広い場所を選択します．途中の障害物や他者の存在は，歩行の運動パターンに影響を及ぼします．歩行補助具や下肢装具は使用しない歩行を基本としますが，状況によって使用を許可します．観察の最初は，できるだけ通常の自然な歩行を優先したほうがよいため，日常

表13 歩行の空間的時間的パラメーターの算出

パラメーター	算出方法
歩行速度　m/s 　　　　　m/min	距離（m）/時間（s） （距離（m）/時間（s））×60
歩幅　　　　m	距離（m）/歩数
重複歩距離　m	距離（m）×2/歩数
歩行率（ケーデンス） 　　　　steps/min	歩数×60/時間（s）
歩行速度（m/min）＝歩行率（steps/min）×歩幅（m）	

的に歩行補助具や下肢装具を使用している対象者では，使用を許可します．その際，それらの有無による影響を必ず観察します．まずは自然な速度（快適な速度）での歩行を観察します．可能であれば，できるだけ速い速度（最大速度）での歩行も観察します．

歩行の観察の主眼は，運動中の連続運動ですが，開始姿勢（準備状態）と歩き始め，歩行停止は，連続運動とは全く異なる運動制御が求められるため，これらを区別して観察します．立位の安定性・バランスと歩行能力は，大まかには関連し，立位の安定性は安全な歩行の必要要件の一つです．しかし，対象者によっては立位保持が不安定で上肢による支持が必要な状況であっても，歩行補助具なしの歩行が可能なことがありますので，運動課題を分けて観察する必要があります．また歩行停止も歩行の日常生活での実用性には必須です．特に歩行停止は，歩行中から計画された歩行停止と，不意な環境の変化のような計画されない歩行停止に分けられます．歩き始めと歩行停止は圧中心の微細な調節で行われ，通常では姿勢の著しい動揺は示しません．この姿勢の動揺や四肢の運動の観察と合わせて，運動の開始や停止の速やかさや運動の円滑性を観察することが大切です．

歩行の連続運動として運動中の観察は，歩行周期，相区分，それぞれの機能的役割にもとづいて観察します．後述する時間の測定や歩数の計測にも関係して，歩行速度の程度，歩幅や歩隔，ケイデンス，交互運動のリズムなどを観察します．そして，各関節の細かな運動を確認する以前に，全身や重心の運動，パッセンジャーの運動，ロッカーファンクションなどの確認を優先します．

一定の距離を歩行する時間と歩数を計測します．それらから歩行速度，歩幅，重複歩距離，歩行率（ケーデンス）などの歩行の空間的時間的パラメーターを算出します（**表13，14**）．そして，これらの結果を標準値と比較します．歩行速度の程度によって運動パターンは影響されます．特にこれらのパラメーターの測定時には，快適速度なのか最大速度なのか，明確に対象者に指示します．また，連続して歩行可能な距離を把握します．持久性によっても運動パターンは影響されるため，結果を解釈する際に配慮します．

動作が一人で行えない場合や運動が滞る場合には，介助や誘導を加えます．あるいは，歩行補助具や装具などの使用や変更を行います．上肢，上部体幹，下部体幹から骨盤，下肢（立脚相あるいは遊脚相）などに介助や誘導を加えます．介助や誘導は，歩行周期や機能的役割と，後述する逸脱運動や代償運動のメカニズムにもとづいて，その介助や誘導の必要な原因を考えると，具体的な介入計画の立案につながります．体幹の動揺，重心の移動範囲と方向，特定の関節の過剰な運動や運動の不足，下肢の支持性の低下，下肢の遊脚相の運動性など，その原因を同定します．歩行補助具については，平行棒，杖，種々の歩行器の使用，廊下の壁や手すり，あるいは家具などでの伝い歩きなどがあり，患者の能力や介入計画，介入効果の見込み，目標設定などを考慮して，適切な時期に使用した歩行を観察します．歩行器などでは，種類だけでなく上肢で支持する高さを変更しただけでも，運動パターンが影響されます．

環境を変更して，その影響を観察します．カーペット，不整地，傾斜路などの歩行路や，理学療法室だけでなく，病院や病棟の廊下，病室内，あるいは自宅の屋内などの環境を変更して，動作遂行能力や運動パターンに及ぼす影響を観察します．

観察全体をとおして，動作の効率性を観察します．歩行に要する努力の程度を推察し，バイタルサインの変化を確認します．他の基本動作よりもバイタルサインに及ぼす影響は顕著です．効率性と関係する，持久性の評価指標としては，6分間で歩行可能な距離の測定（6分間歩行距離）が標

表14 歩行パラメーターの標準値の例

歩行速度 cm/s

年齢(歳)	男性 快適歩行 平均	標準偏差	95%信頼区間	男性 最速歩行 平均	標準偏差	95%信頼区間	女性 快適歩行 平均	標準偏差	95%信頼区間	女性 最速歩行 平均	標準偏差	95%信頼区間
10-14	132.3	19.6	119.9-144.7	167.9	32.1	147.5-188.3	108.6	11.2	101.5-115.7	146.7	17.6	135.5-157.9
15-19	135.1	13.3	127.5-142.7	184.3	17.0	174.6-194.0	123.9	17.5	114.0-133.8	163.1	21.5	150.9-175.3
20-29	122.7	11.1	116.7-128.7	162.6	20.1	151.7-173.5	124.1	17.1	114.8-133.4	169.3	23.0	156.8-181.8
30-39	131.6	15.0	123.5-139.7	176.8	28.5	161.3-192.3	128.5	19.1	118.1-138.9	172.1	28.0	156.9-187.3
40-49	132.8	9.8	127.5-138.1	171.7	17.6	162.2-181	124.7	14.4	116.9-132.5	166.7	17.9	157.0-176.4
50-59	125.2	17.7	115.6-134.8	164.0	24.6	150.7-177.3	110.5	9.7	105.2-115.8	147.1	18.1	137.3-156.9
60-69	127.7	12.4	121.0-134.4	163.9	20.2	152.9-174.9	115.7	16.7	106.6-124.8	155.5	23.2	142.9-168.1
70-79	118.2	15.4	109.8-126.6	158.6	24.9	144.6-172.6	111.3	12.5	104.5-118.1	141.8	17.3	132.1-151.5

歩行率 steps/min

年齢(歳)	男性 快適歩行 平均	標準偏差	95%信頼区間	男性 最速歩行 平均	標準偏差	95%信頼区間	女性 快適歩行 平均	標準偏差	95%信頼区間	女性 最速歩行 平均	標準偏差	95%信頼区間
10-14	128.4	11.4	121.2-135.6	150.6	17.4	139.8-161.4	118.2	10.2	111.6-124.8	145.2	10.8	138.6-151.8
15-19	121.2	12.0	114.6-127.8	144.6	14.4	136.2-153.0	125.4	10.8	119.4-131.4	151.2	16.2	142.2-160.2
20-29	118.8	7.8	114.6-123.0	140.4	10.2	135.0-145.8	124.8	9.0	120.0-129.6	153.6	15.0	145.2-162.0
30-39	120.0	8.4	115.2-124.8	143.4	14.4	135.6-151.2	127.8	10.2	122.4-133.2	155.4	14.4	147.6-163.2
40-49	120.6	6.6	117.0-124.2	143.4	12.6	136.8-150.0	129.6	9.6	124.2-135.0	156.6	15.0	148.2-165.0
50-59	117.6	10.8	111.6-123.6	139.8	18.6	129.6-150.0	121.8	7.8	117.6-126.0	149.4	13.8	142.2-156.6
60-69	117.0	8.4	112.2-121.8	139.2	11.4	133.2-145.2	123.6	10.8	117.6-129.6	151.8	14.4	144.0-159.6
70-79	114.6	8.4	109.8-119.4	136.2	13.8	128.4-144.0	121.8	8.4	117.0-126.6	144.0	12.6	137.4-150.6

歩幅 cm

年齢(歳)	男性 快適歩行 平均	標準偏差	95%信頼区間	男性 最速歩行 平均	標準偏差	95%信頼区間	女性 快適歩行 平均	標準偏差	95%信頼区間	女性 最速歩行 平均	標準偏差	95%信頼区間
10-14	61.5	3.9	59.0-64.0	68.7	7.9	63.7-73.7	54.2	2.9	52.4-56.0	62.6	5.3	59.2-66.0
15-19	66.0	4.8	63.3-68.7	78.7	6.0	75.3-82.1	59.3	4.3	56.9-61.7	67.8	4.4	65.3-70.3
20-29	61.6	3.5	59.7-63.5	71.2	5.7	68.1-74.3	59.1	6.3	55.7-62.5	66.7	6.1	63.4-72.3
30-39	64.9	4.6	62.4-67.4	76	8.2	71.6-80.4	59.7	5.3	56.8-62.6	68.6	6.9	64.9-72.3
40-49	64.7	3.7	62.7-66.7	73.7	4.4	71.3-76.1	57.1	3.7	55.1-59.1	65.4	3.5	63.5-67.3
50-59	63.5	6.0	60.2-66.8	72.2	5.7	69.1-75.3	53.5	2.6	52.1-54.9	60.3	4.5	57.9-62.7
60-69	65.0	3.6	63.0-67.0	73.6	5.3	70.7-76.5	55.3	4.2	53.0-57.6	62.5	5.6	59.5-65.5
70-79	61.5	5.1	58.6-64.4	71.5	7.4	67.3-75.7	54.2	3.7	52.2-56.2	60.4	3.9	58.3-62.5

(Öberg T, et al, 文献4, 1993より引用)

> **コラム⑬　歩き始めのメカニズム（図9）**
>
> 　歩き始めの圧中心の軌跡をみると，中心付近から遊脚肢へ向かって外側後方に移動して，その後急激に立脚肢へ移動して，そして前方に向かいます．まずは遊脚肢側へ移動することが重要なポイントです．右下肢を踏み出すためには，左へ体重移動する前に右へ圧中心を移動させる必要があります．

> **コラム⑭　歩行の加速と減速**
>
> 　歩き始めの3歩程度は，一定の速さに達するまで加速する時期です．また，計画的に歩行を停止する場合には，停止点の手前3歩程度は，停止に向けて減速する時期です．連続した歩行は，概ね一定の速度の状態を観察したほうがよいので，歩行路の場所と，歩き始めと停止の距離を考慮して観察を行います．

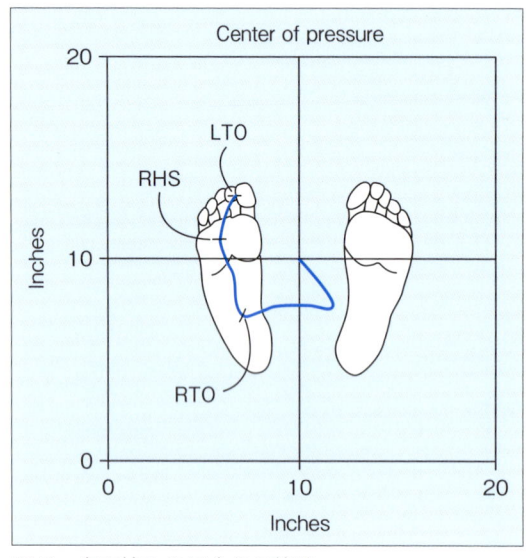

図9　歩き始めの圧中心の軌跡
RTO：右トゥオフ，RHS：右踵接地，LTO：左トゥオフ
（Mann RA, et al, 文献3, 1979より引用）

準的です．運動の呼吸循環機能への影響では，3分程度の運動の継続が定常状態に至るためには必要なため，短時間の歩行では正確な指標にはなりません．さらに，歩行前後の脈拍数を測定することで，運動効率の指標である Physiological Cost Index〔PCI：（歩行直後の脈拍数−安静時の脈拍数）/ 歩行速度（m/min）〕を算出します．これらの持久性や効率性の程度は，運動パターンに影響します．

③ 代表的な逸脱運動と代償運動

　代表的な逸脱運動は，各時期の機能的役割の不足と，それに対応する各身体部位の本質的要素の不足，あるいはこれらに反する運動の出現です．そして，ある部位の逸脱運動が，他の部位の代償運動の原因となります（**表15**）．

　特に立脚相における単脚支持の支持性の低下とそれに対する代償運動，遊脚相のトゥクリアランスの低下とそれに対する代償運動が，転倒の原因とも関連して重要です．逸脱運動は，身体部位の必要な要素に作用する筋力の低下，その拮抗筋の短縮や筋緊張亢進，関節可動域制限が主な原因です．筋力自体は低下していなくても，必要なタイミングに活動を発揮できない可能性もあります．

　また，これらロコモーターの運動とパッセンジャーの運動の関連もあります．ロコモーターの逸脱運動に対して代償的にパッセンジャーの運動が変化することもありますし，パッセンジャーの異常に対して，ロコモーターが代償的に作用することがあります．

　また，逸脱運動と代償運動は，疼痛，歩行速度の遅さ，歩行補助具や下肢装具の適合性，過剰努力，転倒に対する不安，経験の不足なども影響します．また，歩行に慣れない時期では歩行能力や運動パターンの変動性も高いため，一回の観察では正確な評価は困難であり，何回か観察することや，日を変えて観察し，その中で共通して観察される現象を重視します．

ⓔ 臨床評価指標

　日常生活活動の評価尺度，基本動作だけを評価することを目的に開発された評価尺度，日常での

表15 歩行時の骨盤・下肢の主な逸脱運動と代償運動

歩行周期	異常な運動	逸脱運動としての主な原因	代償運動としての主な原因
初期接地	足関節の背屈不足	足関節背屈筋群の活動低下，足関節底屈筋群の短縮	
荷重応答期	膝関節の過伸展	膝関節伸展筋群の活動低下・過剰活動	足関節底屈筋群の短縮
立脚中期	股関節の過伸展 膝関節の過度な屈曲 膝関節の過伸展 足関節の背屈不足 骨盤の過度な側方移動・側方傾斜	股関節伸展筋群の活動低下 膝関節伸展筋群の活動低下 膝関節伸展筋群の活動低下・過剰活動 足関節底屈筋群の短縮 股関節外転筋群の活動低下	足関節底屈筋群の短縮，股関節屈曲拘縮，膝折れに対する恐怖感 膝関節の過伸展，股関節の伸展不足 下肢伸展筋群の活動低下
立脚終期	股関節の伸展不足	股関節屈曲拘縮	足関節底屈筋群の短縮
前遊脚期	膝関節屈曲と足関節底屈の不足	足関節底屈筋群の活動低下	
遊脚初期・遊脚中期	骨盤の挙上 股関節の過度な屈曲 股関節の屈曲不足 股関節の屈曲不足 足関節の背屈不足	 股関節屈筋群の活動低下 下肢のこわばり，ハムストリングスの活動低下 足関節背屈筋群の活動不足，足関節底屈筋群の短縮	足関節背屈筋群の活動低下（トゥクリアランスの低下） 足関節背屈筋群の活動低下（トゥクリアランスの低下）
遊脚終期	膝関節の伸展不足 足関節の背屈不足	膝関節屈曲拘縮 足関節背屈筋群の活動低下，足関節底屈筋群の短縮	

歩行状態に関する評価尺度などが使用できます．各評価指標の具体的な内容は付章の臨床評価指標を参照してください．

① 日常生活活動の評価尺度

Barthel Index：移乗動作と移動（歩行），階段昇降の項目が含まれています．移乗動作の項目には，椅子とベッド間の移乗動作だけでなく，ベッド上での起き上がり動作や臥位になる動作が含まれています（⇨付章の259頁を参照）．

Functional Independence Measure (FIM)：移乗としてベッド・車いす，トイレ，浴槽の3項目，移動として歩行と階段昇降を含んでいます（⇨付章の260頁を参照）．

② 基本動作の評価尺度

Bedside Mobility Scale (BMS)：重度要介護者の基本動作を評価するための評価尺度であり，寝返りからベッド上での移動，起き上がり，移乗動作，移動（歩行や車いす）などの10項目で構成されています（⇨付章の251頁を参照）．

Ability for Basic Movement Scale (ABMS)：寝返りから立位保持までの5項目で構成され，急性期から評価に使用できます（⇨付章の251頁を参照）．

Functional Movement Scale (FMS)：対象を限定せずに基本動作を評価するための評価尺度であり，座位や立位の保持，起き上がり，座位や立位でのリーチ動作，立ち上がり，移乗動作から歩行，階段昇降などの11項目で構成されています（⇨付章の251頁を参照）．

③ 歩行の評価尺度

日常生活の中での歩行状態を評価する尺度として，**Functional Ambulation Category (FAC)**

があります（⇨付章の251頁を参照）．介助の程度や歩行場所などから6段階に評定する評価尺度です．対象者の状態の観察や，対象者あるいは家族等からの聴取によって評定可能です．

3 所見の記録方法

基本動作の遂行能力である自立度や介助の有無，環境への適応性，効率性について記載します．また，運動パターンについて，全体的に観察される所見と，主に逸脱運動と代償運動を中心に記載します．できるだけ動作のどの時期の現象なのかを明確に記載します．また介助が必要な場合には，その時期と目的（介助の必要な理由）が明らかになるように記載します．そして，環境や動作方法を変更した場合などは，比較して異なる所見を中心に記載します．

臨床評価指標を用いた場合には，その数値や得点を記録します．観察によって得られる定性的な所見もあわせて記録するとよいでしょう．

第13章 引用文献

1) VanSant AF：Age Differences in Movement Patterns Used by Children to Rise from a Supine Position to Erect Stance. *PHYS THER* 68：1330-1338, 1988.
2) Götz-Neumann K：観察による歩行分析（月城慶一・他訳），医学書院，2005.
3) Mann RA, Hagy JL, et al.：The initiation of gait. *J Bone Joint Surg Am* 61：232-239, 1979.
4) Öberg T, Karsznia A, et al.：Basic gait parameters：reference data for normal subjects, 10-79 years of age. *J Rehabil Res Dev* 30（2）：210-223, 1993.

参考文献

1) 中村隆一・他：基礎運動学，第6版（補訂），医歯薬出版，2012.
2) 星 文彦・他編：病態運動学，医学書院，2014.

（臼田　滋）

14章 日常生活活動・QOLの評価

Ⅰ．理学療法に必要なADL・QOLの評価
Ⅱ．ADL・QOL評価の実際

I. 理学療法に必要な ADL・QOL の評価

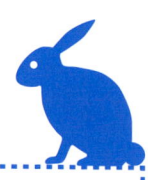

> **はじめに**
>
> ADL・QOL で学習するポイントは，以下の3つです．
> ・ADL の種類と内容
> ・QOL の種類
> ・ADL と QOL の評価方法
>
> ADL と QOL は，身体機能だけでなく，精神機能，社会的機能などの多くの要因が関係しています．理学療法評価は，機能障害に対してだけでなく，患者の生活に直結した ADL や QOL を評価する必要があります．

1 ADL・QOL とは

日常生活活動（activities of daily living：**ADL**）は，毎日の日常生活のなかで行われている基本的な活動です．日本リハビリテーション医学会では，「ADL は，1人の人間が独立して生活するために行う基本的な，しかも各人ともに共通に毎日繰り返される一連の身体動作群をいう」と定義されています[1]．

対象者にとって，四肢の形態や機能の障害とともに，日常生活でどの程度自立して過ごせるのか，あるいはどの程度の介助が必要なのかは極めて重要なことです．理学療法にはさまざまな目的がありますが，多くの対象者にとって日常生活での自立性を高めることは，共通した重要な目的です．そのため，理学療法開始時，施行期間中，退院時あるいは理学療法終了時の ADL の状態は把握しなければならない重要な項目になります．そして，ある時点の ADL の状態やある期間の変化が，理学療法効果の一つの指標になり，**機能的帰結（functional outcome）**といわれます．

一般に，移動動作や身のまわり動作，コミュニケーションからなる**基本的 ADL**（basic ADL：BADL）と，家事動作や買い物，公共交通機関の利用などを含む**手段的 ADL**（Instrumental ADL：IADL）で構成されます（**表1**）（⇨付章の261頁を参照）．国際生活機能分類では**活動（activity）**あるいは**活動制限（activity limitation）**に含められますが，社会のなかでの役割の遂行という視点にたつと，**参加（participation）**あるいは**参加制約（participation restriction）**に含めるとの解釈もできます．

表1　ADL の分類

項目	内容
基本的 ADL（BADL） 　移動動作	歩行，車いす，四つ這い移動，いざりなど
身のまわり動作	食事動作，更衣動作，整容動作，排泄動作，入浴動作
コミュニケーション	文字，音声など
手段的 ADL（IADL） 　家事動作 　育児 　金銭管理 　電話の使用 　買い物 　交通機関の利用 　その他	炊事，掃除，洗濯

> **コラム①　手段的ADL（IADL）**
>
> 日本で用いられることの多かった生活関連動作（activities parallel to daily living：APDL）は，内容的に手段的ADLに相当し，近年では，手段的ADLと表現されることが多くなっています．

> **コラム②　能力と実行状況**
>
> 能力は，理想的・標準的な環境における，ある課題や行為を遂行する個人の能力を表します．実行状況は，個人が実際に生活している環境で，ある課題や行為を遂行している状況です．ADLの自立度は，能力に比べて実行状況のほうが低くなることが一般的です．

一方で，QOL（quality of life）は生命の質，生活の質，人生の質と表現されますが，リハビリテーションにおいては一般に生活の質と訳されています．疾病の有無や身体機能の量的な側面からだけ患者の状態をとらえるのではなく，対象者の視点からの質的な側面として重視され，生活習慣病や進行性疾患，根治が困難な悪性新生物などの対象者に評価されるべき領域です．介入によって対象者の量的な側面の改善だけでなく，QOLのような質的な側面の改善も重要です．世界保健機関（World Health Organization：WHO）はQOLを，「一個人が生活する文化や価値観のなかで，目標や期待，基準，関心に関連した自分自身の人生の状況に対する認識」と定義しています．臨床的な理学療法では，評価される機会は決して多くはないのが現状ですが，今後より評価されるべき領域の一つです．

> **コラム③　進行性疾患におけるADLとQOL**
>
> 主な進行性疾患には，パーキンソン病，脊髄小脳変性症，筋萎縮性側索硬化症，進行性筋ジストロフィー，アルツハイマー型認知症などがあります．ADLを評価することは，疾患の進行の程度を判断する際に役立ちます．また，これらの疾患はADLの自立度が徐々に低下し，最終的には全介助の状態となり，その状態からの改善は困難です．たとえ生活に介助が必要であっても，安楽で充実した生活を過ごすことが理学療法の目標になるため，QOLの評価が大切になります．

2　ADL・QOLの評価にはどのような意味があるのか？

機能障害はADLの自立度と関係し，機能障害が軽度なほど，自立度が高いのが一般的です．しかし，ADLの自立度は身体構造と心身機能の肯定的側面による代償や環境因子による影響が大きく，機能障害の状態と自立度があまり関係しない場合もあります．たとえば，脊髄損傷で完全対麻痺の患者の場合，両下肢の機能障害は重度であっても，上肢による代償や車いす，住宅環境，自動車の改造などの環境調整によって基本的ADLは多くの場合自立できます．したがって，機能障害とは別にADLを評価する必要があります．

また，ADLは能力と実行状況を区別して評価します．能力は高くても，実際の日常生活の場面で実行しているか否かは異なるためです．実行状況を高めることが本来の目標であり，両者の差がある場合には，その原因を特定する必要があります．

QOLは，対象者が感じる満足感のような質的な概念です．量的で客観的な概念であるADLとは関連はありますが，必ずしも一致しません．ADLが自立していても健康状態について満足していない場合もあり，逆にADLが完全介助の状態でも，QOLは良好な場合もあります．重度な障害があり，医学的に改善が難しい場合や，進行性疾患の場合には，特にQOLを重視する必要があります．

3 なぜADL・QOLの評価が必要なのか？

　ADLの評価は，目標設定と介入プログラムの立案のためには必須の事項です．多くの対象者の目標として，ADLの自立度の向上が重視されるため，その状態を客観的に把握する必要があります．また，介入プログラムにおいても機能障害に偏重するのではなく，ADLに直結した練習や環境調整も導入する必要があり，自立度だけでなく，動作の遂行状況や遂行時の環境評価が必要です．

　また，ADLは理学療法士だけでなく，作業療法士や病棟の看護師，主治医，さらに地域・在宅に関わる介護保険サービス提供機関等の専門職種においても関係する事項であり，多職種間で生活状況についての情報を共有するためにもADL評価が必要です．

　また，介入効果を判定するためにもADLとQOLの評価が必要です．機能的帰結としてのADLを評価します．QOLは**患者立脚型アウトカム（帰結）**と呼ばれることもあり，近年，慢性疾患における効果指標として重視されてきています．

4 ADL・QOLの評価で何がわかるのか？

　ADLを評価することで，**自立度**や必要な**介助量**がわかります．これらと動作の遂行状況から，動作のどの段階で，身体のどの部分に問題があるのかがわかります．また，動作遂行時に使用する補助具，およびその使用方法を知ることができ環境調整の必要性の判断材料になります．人的介助が必要な場合にも，体を持ち上げるような筋力を補助する介助が必要なのか，運動の方向を導くような誘導が必要なのか，あるいは直接触る介助は必要ないが，転倒の危険があるために見守る必要があるのか，介助の目的も知ることができます．

　QOL尺度については，現在一般に用いられている尺度は，医療行為によって介入可能なもので，それによる効果を判定するために用いられるため，健康状態に直接起因する要素が中心です．QOLには多くの要因が関連しており，人生観が関与するような**生きがい**や**幸福感，人生の満足感**，多様な個人因子や社会環境，経済状態が主に関与する**健康状態には関連しないQOL**があり，これに加えて疾病や医療的介入が関与する**健康関連QOL（health related QOL：HRQOL）**があります．臨床では，これらのうちのHRQOLが用いられるのが一般的です．また，既存の評価尺度では大きく分けて，どのような疾患にも使用され，一般的な健康状態を測定する**包括的尺度**と，ある疾患に限定した**疾患特異的尺度**があります．

Ⅱ．ADL・QOL の評価の実際

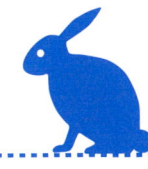

はじめに

ADL・QOL の評価では，これらの進め方を理解したうえで，標準化された評価尺度を用いて行います．評価尺度の使用方法や特性に配慮することが必要です．ADL や QOL について，実際の遂行場面や対象者およびその家族から情報を収集することで，対象者の真のニーズを探る手がかりになることが期待されます．

1 ADL・QOL の評価の進め方

ADL・QOL の評価は，標準化された評価尺度を使用することが一般的であるため，使用する評価尺度の使用方法や尺度特性に配慮して評価することが重要です．

①多くの評価尺度は順序尺度であり，評価項目の判定基準を十分に理解する．

②使用できる評価尺度は多数あるため，尺度特性や使用する状況，目的などを考慮して，使用する評価尺度を選択する．

③ADL を評価する際は，基本的に対象者の実施場面を観察して評価する．

④実行状況と能力を区別して評価する．

⑤ADL を遂行している環境（歩行補助具や装具などを含めて）について情報収集し記録する．

⑥ADL の自立度だけでなく，動作遂行状況もあわせて観察，記録することが望ましい．

⑦外来などで実際の場面を観察できないときは，本人や家族等から環境も含めて情報を収集する．可能であれば写真などで状況を確認する．

⑧各動作に問題がある場合には，その動作を構成する諸動作（項目あるいは要素）に細分化して，個々の状況を評価すると，解決方法を検討しやすい．

⑨動作が行えている場合には，どのように実施しているかを把握し，特に通常とは明らかに異なる方法で実施している場合には，その理由も考察する．

⑩動作が行えない場合には，動作のどの段階・部分に介助を要するのか，なぜ介助を要するのかを考察する．

⑪環境を調整することで，動作を修正できる可能性があるのかを念頭におく．

⑫現在の状況だけでなく，過去の状況や変化も把握する．

⑬QOL 尺度は面接方式あるいは自記式のため，認知機能が低下している対象者では，正確な評価は困難である．

⑭QOL 尺度の評価結果には，極めてさまざまな要因が関与しているため，結果全体を詳細に解釈することは困難である．

⑮QOL 尺度の結果も重要であるが，対象者の主観について調査することで，対象者への理解が深まり，本来のニーズを探る手がかりになる．

2 各動作を評価する際の留意点

基本的 ADL と手段的 ADL の主な動作について，問題を有していた場合に，解決方法を検討することにつなげるためには，後述する評価尺度の使用に加えて，表 2，3 のような点に留意するこ

表2 自立度の一般的な段階付け

自立	完全自立
	修正自立：装具や歩行補助具の使用，時間がかかるなど
部分介助	監視（近位・遠位）・口頭指示
	軽度介助
	中等度介助
全介助	最大介助
	全介助

表3 尺度特性の主な項目

信頼性	再テスト信頼性，検者内信頼性，検者間信頼性，内的整合性
妥当性	内容的妥当性，基準関連妥当性，構成概念妥当性
反応性	
感度・特異度	
実施可能性	

> **コラム④　仕事と教育，レジャーと趣味**
>
> 基本的ADLや手段的ADLには一般的に含まれませんが，対象者の地域社会での生活において，仕事や教育に参加できるかどうかは，とても重要です．これらに対するニーズは，年齢や家庭における役割と密接な関係があります．退職された対象者や決まった仕事に従事しない成人や高齢者では，日常でのレジャーや趣味への参加も重要です．
>
> ADLの項目と同様に，関連する活動の実行状況や能力，環境を評価します．職場や学校などへ直接出向いて環境を評価すると，参考になる多くの情報が入手できます．

とが必要です．

a 食事動作

諸動作に細分化して，その状況を評価します．飲水も同様です．

嚥下障害を有する場合には，誤嚥さらには窒息や誤嚥性肺炎発症の危険が高いため，専門的な評価や介入が必要になります．食事中と食後の咳嗽やムセの有無の観察が重要です．誤嚥の疑いがある場合には，言語聴覚士との情報交換が必要です．関連して，呼吸機能を評価する必要もあります．

食器や自助具，食物形態などの環境因子の影響を受けます．基本的に上肢から頭頸部の運動が関与しますが，座位姿勢の関与も重要です．そのため，座位を保持する場所（ベッド，椅子，車いす）の影響も評価します．

また，食事に要する時間，食べこぼしや衛生面，持久性などは，日常生活上での実用性に大きく影響します．通常では，1日に3回以上は食事をすることが多く，時間帯によって状況が変動する可能性があることを考慮する必要があります．

食事動作を構成する主な諸動作
①箸やスプーンなどを手に持つこと
②食物をはさむ，すくう，あるいは刺すこと
③口まで食物をこぼさずに運ぶこと
④食物を口に入れること
⑤咀嚼し，嚥下すること

b 整容動作

整容動作には，**手洗い，洗顔，歯磨き，整髪，爪切り，化粧，髭剃り**などが含まれます．これらの動作によって，構成する諸動作や実施する場所，使用する器具，必要となる身体機能が異なります．

手洗いや歯磨きなどで洗面所を利用する場合には，移動能力や立位バランスも影響しますが，ベッド上で洗面器を使用する場合には，その状態は食事動作と類似しています．そのため，自立度のみでなく，実施場所を把握することは重要です．さらに，洗面所では，水道栓の操作や洗面台の高さ，その周囲の空間的配置も考慮します．

> **洗面所での洗顔を構成する主な諸動作**
> ①洗面所までの移動（歩行や車いす）
> ②洗面台での立位あるいは座位の制御
> ③水道栓（蛇口）を開けること
> ④手で水をすくうこと
> ⑤手で顔を洗うこと
> ⑥水道栓を閉めること
> ⑦タオルを持つこと
> ⑧タオルで顔を拭くこと

c 更衣動作

更衣の対象となる衣類には，**上衣（前開き服，被り着）**，**下衣（ズボン，スカート）**，**下着**などがあります．これに加えて，**靴**，**靴下**，**装具**の脱ぎ履き，**靴紐**，**生理具**，**集尿器**なども対象者によって問題となります．

これらの衣類の種類によって，必要な動作や関連する身体・認知機能も異なります．また同じ種類でも，その材質（伸縮性や厚さ，摩擦など）や形態（大きさ，形，袖や襟の形態，止め具など）によって状況が変わります．さらに，同一の衣類に対しても脱ぎ着する手順や姿勢は複数あります．また，更衣動作を遂行する場所も，居室内，ベッド上，浴室の脱衣所，あるいは学校の教室など，複数の場所が考えられます．

どのような状況でも問題がないのか，あるいはどのような状況であっても同様に介助を要するのか，状況によっては介助量が変化するのかを把握することが必要です．特に，入浴後のような体が湿った状態では困難になります．

身体面では，主に手指による衣服や止め具の操作と，手足の衣服への出し入れが必要ですが，動作時の姿勢も重要です．一般的には座位や立位で実施しますが，臥位でも衣服の種類によっては可能な場合もあります．立位で行う場合には，片脚立位などの高度なバランスが要求される場合もあります．

また，障害によってはその手順が重要になります．片麻痺患者が前開き服を着る場合には，麻痺側の袖を最初に通し，脱ぐ場合には，麻痺側の肩の部分をはずし，非麻痺側の袖から抜きます．

更衣に要する時間や疲労，外見や見栄え，転倒の危険性などが実用性に影響します．さらに，衣服を衣装ダンスなどから出してくる更衣の準備も現実の場面では必要です．

> **椅座位と立位でのズボンを履く動作を構成する主な諸動作**
> ①椅座位でズボンを手に持つこと
> ②片足をズボンに通すこと
> ③もう一方の足をズボンに通すこと
> ④ズボンを大腿部まで引き上げること
> ⑤立ち上がること
> ⑥立位で腰まで十分にズボンを引き上げること
> ⑦ファスナーやホック，ベルトを止めること

d 排泄動作

排泄動作は性別や**排尿**か**排便**かによって，必要となる諸動作が異なりますが，尿意と便意の有無を含む**排尿・排便障害**，**膀胱直腸障害**の影響があるため，そのような場合には医師や看護師からの情報収集が必要です．

大まかに動作としては，起居・移動動作と衣服の操作に分けられ，後者は，更衣動作と類似した動作です．起居・移動動作が重要であり，歩行や車いすでの移動，座位・立位バランス，移乗・立ち上がり動作が重要です．ベッド上臥位からの移動であれば，起き上がり動作も必要です．これらの起居・移動動作には，廊下などの通路の幅や段差，手すりの有無，トイレのドアの形態や幅，トイレのスペース，便座の種類や形態などの環境が影響するため，これらの状況や影響を含めて評価します．

実用性の点からは，排泄の回数や尿意・便意を感じてから排泄を我慢できる時間，排泄関連動作に要する時間なども考慮する必要があります．また，脊髄損傷患者などの自己間欠導尿や集尿器の管理，あるいは人工肛門患者では，その処理などに関する状態を評価することも必要です．

> **コラム⑤　排尿・排便障害と膀胱直腸障害の種類**
>
> 排尿障害は，蓄尿と排出の問題で，尿意の回数の増加や減少，尿失禁などです．一般に，多尿，頻尿，尿失禁，尿閉，乏尿，残尿などがあります．排便障害は，便秘（排便困難）や便失禁などです．また，膀胱や直腸を支配する自律神経は，主に仙髄（S2-4）から起こるため，この部分が損傷されると膀胱や直腸の機能が障害された状態となり，これを膀胱直腸障害といいます．

トイレでの排泄を構成する主な諸動作
①尿意・便意を感じること
②トイレまで移動すること
③トイレ内に入ること
④衣服（下衣と下着）を下げること
⑤便座に座ること
⑥排泄すること
⑦トイレットペーパーを使用すること
⑧水を流すこと
⑨便座から立ち上がること
⑩衣服（下衣と下着）を上げて，整えること
⑪手を洗うこと
⑫トイレから出て，部屋に戻ること

e 入浴動作

浴室へ移動して**洗体**や**シャワー**，**浴槽**に入ることが一般的ですが，ベッド上での**清拭**のみを実施している場合もあります．

浴室を利用した入浴動作では，排泄動作と同様に起居・移動動作の関与が大きく，洗体や入浴前後の更衣については，更衣動作や整容動作に類似しています．浴室を利用した場合でも，シャワーのみの利用と浴槽に出入りをする場合があります．特に浴槽の出入りにおける浴槽の形態や設置形式，浴室内の移動における濡れた浴室の床面での動作の自立度に及ぼす影響が重要です．また，シャワーチェアーや浴室内の手すりなどの影響を考慮します．

入浴前後の更衣については，脱衣所の広さなどの影響もありますが，特に入浴後の湿った体での更衣は，摩擦が大きく，他の場面での更衣とは状況が異なることに注意します．

浴室での入浴を構成する主な諸動作
①浴室・脱衣所まで移動すること
②衣服を脱ぐこと
③浴室に入ること
④体を洗うこと
⑤浴槽へ入ること
⑥浴槽内で姿勢を保持すること
⑦浴槽から出ること
⑧浴室から出ること
⑨体を拭くこと
⑩衣服を着ること
⑪浴室から部屋に戻ること

f 起居・移乗・移動動作

多くの種類の動作が含まれ，全体的に**基本動作**と表現することもあります（表4）．主に起居動作は重心の上下方向の移動を伴い，移乗動作は短い距離の重心の水平方向の移動で，移動動作は長い距離の重心の水平方向の移動です．床から車いすへの移乗動作など一部例外もあります．

他のセルフケアと比べて共通する特徴としては，これらの動作が単独で目的をもっているというよりも，他のセルフケアを遂行するための手段である点です．そのため，特に実行状況において

表4　主な起居・移乗・移動動作

項目	内容
起居動作	寝返り，起き上がり，立ち上がり（椅子・ベッド・床から），臥位での移動動作など
移乗動作	ベッド―車いす間，車いす―トイレ間，床―車いす間，車いす―自動車間など
移動動作	肘這い，四つ這い，膝歩き，歩行（屋内，屋外），階段昇降，車いす駆動など

は，セルフケアを遂行する流れのなかでこれらの動作を評価することが大切です．一方で，これらの動作の能力の低下は機能的制限であり，多くの機能障害とも関係しているため，個々の動作を独立して評価することも大切です．後者の機能的制限としての評価の詳細は，13章の基本動作の章を参照してください．

セルフケアのなかで，排泄動作や入浴動作は，起居・移乗，移動動作の自立度が大きく影響します．整容動作や更衣動作も，これらの動作を遂行する姿勢によって影響されます．狭義の食事動作は，比較的これらの動作の影響は少ないですが，日常では，ダイニングテーブルなどの食事をする場所への移動も必要になります．

起居・移乗，移動動作を評価する際には，動作を遂行する環境の影響を評価することが重要です．ベッド，ふとん，椅子，床面，歩行補助具，装具，手すりなどの使用状況やその有無による動作への影響を評価します．特に排泄と入浴動作は，トイレや脱衣所，浴室内の空間の状況が，起居・移乗・移動動作の遂行状況に影響するため，日常的な場所を考慮して評価を進めなければなりません．

移動能力では，屋内，家の敷地内，家周囲の屋外，公道など，その空間によってその自立度が影響されます．さらに社会的な活動を考慮すると，電車やバスなどの公共交通機関，自動車，バイク，自転車などの交通手段についても，その対象者の希望と求められる役割を考慮して，それらの必要性や可能性，問題点を評価する必要があります．公共交通機関の利用は，後述する手段的ADLに含まれます．

g 手段的ADL（表1）

入院中には，多くの項目の遂行が必要とされないため，病院内では実際の状況を評価することが困難です．そのため，機能障害や基本的ADLの状態から推測することや，模擬的な環境で評価することが一般的です．可能であれば実際に遂行する環境で評価することが望まれます．

また，項目によっても違いがありますが，対象者の年齢，性別，家族や地域内での役割などの個人因子によってその必要性や評価・指導のニーズが異なる点に配慮が必要です．

必要となる心身機能も項目によって異なります．**炊事**，**掃除**，**洗濯**などの**家事動作**は，物品の操作や運搬などのための上肢機能がどの程度利用できるかが重要であり，加えて立位での動作遂行では，立位での持久性，バランス，歩行能力なども重要です．**金銭管理**や**買い物**，**公共交通機関**の利用などは，記憶や計算機能などの認知機能がより重要となります．

基本的ADLも同様ですが，環境による影響の評価も大切です．調理器具や電化製品，家事の道具，車いすや歩行補助具，台所の空間的配置など

> **コラム⑥ 移動能力における転倒状況の把握**
>
> 転倒の定義には何種類かありますが，「本人の意思からではなく，地面またはより低い面に身体が倒れること（Gibson）」の定義が一般的に用いられています．
>
> 転倒は，それによって大腿骨頸部骨折や脊椎圧迫骨折などの外傷を受けるだけでなく，転倒恐怖感が発生するなどの心理社会的な影響も重大であり，その後の活動性，ADLの自立度，運動耐容能，バランス能力，筋力の低下などをもたらし，さらに抑うつ気分を生じることも多く，極めて重要な問題です．
>
> そのため，移動能力の評価とともに転倒の有無やその頻度，転倒の状況や特徴について評価することが大切です．転倒を経験している場合には，いつ，何をしている時に，どのようにして転倒に至ったのかを，できるだけ具体的に情報収集することが大切です．
>
> 転倒を認める場合には，その内的要因（移動能力，認知機能，視覚，筋力，感覚，投薬状況，起立性低血圧など）と外的要因（屋内の敷物，履物，衣服，段差，手すりの有無，照明，時間帯など）に対する評価を進め，転倒に対する予防的および治療的な介入を計画する必要があります．

を考慮する必要があります．また，課題遂行の手順・過程の計画や管理，必要物品の準備などの技能を，基本的ADLよりもさらに必要とします．

このように，基本的ADLの評価に比べて，考慮すべき点は多々ありますが，地域社会での営みに参加するためには，基本的ADL以上に大切な面もあるため，患者の要望やニーズを十分に配慮し，問題を明確にし，その問題を解決するための評価が求められます．

3 ADLの評価の方法

a 基本的ADL

① Barthel Index（BI）

使用頻度の高い評価尺度です．評価項目は，移動動作として移乗（起き上がり動作からベッド―車いす間の移乗を含む），平地歩行（車いす駆動），階段昇降，身のまわり動作として食事，整容，トイレ動作，入浴，更衣，これに排尿と排便のコントロールを加えた10項目です．原則として各項目を全介助が0点，部分介助が5点，自立が10点の3段階で評定し，合計点は全項目が自立している最高点の100点から，全項目が全介助の最低点の0点に分布します．基本的に能力を評価します．評定段階を細かくみると，移乗と平地歩行が0, 5, 10, 15点の4段階と細かく，整容と入浴が0点と5点の2段階と大まかな評定になっています．その他は，前述の通りの3段階です．

比較的簡単に評定が可能であり，信頼性が高い評価尺度です．配点がわかりやすい反面，得点の段階付けが粗いため，患者の変化を反映しにくい面があります（⇨付章の259頁を参照）．

② Functional Independence Measure（FIM）

BIとともに使用頻度の高い評価尺度です．評価項目は，セルフケアとして食事，整容，清拭，更衣（上半身），更衣（下半身），トイレ動作の6項目，排泄コントロールとして排尿と排便の2項目，移乗としてベッド・椅子・車いす，トイレ，浴槽・シャワーの3項目，移動として歩行・車いす，階段の2項目，コミュニケーションとして理解と表出の2項目，社会的認知として社会的交流，問題解決，記憶の3項目で，全体で18項目になります．項目としては，コミュニケーションと社会的認知が含まれるのが，BIと大きく異なる点です（⇨付章の260頁を参照）．

評定は，実際の生活場面での実行状況をもとに判定します．各項目について完全介助として全介助が1点，最大介助が2点，部分介助として中等度介助が3点，最小介助が4点，監視レベルが5点，自立として修正自立が6点，完全自立が7点であり，7段階で評定します．合計点は，全項目が完全自立の場合に最高点の126点，全項目が全介助の場合に最低点の18点に分布します．評価項目のなかでセルフケア，排泄コントロール，移乗，移動の13項目を運動項目（13～91点），コミュニケーションと社会的認知の5項目を認知項目（5～35点）として別に扱う場合もあります．

段階付けが細かく，各項目の判定基準が明確に規定されているため，使用するためにはマニュアルにもとづく必要があります．また，実行状況にもとづいて評定することや，認知項目のように短時間の観察だけでは評定しにくい項目もあり，正確に判定するためには，病棟などでの生活場面に検者が関与することが必要です．そして，患者の変化に対する反応性が高いことが特徴です．

現実的に患者の生活場面を直接観察できないことも多く，その場合には，面接あるいは自記式の調査用紙も使用されることがあります．

③ その他の評価尺度

BADLに関連した評価尺度は，極めて多くの評価尺度が開発，報告されてきています．そのなかでも特徴的な評価尺度を以下に紹介します．

a．Katz Index：入浴，更衣，トイレ，移乗，排尿・排便コントロール，食事の6項目について，それぞれ自立か依存で評定します．その結果をもとにADL全体をすべて自立のAからすべて依存のGまでの7段階に判別する評価尺度です．

b．PULSESプロファイル：Physical Condition（身体状況：健康状態），Upper Limb Functions（上肢機能：セルフケア），Lower Limb Functions（下肢機能：移動能力），Sensory Components（感覚要素：コミュニケーションと視覚機能），Excretory Functions（排泄機能），Support Factors（支

援要素：社会的役割遂行能力）の6項目から構成され，各項目について1点から4点の4段階で評定する尺度です（高い点数ほど障害が重度）．これらの頭文字からPULSESと命名されています．

c．小児に対するBADL尺度：小児については，成人と社会から求められる機能・能力が異なるため，小児を対象に開発されたADL尺度があります．**WeeFIM**と**PEDI（Pediatric Evaluation of Disability Inventory）**が代表的です．

WeeFIMは基本的な構成や評定基準はFIMと同様ですが，移動，コミュニケーションの理解，社会的認知の項目に小児への使用を考慮した修正が加えられています．また，養育者からの聴取によって評価できるように質問の手順も示されています．

PEDIは，セルフケア，移動，社会的機能の3領域からなる機能的スキル197項目と，同様の3領域からなる介護者による援助尺度／調整尺度の20項目で構成されています．機能的スキルは，各項目の要素的技能について，できるかできないかの2段階で評価します．介護者による援助尺度／調整尺度は，各複合的課題に対する介助の程度と，環境調整の様式や程度を評価します．

d．疾患に特異的なADLに関連する評価尺度（**表5**）：疾患に特異的で，移動能力などのADLに関連した評価尺度もあります．ADLの詳細まではわかりませんが，簡便な評価尺度も多く，概ねADLのレベルを示すことが可能です．

表5 主な疾患別のADLに関連した評価尺度

疾患	評価尺度
関節リウマチ	Steinbrocker機能分類（class）
二分脊椎	Hofferの歩行能力分類
パーキンソン病	Hoehn & Yahr分類，UPDRS
慢性閉塞性肺疾患	Hugh-Jones分類
心疾患	NYHA分類

UPDRS：Unified Parkinson's Disease Rating Scale
NYHA：New York Heart Association

ⓑ 手段的ADL

① IADLスケール

電話の使用，買い物，食事の準備，家屋維持，洗濯，外出時の移動形式，服薬管理，金銭管理の8項目で構成されています．それぞれ実施できていれば1点，できていなければ0点で採点し，原法では性差を考慮して，男性で0から5点，女性で0から8点で得点化されています．今日の手段的ADLという概念の源になった尺度です．

② 老研式活動能力指標

高齢者の全体的な活動能力を評価するために開発された尺度で，全体の13項目のうち，5項目が手段的自立（公共交通機関の利用，買い物，食事の用意，請求書の支払い，預貯金の管理）で手段的ADLに該当します．その他は知的能動性4項目と社会的役割の4項目です．IADLスケールと同様に，各項目について1点か0点で採点します．比較的簡便に使用できるため，幅広く利用されています（⇨付章の262頁を参照）．

③ Frenchay Activities Index（FAI）

日常生活における応用的な活動や社会生活に関する15項目で構成されています．主に手段的ADLに該当する項目ですが，これに加えて，趣味，旅行，読書，勤労などの項目も含まれています．この尺度の特徴は，各項目に対して，3カ月間または6カ月間における実施頻度によりそれぞれ0から3点に評定している点です．この実施頻度は，たとえば週に1回以下，週に1・2回，ほぼ毎日という形式で評定します．基本的ADLと異なり，手段的ADLの項目は毎日は実施する必要がない項目もあり，このような実施頻度を考慮することも大切です（⇨付章の265頁を参照）．

ⓒ 拡大ADL（Extended ADL：EADL）

基本的ADLの手段的ADLを加えた統合尺度として拡大ADLがあります．**拡大ADL尺度**と**ADL-20**が代表的な尺度です（⇨付章の263頁を参照）．拡大ADL尺度は，Barthel Indexからの8項目（尿意・便意コントロール以外）と老研式活動能力指標の4項目（公共交通機関の利用，買い物，食事の用意，預貯金の出し入れ）を統合した12項目で構成され，各項目が自立に1点，

それ以外に0点で評定し，0から12点に分布します．ADL-20は，基本的ADLの起居移動5項目，身のまわり動作6項目，手段的ADLの5項目，そしてコミュニケーションの4項目の計20項目から構成される評価尺度です．

いずれも入院患者だけでなく，外来通院患者や地域在住の高齢者を対象に使用すると有用です．

4 QOLの評価の方法

ⓐ 包括的QOL尺度

① SF-36（MOS Short-Form 36-Item Health Survey）

最も代表的で国際的にも使用されている包括的QOL尺度です．下位尺度として，身体機能，日常役割機能（身体），体の痛み，全体的健康感，活力，社会生活機能，日常生活機能（精神），心の健康の8領域36項目で構成されます．さらに，身体的健康と精神的健康の2つのサマリースコアを求めることもできます．

日本語版が公開されており，多くの報告があります．さらに日本国民標準値が示されていることも大きな特徴です（⇨付章の266頁を参照）．

② WHOQOL（World Health Organization Quality of Life Assessment Instrument）

WHOが開発した尺度であり，日本を含む22カ国が開発プロジェクトに参加しています．最初に100項目からなる調査票が発表され，現在は26項目のWHOQOL-26が使用されています．身体的領域，心理的領域，社会的関係，環境の4領域から構成されます．日本語版も報告され，信頼性や妥当性も検証されています．

③ その他の包括的QOL尺度

SF-36と並んで国際的に使用されているSIP（Sickness Impact Profile）があります．136項目からなり，身体的健康因子，精神的健康因子，その他の3領域で構成されます．さまざまな日本語訳が発表されていますが，正式な手続きを経た日本語版は発表されていません．

近年，普及しつつある尺度として，SEIQoL-DW（Schedule for the Evaluation of Individual Quality of Life-Direct Weighting）があります．個人別のQOLに対応できる包括的尺度です．半構造化面接によって評価を行い，対象者個人の重要と考える5つの領域を選択し，それぞれの領域の満足度を0から100の間で評価します．さらに生活全体に対する重み付けをディスク（円盤）を利用して決定します（表6）．本来は包括的な尺度ですが，神経難病を中心に個人別QOLの尺度として活用されてきています．

表6 SEIQoL-DWのインデックスの算出例

キューの5項目	レベル(%)	重み(%)	レベル×重み
病気	80	30	24.0
友人	40	15	6.0
家族	60	25	15.0
読書	50	15	7.5
食事	70	15	10.5
	インデックス		63.0

ⓑ 疾患特異的QOL尺度

① 運動器疾患

WOMAC（Western Ontario and McMaster Universities Osteoarthritis Index）は，変形性股関節症あるいは膝関節症を対象とした疾患特異的QOL尺度です．疼痛5項目，こわばり2項目，日常的な活動で必要な動作の機能17項目の合計24項目で構成されています．人工関節の経時的変化や薬物の効果，リハビリテーションの効果判定など，幅広く活用されています．正式な日本語版はありませんが，人工膝関節置換術患者を対象とした疼痛と機能の日本語スケールが公開されています．

腰痛症に対しては**RDQ**（Roland-Morris Disability Questionnaire）が用いられています．腰痛のために，寝返り，歩行，更衣，階段昇降，仕事などの日常の生活行動が障害されるか否かを問う24項目で構成されています．日本語版が報告されており，日本語版マニュアルも公開されています．

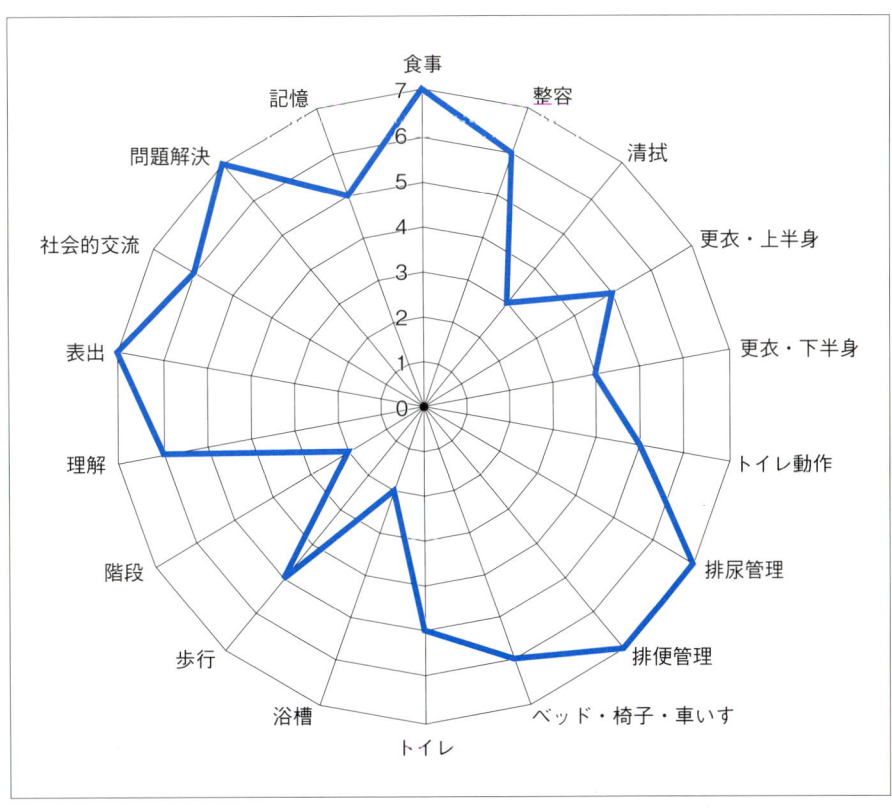

図1 Functional Independence Measure (FIM) の結果をレーダーチャートに示した例

その他，関節リウマチに対する **AIMS2**（Arthritis Impact Measurement Scales version 2），日本人に対する膝関節機能評価尺度のJKOM（Japanese Knee Osteoarthritis Measure）や腰痛症機能評価尺度のJLEQ（Japan Low back pain Evaluation Questionnaire）などがあります．

運動器疾患は，疼痛や関節のこわばり，関節機能や動作の困難さなど，対象者の主観的な側面が重要です．

② 呼吸器疾患

主に慢性閉塞性肺疾患に対する評価尺度が開発されており，**CRQ**（Chronic Respiratory Disease Questionnaire）と **SGRQ**（St. George's Respiratory Questionnaire）が代表的です．CRQは，呼吸困難，感情，疲労，病気による支配感の4領域20項目で構成されており，SGRQは，症状，活動，衝撃の3領域50項目で構成されています．両者ともに日本語版が作成されています．

呼吸器疾患は，主たる症状が呼吸困難感と主観的であるため，肺機能検査の結果や酸素飽和度などの客観的所見と並行してこれらの疾患特異的QOL尺度を使用すると，介入効果の判定に役立ちます．

③ その他の疾患特異的QOL尺度

がん，糖尿病，慢性腎疾患，神経系疾患などに対する評価尺度が開発されています．神経系疾患では，脳卒中，筋萎縮性側索硬化症，パーキンソン病など理学療法の対象となることも多い疾患に対する評価尺度も作成されています．

脳卒中を対象にした評価尺度には，**SIS-v3.0**（Stroke Impact Scale）と **SS-QOL**（Stroke Specific Quality of Life Scale）が代表的です．SISは，筋力，手の機能，移動，ADL，情緒，記憶，コミュニケーション，社会参加の8領域59項目からなりますが，16項目で構成される短縮版であるSIS-16も報告されています．SS-QOLは，活力，家族内役割，言語，移動，気分，性格，セルフケア，社会的役割，思考，上肢機能，視覚，仕事の12領域49項目で構成されています．両者ともに日本語版での活用が報告されています．認知機能

やコミュニケーションに問題を有する場合には，使用は困難です．

5 所見の記録方法

通常は定められた調査用紙・質問紙を使用します．ADLとQOLは複数の領域で構成されているため，全体をレーダーチャートに示すと，領域による傾向の違いが視覚的に理解しやすくなります（**図1**）．ADLについて，その評価結果から介入プログラムの立案や環境調整を検討するためには，単に自立度の点数を記録するだけでなく，動作の遂行状況や実際の環境，あるいは異なる環境での動作の変化などについて評価し，所見を記載することが必要です．

第14章 文献

1) 日本リハビリテーション医学会：ADL評価について．リハ医学 13：315，1976．
2) 伊藤利之，江藤文夫編：新版 日常生活活動（ADL），医歯薬出版，2010．
3) 奈良 勲監：日常生活活動学・生活環境学，第4版，医学書院，2012．

（臼田 滋）

15章

運動耐容能の評価

Ⅰ. 理学療法に必要な運動耐容能の評価
Ⅱ. 運動耐容能の評価の実際

I. 理学療法に必要な運動耐容能の評価

> **はじめに**
>
> 運動耐容能で学習するポイントは以下の3つです．
> ・運動耐容能の種類
> ・運動耐容能の測定方法
> ・運動耐容能の結果のとらえ方
>
> 運動耐容能は，一定時間継続した運動に耐えうる能力のことであり，体力を構成する要素でもあります．全身持久性と同義で，理学療法を進めるうえで大切な指標となります．運動耐容能はその測定方法などの習熟はもちろんのこと，生理学，運動学などの基本的な学習が必要となります．

1 運動耐容能とは

運動耐容能とは，一定時間継続して行われる運動に耐えうる能力のことです．この際の運動とは，関節運動などの局所の運動ではなく，歩行や走行などの身体運動（全身運動）における運動を指します．運動に関連する**体力**には，筋力や筋パワーなどの運動を起こす能力，筋持久力や**全身持久力**などの運動を持続する能力，柔軟性や平衡性，俊敏性などの運動を調節する能力があります．運動耐容能は，体力のなかの全身持久力にあたります．運動耐容能は，**筋機能，呼吸循環機能，内分泌機能**によって調節維持されます．

2 運動耐容能の評価にはどのような意味があるのか？

運動耐容能は，**呼吸循環器系システム**，**末梢循環，血液，神経筋ユニット，末梢の骨格筋力・筋代謝能**などによるシステム全体によって調節維持されます．運動耐容能の測定は，この調節維持の結果を明らかにするために行われます．これらの機能に制限が生じると運動耐容能が低下することになります．逆に，トレーニングなどによりこれらの機能を高めることで運動耐容能を高めることも可能です．このような意味から，運動耐容能の測定は，活動性の低い疾病・障害をもつ対象者から活動性の高いスポーツ選手まで幅広い適応があります．

運動耐容能の測定は，**実際に行われた運動・動作結果**（速度，時間など）を使用するものと，運動・動作中の**生理現象**を使用するものがあります．実際の運動・動作結果の使用例としては，一定区間の歩行時間を求める場合などです．一定区間の歩行時間が長いほど，運動耐容能が低いことになります．実際の運動・動作結果からはシステム全体の評価は可能ですが，個々のシステムの評価は困難です．運動・動作中の生理現象の使用例では，運動中の呼気ガス分析などがあります．運動・動作中の酸素の摂取量から算出される最大の酸素摂取量が大きいほど運動耐容能が高いと判断します．この際には，システム全体のなかで，特に呼吸循環器系システムの評価が可能となります．

3 なぜ運動耐容能の評価が必要なのか？

現状の運動耐容能を把握することにより，効果的な**運動処方**が可能となります．また，経時的に運動耐容能を測定することにより，理学療法の介入効果判定が可能となります．さらに呼吸循環器系システムの運動耐容能を測定することにより，呼吸循環器に関連する**リスク**を予測することが可能となります．

運動処方とは，理学療法において運動を行うときに，最適な運動課題を決定することです．競技選手などでは，トレーニング処方や傷害時の機能回復のための運動処方が必要です．一般健常者では健康維持・増進のための運動処方，疾病や障害をもつ方には，運動療法としての運動処方が必要となります．

4 運動耐容能の評価で何がわかるのか？

本章では，運動強度の評価法として，①**自覚的運動強度（Rating Perceived Exertion：RPE，Borg スケール）**，運動耐容能の測定方法として，②**6 分間歩行試験（6-Minutes Walking Test：6MWT）**，③**漸増シャトルウォーキングテスト（Incremental Shuttle Walking Test：ISWT）**，④**心肺運動負荷試験（Cardiopulmonary Exercise Testing：CPX）**を説明します．Borg スケールでは，自覚的な運動強度がわかります．6MWT は 6 分間の歩行距離（m，**6-Minutes Walking Distance：6MWD**）など，ISWT は歩行距離（m）など，CPX では最大酸素摂取量（*ml/min*）などの呼気ガス，心拍数，血圧などがわかります．6MWD，ISWT では，運動にかかわるシステム全体の運動耐容能がわかります．CPX では主に呼吸循環器系システムの運動耐容能がわかります．

Ⅱ. 運動耐容能の評価の実際

> **はじめに**
>
> 運動耐容能の評価方法には，6分間歩行試験（6MWT），漸増シャトルウォーキングテスト（ISWT），心肺運動負荷試験（CPX）などがあります．これらの評価方法は，運動負荷試験となります．このため，運動耐容能の評価方法の理解のみならず，運動強度や運動負荷試験のリスクならびに中止基準を十分に理解しておく必要があります．さらに，安全のために事前のメディカルチェックも必要となります．

1 運動耐容能の評価の進め方

運動耐容能の測定は，対象者に一定時間，運動・動作を行わせる**運動負荷試験**となります．運動負荷試験には，呼吸循環器系システムに負荷がかかるために**リスク**が伴います．したがって，運動耐容能の測定に関しては，**運動負荷試験の禁忌事項**（表1），**運動負荷試験の中止基準**（表2）を理解しておく必要があります．さらに，測定前に**メディカルチェック**を実施しておき，測定時には**医師の立ち会い**や**緊急対応**が可能な体制を整えておくことも重要となります．

2 運動耐容能の評価の方法

ⓐ 自覚的運動強度（Borg スケール）

運動強度を表す指標としては，エルゴメーターの仕事量，トレッドミルの速度や傾斜角度などがあります．これらとは別に，自覚的運動強度を測定するスケールがBorgスケールです．1970年にBorg GAによって最初に発表された6～20までの15段階スケールと，その後に発表された0～10に0.5を加えた**修正版Borgスケール**が使用されています（表3）．原法の15段階のスケールでは，該当するスケールの10倍がその時の心拍数に近いとされています．原法は運動強度，修正版は息切れや痛みの評価に向いているとされています．Borgスケールは，運動耐容能を評価するものではなく，運動強度の指標です．

① 準備

Borgスケールを**厚紙のカード**にしておく．

② 使用上の注意

呼気ガス分析でマスクを着用していたり，口答であると呼吸が乱れてしまうことが予想されるため，対象者にBorgスケールのカードの該当部分を指し示してもらうようにする．

ⓑ 6分間歩行試験（6MWT）

1985年 Guyat, GH らにより提唱された運動負荷試験です．**6分間**に歩行できる**最大歩行距離**である6分間歩行距離（6MWD）を測定します．最大酸素摂取量と相関があることが知られていますが，最大酸素摂取量の決定や運動制限因子の解明のためのものではなく，日常生活における機能障害の重症度を評価することに適しています．

6MWTのTはtestであるので試験の名称です．6MWDのDはdistanceなので試験の結果を表します．

表1 運動負荷試験の禁忌事項

絶対的禁忌	・慢性呼吸器疾患の急性増悪時 ・気管支喘息の急性発作時 ・安静時における高度の呼吸困難 ・重篤な虚血性心疾患，発症近時の心筋梗塞，最近の安静時心電図で急性の変化が示唆される場合 ・不安定狭心症 ・不安定な未治療の不整脈 ・重篤な大動脈弁狭窄症 ・未治療の心不全 ・急性肺血栓塞栓症 ・急性心筋炎，心膜炎 ・解離性大動脈瘤 ・発熱などの急性感染症 ・患者の協力が得られないとき
時に禁忌となる場合	・中等度の心臓弁膜症 ・電解質異常（たとえば，低カリウム血症，低マグネシウム血症など） ・高度の貧血 ・不安定な高血圧症 ・頻脈または徐脈性不整脈 ・肥大型心筋症およびその他流出路系閉鎖症候 ・運動負荷によって再発する可能性のある神経—筋障害，筋—骨格系障害および関節リウマチ ・高度の房室ブロック ・心室性動脈瘤 ・未治療の代謝性疾患（たとえば，糖尿病，甲状腺クリーゼ，粘液水腫） ・全身性の慢性感染症

＊時に禁忌となる場合とは，運動負荷によって得られる利益が運動で生じる危険性を上回る可能性のある場合である．その場合，特に安静時に無症状の例では注意しつつ，低いレベルにエンドポイントを設定して運動負荷試験をする．
(日本呼吸ケア・リハビリテーション学会呼吸ケアリハビリテーション委員会ワーキンググループ他編，文献1，2012より引用)

表2 運動負荷試験の中止基準

絶対的に中止すべき場合	・高度の呼吸困難の出現 ・重篤な喘息発作 ・負荷試験の進行とともに収縮期血圧がベースラインから10Torr以上低下 ・狭心症の出現 ・運動失調，めまい，意識障害などの出現 ・チアノーゼ，顔面蒼白などの出現 ・心電図，収縮期血圧などのモニタリングができなくなった場合 ・被験者が中止を希望した場合 ・心室頻拍 ・心電図上，急性心筋梗塞が疑われる場合
中止が望ましい場合	・ST低下（2mm以上の水平または下降型）や著明な軸偏位など，STまたはQRSの変化 ・多源性，三連発，上室性頻脈，房室ブロック，徐脈などの不整脈の出現 ・疲労，息切れ，喘鳴，足のこむらがえり，跛行 ・胸痛の出現 ・過度の血圧の上昇

(日本呼吸ケア・リハビリテーション学会呼吸ケアリハビリテーション委員会ワーキンググループ他編，文献1，2012より引用)

表3 Borgスケール

Borgスケール（原法，15段階スケール）			修正版Borgスケール（0～10スケール）		
6			0	Nothing at all	なんともない
7	Very, very light	非常に楽である	0.5	Very, very weak	非常に弱い
8			1	Very weak	やや弱い
9	Very light	かなり楽である	2	Weak	弱い
10			3		
11	Fairy light	楽である	4	Somewhat strong	やや強い
12			5	Strong	強い
13	Somewhat hard	ややきつい	6		
14			7	Very strong	かなり強い
15	Hard	きつい	8		
16			9		
17	Very hard	かなりきつい	10	Very, very strong	非常に強い
18					
19	Very, very hard	非常にきつい			
20					

(Borg GA, 文献2, 1982 より改変引用)

表4 6分間歩行試験記録用紙

```
周回カウンター：
患者氏名：＿＿＿＿＿＿＿＿＿＿＿＿＿　患者ID＿＿＿＿＿＿＿＿
歩行：＿＿＿＿＿＿＿　検者ID：＿＿＿＿　日付：＿＿＿＿＿
性別：　男　女　　年齢：＿＿＿＿　身長：＿＿＿＿＿
体重：＿＿＿＿＿＿　血圧：＿＿＿/＿＿＿
試験前の薬物治療（吸入量，時刻）：＿＿＿＿＿＿＿＿＿
試験中の酸素吸入：なし　あり，＿＿＿＿ L/min, 型＿＿＿＿

                    試験前            試験後
時刻          ＿＿＿：＿＿＿      ＿＿＿：＿＿＿
脈拍数        ＿＿＿＿＿＿＿      ＿＿＿＿＿＿＿
呼吸困難      ＿＿＿＿＿＿＿      ＿＿＿＿＿＿＿（修正Borgスケール）
疲労感        ＿＿＿＿＿＿＿      ＿＿＿＿＿＿＿（修正Borgスケール）
SpO₂          ＿＿＿＿＿％        ＿＿＿＿＿％

試験中の歩行停止あるいは休憩　いいえ　はい，理由：＿＿＿＿＿＿

試験終了後における他の症状の有無：狭心症　めまい　殿部，脚，ふくらはぎの疼痛
＿＿＿＿周（×60m）＋途中で終了した距離＿＿＿＿m＝
6MWD：＿＿＿＿m
予測値：＿＿＿＿m　　予測値に対する割合：＿＿＿＿％
コメント：
解釈：（介入前の6MWDとの比較を含めて）：
```

（日本呼吸ケア・リハビリテーション学会呼吸ケアリハビリテーション委員会ワーキンググループ他，文献1，2012 より引用）

① **使用する備品**

ストップウォッチ，**巻尺（長尺）**，**カウンター**，**コーン（方向転換用指標）2個**，椅子，**記録用紙**（含修正Borgスケール，**表4**），必要に応じて，パルスオキシメータ，血圧計などを用意する．

② 測定環境

30mの歩行コースを用意する．歩行コースの両端の指標に方向転換のコーンを設置する．ロードメジャーなどで1往復（1周）の距離を測っておくとよい．

③ 対象者の準備

動きやすい衣類，歩行に適した靴，歩行補助具（常用している場合）を用意する．測定前2時間以内の強い運動は避ける．

④ 測定手順

a. 6MWTの説明をして同意を得る．
b. 試験前のウォームアップは必要ない．
c. 試験開始前10分間，スタートライン付近で椅子に座り安静にする．この間必要事項を記録用紙に記入しておく．
d. 必要に応じて，脈拍，血圧，酸素飽和度（SpO$_2$）などを計測する．
e. 対象者をスタートラインに立たせ，ベースラインの呼吸困難と全体的疲労を修正Borgスケールにて測定する．修正Borgスケールは大きく見やすい厚紙のカードを作成しておく．
f. 対象者には以下の説明をしておく．
「この試験の目的は，6分間できるだけ長い距離を歩くことです．このコースを今から往復します．6分間は長いですが，頑張ってください．途中で息切れがしたり，疲労するかもしれません．必要ならペースを落としたり，立ち止まったり休んでもかまいません．壁にもたれかかって休んでもかまいませんが，できるだけ早く歩き始めてください．コーンで方向転換し往復歩行します．コーンを素早く回り，往復してください．これから私が実際にやってみるので見ていてください」（検者自身が1往復し，歩き方と素早い回り方を示す）．
h. 検査を始めることを告げ，対象者が歩き出したところで，ストップウォッチをスタートする．転倒には注意するが，検者は対象者とは一緒に歩かない．
i. 試験中，往復回数をカウンターで計測する．試験中，対象者は話をせず，検者の声かけは決まった言葉以外は使用しない（**表5**）．
j. ストップウォッチが6分を示したら「止まってください」と指示をする．
k. 歩行を終了し，修正Borgスケールを測定する．記録用紙に往復回数，完全に往復できなかったコーンからの終了時点までの距離を記録する．
l. 試験前に，脈拍，血圧，酸素飽和度（SpO$_2$）などを計測していた場合は終了後にも計測する．
m. 試験が終了したことを対象者に告げて終了する．

⑤ 結果の解釈

6MWDには一定の基準は存在しないが，以下の予測値が知られている．

歩行距離の予測値

（男性）6MWD（m）＝（7.57× 身長 cm）－（5.02× 年齢）－（1.76× 体重 kg）－309

（女性）6MWD（m）＝（2.11× 身長 cm）－（2.29× 年齢）－（5.78× 体重 kg）＋667

ⓒ 漸増シャトルウォーキングテスト（ISWT）

10mのコースを1分ごとに，徐々に速くなる信号音により歩行速度を増加させる**漸増負荷試験**です．シャトルとは折り返し運転という意味で往復することをいいます．漸増シャトルウォーキングテストでは10m歩行路の片道を1シャトルと数えています．テストのプロトコールは，最低のレベル1が1.8km/hの歩行速度でシャトル数3，

表5　試験中の声かけ

最初の1分	「うまく歩けてますよ．残り時間はあと5分です」
2分後	「その調子を維持してください．残り時間はあと4分です」
3分後	「うまく歩けてますよ．半分が終了しました」
4分後	「その調子を維持してください．残り時間はもうあと2分です」
5分後	「うまく歩けてますよ．残り時間はもうあと1分です」

（日本呼吸ケア・リハビリテーション学会呼吸ケアリハビリテーション委員会ワーキンググループ他，文献1，2012より引用）

表6 漸増シャトルウォーキングテストのプロトコル

レベル	歩行速度 (km/h)	各レベルの シャトル数	シャトル合計	距離 (m)
1	1.80	3	3	30
2	2.41	4	7	70
3	3.03	5	12	120
4	3.63	6	18	180
5	4.25	7	25	250
6	4.86	8	33	330
7	5.47	9	42	420
8	6.08	10	52	520
9	6.69	11	63	630
10	7.31	12	75	750
11	7.92	13	88	880
12	8.53	14	102	1,020

(日本呼吸ケア・リハビリテーション学会呼吸ケアリハビリテーション委員会ワーキンググループ他，文献1，2012より引用)

最高のレベル12が8.53km/hの歩行速度でシャトル数14となっています（**表6**）．測定結果は，総歩行距離（m）であり，最高酸素摂取量との相関が高いことが知られています．最高レベルの歩行到達距離は12分で1,020mとなります．

① 使用する備品

漸増シャトルウォーキングテスト（ISWT）用のCD（日本語版），CDプレーヤー，巻尺（長尺），コーン（方向転換用指標）2個を準備する．必要に応じて，修正Borgスケール，パルスオキシメータ，血圧計などを用意する．

② 測定環境

10m以上の平らな床を用意する．10mの歩行路の両端内側0.5mに方向転換の指標にコーンを設置する（**図1**）．

③ 対象者の準備

動きやすい衣類，歩行に適した靴を用意してもらう．

④ 測定手順

a. ISWTの説明をして同意を得る．

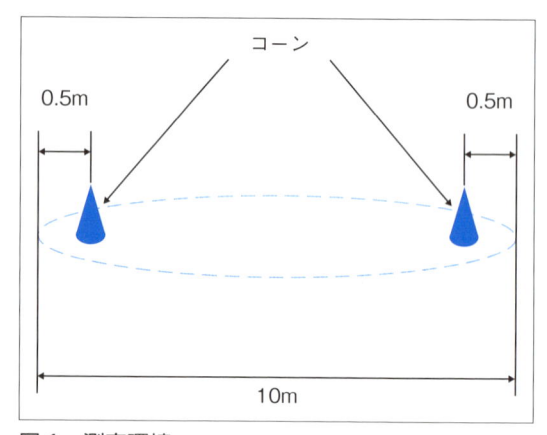

図1 測定環境

b. CDからの信号音によって歩行速度が調整されるため，対象者に音が聞こえるように注意する．

c. 必要に応じて，修正Borgスケール，脈拍，血圧，酸素飽和度（SpO_2）などを計測する．

d. CDの最初の説明部分を聞いてもらう．

「あなたが信号を聞いたときに，それぞれの標識の周囲を回れるように目標を定め，一定の

歩行速度で歩いてください．息切れが我慢できなくなったり，歩行速度を維持することができなくなったと感じるまで歩き続けてください．」
f. 初回レベルで3回の信号音でテスト開始．
g. 最もレベルの低いレベル1では，ゆっくりした速度に対応できるように検者は対象に並んで歩く．
h. 対象者はCDからの信号音に歩行速度を合わせて標識の間を往復する．
i. 測定中，検者は対象者に必要以上に声をかけない．ただし，対象者が信号音が鳴る前に標識まで着いた場合は，「次の信号音が鳴るまでここで待ち，信号音が鳴ったら歩き始めてください」と指示を出す．
j. テストの終了基準
　対象者：息切れがあまりにも強い，もしくはCDのスピードについて行けない．
　検者の判断：
　・決められた時間内に10mコースを歩ききれない．
　・信号音が鳴った時，標識より0.5m以上離れている場合．
　・信号音が鳴った時，標識より0.5m以内で離れている場合は，次の10mで離れた距離を戻す機会を与える．対象者が遅れた距離を取り戻せなければ終了となる．
k. 完全に終了したレベルとシャトル数を記録する．40シャトルと4m歩行で終了の場合は，4mを除外して40シャトル，400mが総歩行距離となる．
l. テスト前に，修正Borgスケール，脈拍，血圧，酸素飽和度（SpO_2）などを計測していた場合は終了後にも計測する．
m. 試験が終了したことを対象者に告げて終了する．

⑤ 結果の解釈

結果は，運動耐容能の評価として用いられる．また，総歩行距離から最高酸素摂取量の予測が可能となっている．

予測最高酸素摂取量（ml/kg/min）＝4.19＋0.025×総歩行距離（m）

d 心肺運動負荷試験（CPX）

呼吸循環器系システムに関連する運動耐容能の指標としては，最大酸素摂取量（maximal oxygen uptake：$\dot{V}O_2max$），嫌気性代謝閾値（anaerobic threshold：AT）があります．これらの指標は，CPXによって測定されます．$\dot{V}O_2max$を得るためには，最大の運動負荷をかけた状態での呼気ガスの測定となります．このため，スポーツ選手や健常者では測定できるものの，高齢者，傷病者の

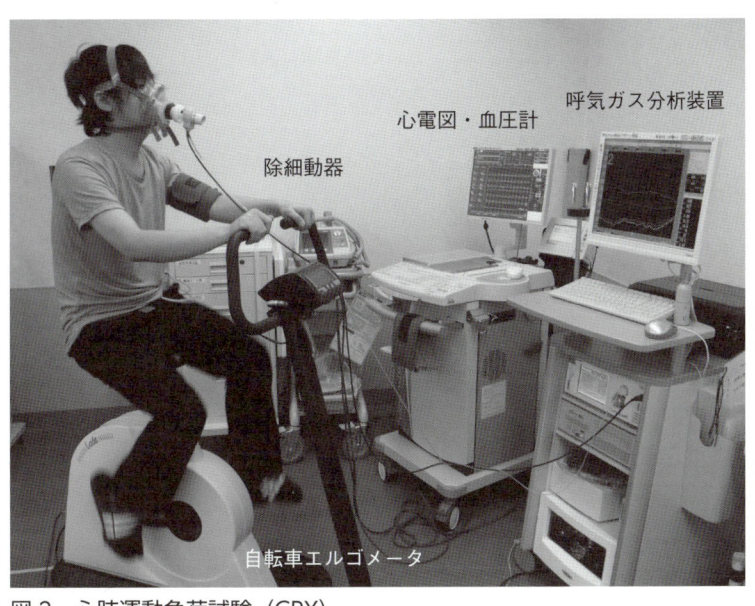

図2　心肺運動負荷試験（CPX）

測定ではリスクが大きくなります．このような際に，比較的負荷が低い状態で測定できるATが用いられます．

① 使用する備品（図2）
a. 測定機器：呼気ガス分析装置，心電計，血圧計など
b. 負荷装置：自転車エルゴメータ，トレッドミルなど
c. 緊急時対応：緊急機器，緊急薬剤，除細動器など

② 測定環境
明るく，清潔な室温20～25°，湿度40～60％程度の検査室環境を準備する．

③ 対象者の準備
動きやすい衣服，負荷装置に適した履き物を用意してもらう．

④ 測定手順（自転車エルゴメータ）
ATを測定する際の負荷はramp（漸増）負荷が適しているとされています．ramp負荷は自転車エルゴメータのほうが向いています．ただし，トレッドミルでも特殊なプロトコールを使用すればramp負荷を設定することはある程度可能です．

a. CPXの説明を行い，同意を得る．予約時や検査数日前に医師から説明し，同意を得る．
b. 測定機器・負荷装置の準備をする．
c. 今日の体調，服薬状況など簡単な問診をする．
d. 検査の具体的な説明をする．
e. 心電図（電極），血圧計（カフ）を装着する．
f. 自転車エルゴメータに乗る．
 (1) 各種コードによる転倒などに注意する．
 (2) サドル，ハンドルの高さの調整
 (3) 自転車エルゴメータの説明
g. 呼気ガス分析装置のマスク装着
 (1) マスク装着
 (2) 空気漏れチェック
 (3) サンプルチューブを呼気ガス分析装置に接続する
h. 運動負荷中の注意事項を説明する
i. 安静
 (1) 最初の数分は自転車エルゴメータの上で安静状態維持
 (2) 各機器を同時にスタート
 (3) 安静時データ確認
j. ウォーム・アップ
漕ぎ出して，3分間程度負荷をかけずに漕ぐ．
k. 運動
 (1) 負荷の確認をする．
 (2) 負荷中の各種データの確認をする．
 (3) 対象者の状態を常に確認する．定期的にBorgスケールを確認する．
l. 回復
 (1) 負荷中止（終了）後，漕ぐことを止めないでクールダウンする．
 (2) 心電図，血圧に異常がないかを確認する．
 (3) マスクをはずす．
 (4) Borgスケールの確認
m. 終了
 (1) 自転車エルゴメータを降りる．
 (2) 各種計測装置をはずす．
 (3) 対象者の状態を確認する．
 (4) 検査が終了したことを告げて終了とする．
h. 検査終了

⑤ 結果の解釈
CPXの結果からは多くの情報が得られます．運動耐容能としては，$\dot{V}O_2max$とATで評価されます．単位としては，ml/minもしくはml/min/kgで表されます．これらの値が大きいほど運動耐容能が高いことを示します．年齢での標準値と比較することや経時的な変化から介入効果の判定に利用することができます．

運動強度の低い運動では，エネルギーの供給は有酸素的エネルギーが主となります．有酸素的エネルギー供給では，酸素摂取量（$\dot{V}O_2$）と二酸化炭素排出量（$\dot{V}CO_2$）が比例します．さらに運動強度が強くなると有酸素的エネルギー供給だけでは不十分となり，解糖的エネルギーである無酸素的エネルギーの供給が加わることになります．このエネルギー供給は酸素を使用せずにエネルギーを産生しますが，この結果，乳酸の増加に伴い二酸化炭素が排出されます．これらのことから，無酸素的エネルギー供給が加わると，取り込む酸素の割合は変わりませんが，二酸化炭素の排出の割合が増加します．この時点がATとなります（図3）．ATは血中の乳酸値からも求めることができ

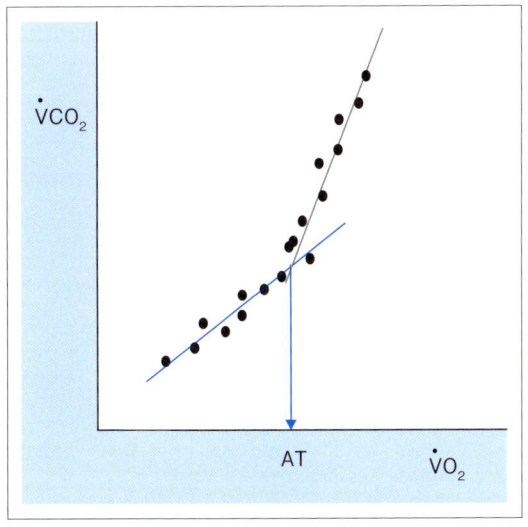

図3　酸素摂取量と二酸化炭素排出量の関係

> **コラム①　ATと運動処方**
>
> AT以上の運動では交感神経が刺激され，心疾患などでは不整脈に繋がる可能性もあります．このことからAT以下の運動を運動処方に取り入れることも考えられます．ここでMETs（metabolic equivalent）が重要であり，運動作業時代謝量／安静時代謝量で計算できます．1METは安静座位で3.5ml/kg/minですので，たとえばATが21ml/kg/minであれば6METsとなり，これ以下の運動であればAT以下の運動となります（表7）．

表7　METsと運動

身体活動の分類	METs*の範囲	身体活動の例
睡眠	0.9	睡眠
座位または立位の静的な活動	1.0〜1.9	テレビ・読書・電話・会話など（座位または立位），食事，運転，デスクワーク，縫物，入浴（座位），動物の世話（座位，軽度）
ゆっくりした歩行や家事など低強度の活動	2.0〜2.9	ゆっくりした歩行，身支度，炊事，洗濯，料理や食材の準備，片付け（歩行），植物への水やり，軽い掃除，コピー，ストレッチング，ヨガ，キャッチボール，ギター，ピアノなどの楽器演奏
長時間持続可能な運動・労働など中強度の活動（普通歩行を含む）	3.0〜5.9	ふつう歩行〜速歩，床掃除，荷造り，自転車（ふつうの速さ），大工仕事，車の荷物の積み下ろし，苗木の植栽，階段を下りる，子どもと遊ぶ，動物の世話（歩く／走る，ややきつい），ギター：ロック（立位），体操，バレーボール，ボーリング，バドミントン
頻繁に休みが必要な運動・労働など高強度の活動	6.0以上	家財道具の移動・運搬，雪かき，階段を上る，山登り，エアロビクス，ランニング，テニス，サッカー，水泳，縄跳び，スキー，スケート，柔道，空手

＊メッツ値（metabolic equivalents，MET：単数形，METs：複数形）は，Ainsworth, et al.により示された活動の強度．いずれの身体活動でも活動実施中における平均値に基づき，休憩・中断中は除く．
（日本呼吸ケア・リハビリテーション学会呼吸ケアリハビリテーション委員会ワーキンググループ他，文献1，2012より引用）

ます．呼吸からわかるATを換気性閾値（ventilatory threshold；VT），乳酸値からわかるATを乳酸性閾値（lactate threshold；LT）といいます．ATは$\dot{V}O_2max$の50〜55％以上の運動強度で起こり，Borgスケールで12〜13程度，修正Borgスケールで3程度といわれています．

第15章　文献

1) 日本呼吸ケア・リハビリテーション学会呼吸ケアリハビリテーション委員会ワーキンググループ他編：呼吸リハビリテーションマニュアル—運動療法—，第2版，照林社，2012.
2) Borg GA：Psychophysical bases of perceived exertion. *Med. Sci. Sports Exercise* **14**（5）：377-381, 1982.
3) 安達　仁編：CPX・運動療法ハンドブック，第2版，中外医学社，2011.

（山路雄彦）

付章

臨床評価指標

臨床評価指標

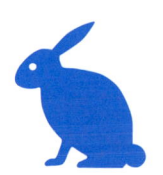

1 臨床評価指標の役割

多くの臨床で使用できる評価指標が開発されています．臨床評価指標には多くの利点があり，日常の臨床で習慣的に使用することが推奨されます．

評価尺度を使用することで，患者の特定の機能や能力について，異なる検者が異なる時期に測定した結果でも，正確に比較することが可能です．そのため，その機能や能力の変化の程度を客観的に示すことができます．その経過は，他の専門職や対象者とその家族等でも理解できます．特に対象者が経過を正確に知ることで，運動や練習の効果を確認し，さらに動機付けが高められます．

また，ある機能や能力の状態から他の要因の状態を推測することや，将来の状態の予測に使用できる場合もあります．目標達成の程度やリスクの回避，予防的な対応の検討などの参考となります．

2 臨床での使用にあたって

臨床で使用するためには，どのような機能や能力を測定するかを決定します．そのうえで，下記の要件をある程度備えている評価尺度を選択することが必要です．

① 標準化されていること

測定や調査の手順，方法，結果の判定方法とその解釈などが規定されている必要があります．測定マニュアルが存在する評価尺度も多く，正確に測定するためには，対象者の最低限の学習が必要です．

② 実行可能性（feasibility）が高いこと

特殊な器具を必要とせず，特殊な場所や環境の必要がなく，比較的短時間で実施が可能で，対象者や理学療法士とって負担が少ない評価尺度が望ましい条件です．その目的や得られる結果によって，その程度はさまざまです．特に対象者への過度な侵襲には注意が必要です．国外で開発された質問紙を日本語に翻訳した場合には，表現や内容が日本人にも理解できる必要があります．

③ 信頼性（reliability）が高いこと

対象者の状態が変わらない期間に，数回測定した場合の誤差が少ないことです．このような場合を，特にテスト―再テスト信頼性（test-retest reliability）といいます．また，同一の検者の場合が検者内信頼性（intra-rater reliability），異なる検者の場合が検者間信頼性（inter-rater reliability）です．

④ 妥当性（validity）が高いこと

評価尺度の項目や得られる結果が，測定したい特性と一致しているということです．内容的妥当性（content validity），基準関連妥当性（criterion related validity），構成概念妥当性（construct validity）などの種類があります．

⑤ その他

対象者にとって，評価課題が難しすぎても，やさしすぎても変化が把握できません．そのような特性を天井効果（ceiling effect）と床効果（floor effect）といいます．また，陽性か陰性，問題の有無など判別を目的とした臨床評価指標では，その判別の精度が高い必要があります．感度（sensitivity），特異度（specificity），陽性的中率，陰性的中率などの指標があります．対象者の状態の変化を知るためには，実際に対象者が変化した場合に，その変化を鋭敏に臨床評価尺度で反映できる必要があり，反応性（responsiveness）といいます．

本書の構成にそって，本文中で記載されているなかから，比較的使用されることが多く，上記の要件が概ね備わっている臨床評価指標を掲載します．詳細は臨床評価指標のマニュアルや関連文献，統計学に関する成書を参照ください．

● Bedside Mobility Scale（BMS）

項目	評定尺度
1. 寝返り 2. ベッド上での移動 3. 起き上がり 4. ベット上での座位保持 5. 座位で物を拾う 6. 立ち上がり 7. 立位保持 8. ベッド⇔椅子(車いす)の移乗 9. 椅子(車いす)上での座位保持 10. 移動(車いす駆動)	0 動作不可能 1 動作一部介助 2 ほぼ動作可能 3 動作可能 4 完全に動作可能

（牧迫・他，文献1，2008 より引用）

● Functional Movement Scale（FMS）

項目	評定尺度
1. 座位 2. 臥位⇔座位 3. 座位でのリーチ 4. 座位⇔立位 5. 立位保持 6. 移乗動作 7. 立位でのリーチ 8. 床上座位⇔立位 9. 立位での180°回転 10. 歩行 11. 階段昇降	0 全介助，または不能 1 部分介助 2 監視，口頭指示レベル 3 修正自立 4 完全自立

（臼田，文献3，2004 より引用）

● Ability for Basic Movement Scale（ABMS）

項目	評定尺度
1. 寝返り 2. 起き上がり 3. 座位保持 4. 立ち上がり 5. 立位保持	1 禁止 2 全介助 3 部分介助 4 監視・口頭指示 5 修正自立 6 完全自立

（Tanaka T, et al，文献2，2010 より引用）

● Functional Ambulation Category（FAC）

カテゴリー	状　態
1. 非機能的	歩行不可能，平行棒内のみ歩行可能，平行棒外では安全に歩行するために一人以上の介助者が必要
2. 介助，レベルⅡ	平地の歩行において，転倒を防ぐために一人の介助者による用手接触が必要．用手接触は常時必要であり，バランスの維持や協調性の補助に加えて，体重支持するためにも必要
3. 介助，レベルⅠ	平地の歩行において，転倒を防ぐために一人の介助者による用手接触が必要．用手接触はバランスや協調性を補助するための常時か間欠的な軽い接触程度
4. 監視	平地では介助者による用手接触なしに歩行できるが，判断の不十分さ，心機能状態の不確かさ，口頭指示の必要性のために一人の介助者による監視が必要
5. 自立，平地のみ	平地では自立して歩行できるが，階段，斜面，不整地では監視か身体的介助が必要
6. 自立	不整地，平地，階段や斜面にて自立して歩行できる

（Holden, MK et al，文献4，1984 より引用）

● 活動-特異性バランス信頼性（Activity-specific Balance Confidence：ABC）スケール

　以下に示す活動を実行する能力に対する自信の程度をランクづけ（0＝まったく自信がない，100＝完璧に自信がある）する．16項目の各得点を合計し，平均得点で表す．
1. 家の周囲を散歩する
2. 階段を昇り降りする
3. 床からスリッパを拾い上げる
4. 眼の高さにリーチする
5. 両足でつま先立ちして背伸びする
6. リーチするために椅子の上に立つ
7. 床を掃く
8. 車の近くまで歩いて行く
9. 車を乗り降りする
10. 駐車場の中を歩く
11. 斜面を上り下りする
12. 人出の多い商店街を歩く
13. 人出の多い人中や人とぶつかりそうな場所を歩く
14. 手摺りをつかまえてエスカレータを利用する
15. 手摺りをつかまえずにエスカレータを利用する
16. 凍結した歩道を歩く

（Powell LE, et al, 文献 5, 1995 より引用）

● 転倒対応性スケール Falls Efficacy Scale（FES）

　以下に示す活動を，転倒を起こさずに行える自信のレベルをランクづけ（0＝まったく自信がない，10＝完璧に自信がある）する．
1. 家を掃除する
2. 服を着脱する
3. 簡単な食事を用意する
4. 入浴あるいはシャワーを浴びる
5. 簡単な買い物をする
6. 車を乗り降りする
7. 階段を昇り降りする
8. 近所を散歩する
9. 食器棚や押し入れの中にリーチする
10. 急いで電話に出る

（Tinetti ME, et al, 文献 6, 1990 より引用）

● Berg Balance Scale（BBS）

1. 座位からの立ち上がり
指示：肘置きの付いた椅子を使用する．患者に立ち上がるように指示．もし患者が椅子の肘置きを使って立ち上がったときは，できるだけ手を使わないで立ち上がるように指示．
採点：当てはまる最も低い評点にマークする．
_____（4）手を使わずに立ち上がれる．そして1人でも安定した立ち上がりが可能
_____（3）両手を使えば1人でも立ち上がりが可能
_____（2）両手を使って数回やり直せば立ち上がりが可能
_____（1）立ち上がりや安定させるにはわずかな介助が必要
_____（0）立ち上がるには中等度ないしはきわめて大きな介助が必要

2. 支持なしでの立位
指示：支えのためのどんなものにもつかまらずに，2分間立っていてくださいと指示．
採点：当てはまる最も低い評点にマークする．
_____（4）安全に2分間の立位保持が可能
_____（3）監視があれば2分間の立位保持が可能
_____（2）支持なしで30秒間の立位保持が可能
_____（1）支持なしで30秒間の立位保持には数回のやり直しが必要
_____（0）支持なしでは30秒間の立位保持が不可能
　もし被験者が安全に2分間の立位が保持できるなら，支持なしでの座位に満点をつける．肢位を立位から座位へと変えて進める．

3. 両足部を床につけた支持なしでの座位
指示：腕を組んで2分間座るように指示．
採点：当てはまる最も低い評点にマークする．
_____（4）安全にかつ確実に2分間の座位が可能
_____（3）監視下で2分間の座位が可能
_____（2）30秒間の座位が可能
_____（1）10秒間の座位が可能
_____（0）支持がなければ10秒間の座位が不可能

4. 立位からの着座
指示：お座りくださいと指示
採点：当てはまる最も低い評点にマークする．
_____（4）わずかに両手を使えば安全に着座が可能
_____（3）落ち込まないように両手を使えば着座が可能
_____（2）落ち込まないように下腿の後面を椅子に押し付ければ着座が可能
_____（1）1人でも着座できるが，落ち込むように着座する
_____（0）着座には介助が必要

5. 移乗
指示：この椅子（肘置きの付いた椅子）からこちらの椅子（肘置きのない椅子）に移り，その後にまたもとの椅子に戻ってくださいと指示．
採点：当てはまる最も低い評点にマークする．
_____（4）両手をわずかに使えば安全に移乗が可能
_____（3）両手をしっかりと使えば安全に移乗が可能
_____（2）口頭による誘導と監視，あるいはそのうちのどちらかがあれば安全に移乗が可能
_____（1）移乗には1人の介助者が必要
_____（0）安全な移乗には，介助あるいは監視のために2人が必要

6. 閉眼での支持なし立位
指示：閉眼し，じっと10秒間立つよう指示．
採点：当てはまる最も低い評点にマークする．
_____（4）安全に10秒間の立位保持が可能
_____（3）監視があれば安全に10秒間の立位保持が可能
_____（2）3秒間の立位保持が可能
_____（1）3秒間の閉眼立位保持はできないが，安定した立位は可能
_____（0）転倒しないように介助が必要

7. 支持なしで足部を揃えた立位
指示：足部を閉じて何にもつかまらないで立っていてくださいと指示．
採点：当てはまる最も低い評点にマークする．
_____（4）1人で足部を揃えることが可能で，安全な1分間の立位が可能
_____（3）1人で足部を揃えることが可能で，監視があれば1分間の立位が可能
_____（2）1人で足部を揃えることが可能であるが，30秒間の立位保持は不可能
_____（1）足部を揃えるには介助を要すが，足部を閉じて15秒間であれば立位の保持が可能
_____（0）足部を揃えるには介助を要し，15秒間の立位の保持も不可能
　支持なしで立位を保持しながら以下の項目を実行する．

8. 上肢を伸展位にした状態で前方へリーチする
指示：上肢を90°前方へ挙げてください．そして指を伸ばし，できるだけ前方へリーチしてくださいと指示．上肢が90°挙上位になったとき，検者は定規を指先に置く．前方へリーチしている間，定規と指が接触しないようにする．被験者が最も前方へ傾けた肢位になったときに，指がリーチした前方の距離を測定値として記録する．
採点：当てはまる最も低い評点にマークする．
_____（4）自信をもって25 cm（約10インチ）を超える前方リーチが可能
_____（3）安全に12.5 cm（約5インチ）を超える前方リーチが可能
_____（2）安全に5 cm（約2インチ）を超える前方リーチが可能
_____（1）前方へリーチできるが監視が必要
_____（0）転倒しないように介助が必要

（つづく）

● Berg Balance Scale（BBS）つづき

9. 床からの物品の拾い上げ
指示：足の前に置いてある靴かスリッパを拾い上げてくださいと指示．
採点：当てはまる最も低い評点にマークする．
_____（4）安全にかつ容易にスリッパを拾い上げることが可能
_____（3）スリッパを拾い上げることはできるが，監視が必要
_____（2）スリッパを拾い上げることはできないが，スリッパの手前2.5～5cm（約1～2インチ）まではリーチができ，1人でバランスを維持することが可能
_____（1）スリッパを拾い上げることができず，試みるときに監視が必要
_____（0）試みることができず，転倒しないように介助が必要

10. 左右の肩越しに後ろを振り返る
指示：左肩越しに後ろを振り返ってください．右側でも繰り返ししてくださいと指示．
採点：当てはまる最も低い評点にマークする．
_____（4）両側とも振り返ることが可能で，良好に荷重を移すことも可能
_____（3）一側のみでの振り返りが可能で，他側では少しであれば荷重を移すことが可能
_____（2）側方までしか振り返ることができないが，バランスの維持は可能
_____（1）振り返るときに監視が必要
_____（0）転倒しないように介助が必要

11. 360°の方向転換
指示：完全に一周するようにその場で方向転換をしてください．一度止まって，その次は反対方向に完全に一周するように方向転換してくださいと指示．
採点：当てはまる最も低い評点にマークする．
_____（4）それぞれの方向へ4秒未満で安全に360°回ることが可能
_____（3）一方向だけなら4秒未満で安全に360°回ることが可能
_____（2）ゆっくりとであれば安全に360°回ることが可能
_____（1）近接監視か口頭による助けが必要
_____（0）回るときに介助が必要

12. 踏み台への足部接触回数
指示：それぞれの側の足を踏み台に交互に載せてください．それぞれの側の足が足踏み台に4回ずつ，合計で8回触れるまで続けてくださいと指示．
採点：当てはまる最も低い評点にマークする．
_____（4）1人で安全に立位ができ，20秒以内で完全な8歩のステップが可能
_____（3）1人で立位ができ，20秒を超える時間で完全な8歩のステップが可能
_____（2）監視なしで完全な4歩のステップが可能
_____（1）完全な1歩のステップが可能であるが，わずかな介助が必要
_____（0）試みることができず，転倒を避けるために介助が必要

13. 介助なしで一側の足部を前方に置いた立位をとる
指示：（被験者に実際にして見せて）片方の足をもう一方の足の直接前に置いてください．もし直接もう一方の足の前に置けなければ，前に置く側の足の踵を，もう一方の足のつま先の十分前にして置いてみてくださいと指示．
採点：当てはまる最も低い評点にマークする．
_____（4）1人で継ぎ足位にすることが可能で，そのまま30秒間の保持が可能
_____（3）1人で一側の足部を他側の前方に置くことが可能で，そのまま30秒間の保持が可能
_____（2）1人でわずかに出すことが可能で，そのまま30秒間の保持が可能
_____（1）足部を置くときに介助を要するが，そのまま15秒間の保持が可能
_____（0）足部を前に出そうとするとき，あるいは立位保持のときにバランスを失う

14. 片脚立位
指示：ものにつかまらずに，できるだけ長い間片足で立っていてくださいと指示．
採点：当てはまる最も低い評点にマークする．
_____（4）1人で下肢を引き上げることが可能で，10秒を超える保持が可能
_____（3）1人で下肢を引き上げることが可能で，5～10秒の保持が可能
_____（2）1人で下肢を引き上げることが可能で，3秒以上の保持が可能
_____（1）下肢を引き上げようとして3秒間なら保持は可能であるが，立位の保持は1人で可能
_____（0）下肢を引き上げようとすることが不可能か転倒しないように介助が必要

（Berg K，文献7，1993より引用）

● Balance Evaluation Systems Test（BESTest）

Ⅰ	Ⅱ	Ⅲ
生体力学的拘束	安定性限界	予測的-過渡的
1. 支持基底面	6a. 左側屈	9. 座位からの起立
2. アラインメント	b. 右側屈	10. つま先立ち
3. 足関節筋力	c. 鉛直な座位（左側観察）	11. 片脚起立
4. 股関節筋力	d. 鉛直な座位（右側観察）	（左右両側で実施）
5. 床に座ってまた立ち上がる	7. 前方リーチ	12. 下肢交互段載せ
	8a. 左方リーチ	13. 立位での上肢挙上
	b. 右方リーチ	
Ⅳ	Ⅴ	Ⅵ
姿勢反応	感覚定位	動的歩行
14. 前方配置	19a. 開眼立位	21. 自然歩行
15. 後方配置	（固い床面上）	22. スピード変化
16. 前方ステップ	b. 閉眼立位	23. 頭部回旋
17. 後方ステップ	（固い床面上）	24. ピボット旋回
18. 側方ステップ	c. 柔らかい（発泡材）床面上で開眼立位	25. 障害物超え
（左右両側で実施）	d. 柔らかい（発泡材）床面上で閉眼立位	26. 起立-歩行
	20. 傾斜面で閉眼立位	27. 認知を伴う起立-歩行

（Horak FB, et al, 文献 8, 2009 より引用）

● Dynamic Gait Index（DGI）

1. 平らな面の歩行
指示：ふだんの速さでここから次の目印まで歩いてください（6m）.
段階づけ：該当する最低の段階に印をつける.
- （3）正常：6m歩行，補助具なし，良好な速さ，平衡が崩れない，正常歩行パターン.
- （2）軽度障害：6m歩行，補助具あり，遅い速さ，軽度の歩行逸脱.
- （1）中等度障害：6m歩行，かなり遅い速さ，異常歩行パターン，平衡が崩れる.
- （0）重度障害：介助なしに6m歩けない，重度の歩行障害もしくは不安定性.

2. 歩行スピードを変える
指示：ふつうの歩調で歩き始めてください（1.5mの間）."速く歩いて"といったらできるだけ速く歩いてください（1.5mの間）."ゆっくり"といったらできるだけゆっくり歩いてください（1.5mの間）.
段階づけ：該当する最低の段階に印をつける.
- （3）正常：バランスの崩れや歩行パターンの逸脱がなく，滑らかに速度の変更が可能．通常歩行，速歩，ゆっくりした歩行の間には明らかに歩行速度の違いがみられる．
- （2）軽度障害：歩行速度の変更は可能である．しかし歩行の逸脱が少しか逸脱がない場合には速度変更が不可能，もしくは補助具を使用．
- （1）中等度障害：歩行速度をほんのわずかしか変えられない，あるいは速度を変えると重大な歩行の逸脱を生じる，あるいは歩行速度は変えられるがパターンの変更はできない，あるいは歩行速度を変えられるが平衡が失われるともち直し歩行を持続する.
- （0）重度障害：速度を変えられない，あるいは平衡を崩すので壁に手を伸ばしたり何かにつかまる必要がある.

3. 頭を回転しながらの歩行
指示：ふだんの速さで歩き始めてください．"右を見て"といったらまっすぐに歩きながら右へ頭を回してください．"左を見て"というまで右を向いたままでまっすぐに歩いて，そのあとに頭を左へ回してください．さらに"まっすぐ前を見て"というまで頭を左へ向けたまままっすぐに歩いてください．そのあとに頭を真ん中に戻します．
段階づけ：該当する最低の段階に印をつける.
- （3）正常：歩容を変えることなく滑らかに頭を回すことができる.
- （2）軽度障害：わずかな歩行速度の変化はあるが，滑らかに頭を回すことができる．すなわち歩容の滑らかさに最小の変化を生じる．もしくは歩行補助器具を使用する．
- （1）中等度障害：頭を回すことはできるが，歩行速度に中等度の変化があったり，減速したり，よろめいたりする．しかし立ち直り歩行の持続は可能である．
- （0）重度障害：歩行に大きな変化をきたすが課題を実行できる．大きな変化とは約40cm（15インチ）幅の歩行路外によろめく，平衡を崩す，止まる，壁に手を伸ばす，である．

4. 鉛直方向へ頭を回し歩行する
指示：ふだんの速さで歩き始めてください．"見上げて"といったらまっすぐに歩きながら頭を傾け見上げてください．"下を見て"というまで上を見上げたままでいてください．次にまっすぐ歩きながら頭を下げてください．"まっすぐ前を見て"というまで下を向いたまま歩き，そのあとに頭を正面に戻してください．
段階づけ：該当する最低の段階に印をつける.
- （3）正常：歩容を変えることなく滑らかに頭を回すことができる.
- （2）軽度障害：わずかな歩行速度の変化はあるが，滑らかに頭を回すことができる．すなわち歩容の滑らかさに最小の変化を生じる．もしくは歩行補助具を使用する．
- （1）中等度障害：頭を回すことはできるが，歩行速度に中等度の変化があったり，減速したり，よろめいたりする．しかし立ち直り歩行の持続は可能である．
- （0）重度障害：歩行に大きな変化をきたすが課題を実行できる．大きな変化とは40cm幅の歩行路外によろめく，平衡を崩す，止まる，壁に手を伸ばす，である．

5. 歩行と軸足回転
指示：ふだんの速さで歩き始めてください．"回って止まって"といったら，できるだけすばやく逆の方向に向き止まってください．
段階づけ：該当する最低の段階に印をつける.
- （3）正常：3秒以内に安全にくるっと回り，平衡を崩すことなくすばやく停止する.
- （2）軽度障害：3秒以上かかるが，安全にくるっと回り平衡を崩すことなく停止する.
- （1）中等度障害：ゆっくりとしか回れず，言葉による手がかりを必要とし，回転と静止に続き平衡を保持するために多数の細かなステップを必要とする.
- （0）重度障害：安全に方向転換できず，方向転換から静止するまで介助を必要とする.

6. 障害物を越える
指示：ふだんの速さで歩き始めてください．靴箱の所まで行ったらその横を回って行くのではなく，それを越えて歩き続けてください．
段階づけ：該当する最低の段階に印をつける.
- （3）正常：歩行スピードを変えることなく靴箱をまたぐことができる．平衡を崩すことはない．
- （2）軽度障害：靴箱を安全にまたぐことはできるが，そのために歩みを緩め歩幅を合わせる必要がある．
- （1）中等度障害：歩行を止め，そのあと靴箱をまたいで越えることができる．言葉によるきっかけを必要とするであろう．
- （0）重度障害：介助なしには実行することができない．

（つづく）

7. 円錐の周りを回る
指示：ふだんの速さで歩いてください．最初の円錐（約1.8m 離れている）に達したら右にひと回りしてください．2番目の円錐（最初の円錐から1.8m 離れている）に達したら左へひと回りしてください．
段階づけ：該当する最低の段階に印をつける．
(3) 正常：歩行スピードを変えることなく安全に円錐を回れる．平衡を崩すことはない．
(2) 軽度障害：両方の円錐を安全に回ることはできるが，そのために歩みを緩め歩幅を合わせる必要がある．
(1) 中等度障害：2つの円錐を回ることはできるが，課題遂行の速度が非常に遅かったり，あるいは言葉によるきっかけを必ず必要としたりする．
(0) 重度障害：2つの円錐を回ることはできず，1つもしくは2つの円錐に触れてしまうかまたは物理的介助を必要とする．

8. 階段
指示：家で行っているように，そこの階段を昇ってください（必要であれば手すりを用いる）．上まで昇ったら向きを変えて降りてください．
段階づけ：該当する最低の段階に印をつける．
(3) 正常：1足1段で，手すりを使わない．
(2) 軽度障害：1足1段で，手すりを使う．
(1) 中等度障害：1足2段で，手すりを使う．
(0) 重度障害：安全に行うことはできない．

(Shumway-Cook A, et al, 文献9, 2013 より引用)

● 遠城寺式・乳幼児分析的発達検査表

年:月	移動運動	手の運動	基本的習慣	対人関係	発語	言語理解
4:8	スキップができる	紙飛行機を自分で折る	ひとりで着衣ができる	砂場で二人以上で協力して一つの山を作る	文章の復唱 (2/3) 子供が二人ブランコに乗っています。山の上に大きな月が出ました。きのうお母さんと買物に行きました。	左右がわかる
4:4	ブランコに立ちのりしてこぐ	はずむボールをつかむ	信号を見て正しく道路をわたる	ジャンケンで勝負をきめる	四数詞の復唱 (2/3) 5-2-4-9 6-8-3-5 7-3-2-8	数の概念がわかる (5まで)
4:0	片足で数歩とぶ	紙を直線にそって切る	入浴時、ある程度自分で体を洗う	母親にことわって友達の家に遊びに行く	両親の姓名、住所を言う	用途による物の指示 (5/5) (本、鉛筆、時計、いす、電燈)
3:8	幅とび（両足をそろえて前にとぶ）	十字をかく	鼻をかむ	友達と順番にものを使う（ブランコなど）	文章の復唱 (2/3) きれいな花が咲いています。飛行機は空を飛びます。じょうずに歌をうたいます。	数の概念がわかる (3まで)
3:4	でんぐりがえしをする	ボタンをはめる	顔をひとりで洗う	「こうしていい？」と許可を求める	同年齢の子供と会話ができる	高い、低いがわかる
3:0	片足で2〜3秒立つ	はさみを使って紙を切る	上着を自分で脱ぐ	ままごとで役を演じることができる	二語文の復唱 (2/3) 小さな人形、赤いふうせん、おいしいお菓子	赤、青、黄、緑がわかる (4/4)
2:9	立ったままでくるっとまわる	まねて○をかく	靴をひとりではく	年下の子供の世話をやきたがる	二数詞の復唱 (2/3) 5-8 6-2 3-9	長い、短いがわかる
2:6	足を交互に出して階段をあがる	まねて直線を引く	こぼさないでひとりで食べる	友達とけんかをすると言いつけにくる	自分の姓名を言う	大きい、小さいがわかる
2:3	両足でぴょんぴょん跳ぶ	鉄棒などに両手でぶらさがる	ひとりでパンツを脱ぐ	電話ごっこをする	「きれいね」「おいしいね」などの表現ができる	鼻、髪、歯、舌、へそ、爪を指示する (4/6)
2:0	ボールを前にける	積木を横に二つ以上ならべる	排尿を予告する	親から離れて遊ぶ	二語文を話す（「わんわんきた」など）	「もうひとつ」「もうすこし」がわかる
1:9	ひとりで一段ごとに足をそろえながら階段をあがる	鉛筆でぐるぐるまるをかく	ストローで飲む	友達と手をつなぐ	絵本を見て三つのものの名前を言う	目、口、耳、手、足、腹を指示する (4/6)
1:6	走る	コップからコップへ水をうつす	パンツをはかせるとき両足をひろげる	困難なことに出会うと助けを求める	絵本を見て一つのものの名前を言う	絵本を読んでもらいたがる
1:4	靴をはいて歩く	積木を二つ重ねる	自分の口もとをひとりでふこうとする	簡単な手伝いをする	3語言える	簡単な命令を実行する「新聞を持っていらっしゃい」など
1:2	2〜3歩あるく	コップの中の小粒をとり出そうとする	お菓子のつつみ紙をとって食べる	ほめられると同じ動作をくり返す	2語言える	要求を理解する (3/3) (おいで、ちょうだい、ねんね)
1:0	座った位置から立ちあがる	なぐり書きをする	さじで食べようとする	父や母の後追いをする	ことばを1〜2語、正しくまねる	要求を理解する (1/3) (おいで、ちょうだい、ねんね)
0:11	つたい歩きをする	おもちゃの車を手で走らせる	コップを自分で持って飲む	人見知りをする	音声をまねようとする	「バイバイ」や「さようなら」のことばに反応する
0:10	つかまって立ちあがる	びんのふたを、あけたりしめたりする	泣かずに欲求を示す	身ぶりをまねする（オツムテンテンなど）	さかんにおしゃべりをする（喃語）	「いけません」と言うと、ちょっと手をひっこめる
0:9	ものにつかまって立っている	おもちゃのたいこをたたく	コップなどを両手で口に持っていく	おもちゃをとられると不快を示す	タ、ダ、チャなどの音声が出る	
0:8	ひとりで座って遊ぶ	親指と人さし指でつかもうとする	顔をふこうとするといやがる	鏡を見て笑いかけたり話しかけたりする	マ、バ、パなどの音声が出る	
0:7	腹ばいで体をまわす	おもちゃを一方の手から他方に持ちかえる	コップから飲む	親しみと怒った顔がわかる	おもちゃなどに向かって声を出す	親の話し方で感情をききわける（禁止など）
0:6	寝がえりをする	手を出してものをつかむ	ビスケットなどを自分で食べる	鏡に映った自分の顔に反応する	人に向って声を出す	
0:5	横向きに寝かせると寝がえりをする	ガラガラを握る	おもちゃを見ると動きが活発になる	人を見ると笑いかける	キャーキャーいう	母の声と他の人の声をききわける
0:4	首がすわる	おもちゃをつかんでいる	さじから飲むことができる	あやされると声を出して笑う	声を出して笑う	
0:3	あおむけにして体をおこしたとき頭を保つ	頬にふれたものを取ろうとして手を動かす	顔に布をかけられて不快を示す	人の声がする方に向く	泣かずに声を出す（アー、ウァ、など）	人の声でしずまる
0:2	腹ばいで頭をちょっとあげる	手を口に持っていってしゃぶる	満腹になると乳首を舌でおし出したり顔をそむけたりする	人の顔をじいっと見つめる	いろいろな泣き声を出す	
0:1	あおむけでときどき左右に首の向きをかえる	手にふれたものをつかむ	空腹時に抱くと顔を乳の方に向けてほしがる	泣いているとき抱きあげるとしずまる	元気な声で泣く	大きな音に反応する

暦年齢 / 移動運動 / 手の運動 / 基本的習慣 / 対人関係 / 発語 / 言語理解
運動 / 社会性 / 言語

（遠城寺，文献10，2009より引用）

● Barthel Index

項目	点数	記述	基準
1. 食事	10	自立	皿やテーブルから自力で食物をとって，食べることができる．自助具を用いてもよい．食事を妥当な時間内に終える．
	5	部分介助	なんらかの介助・監視が必要（食物を切り刻む等）．
2. 椅子とベッド間の移乗	15	自立	すべての動作が可能（車いすを安全にベッドに近づける．ブレーキをかける．フットレストを持ち上げる．ベッドへ安全に移る．臥位になる．ベッドの縁に腰かける．車いすの位置を変える．以上の動作の逆）．
	10	最小限の介助	上記動作（1つ以上）最小限の介助または安全のための指示や監視が必要．
	5	移乗の介助	自力で臥位から起き上がって腰かけられるが，移乗に介助が必要．
3. 整容	5	自立	手と顔を洗う．整髪する．歯を磨く．髭を剃る．（道具はなんでもよいが，引出しからの出納もふくめて道具の操作・管理が介助なしにできる）．女性は化粧も含む（ただし髪を編んだり，髪型を整えることは除く）．
4. トイレ動作	10	自立	トイレの出入り（腰かけ，離れを含む），ボタンやファスナーの着脱と汚れないための準備，トイレット・ペーパーの使用，手すりの使用は可．トイレの代わりに差し込み便器を使う場合には便器の洗浄管理ができる．
	5	部分介助	バランス不安定，衣服操作，トイレット・ペーパーの使用に介助が必要．
5. 入浴	5	自立	浴槽に入る，シャワーを使う，スポンジで洗う．このすべてがどんな方法でもよいが，他人の援助なしで可能．
6. 移動	15	自立	介助や監視なしに45m以上歩ける．義肢・装具や杖・歩行器（車つきを除く）を使用してよい．装具使用の場合には立位や座位でロック操作が可能なこと．装着と取りはずしが可能なこと．
	10	部分介助	上記事項について，わずかの介助や監視があれば45m以上歩ける．
	5	車いす使用	歩くことはできないが，自力で車いすの操作ができる．角を曲がる，方向転換，テーブル，ベッド，トイレ等への操作等．45m以上移動できる．患者が歩行可能なときは採点しない．
7. 階段昇降	10	自立	介助や監視なしに安全に階段の昇降ができる．手すり，杖，クラッチの使用可．杖をもったままの昇降も可能．
	5	部分介助	上記項目について，介助や監視が必要．
8. 更衣	10	自立	通常着けている衣類，靴，装具の着脱（こまかい着かたまでは必要とし条件としない：実用性があればよい）が行える．
	5	部分介助	上記事項について，介助を要するが，作業の半分以上は自分で行え，妥当な時間内に終了する．
9. 排便自制	10	自立	排便の自制が可能で失敗がない．脊髄損傷患者等の排便訓練後の坐薬や浣腸の使用を含む．
	5	部分介助	座薬や浣腸の使用に介助を要したり，ときどき失敗する．
10. 排尿自制	10	自立	昼夜とも排尿自制が可能．脊髄損傷患者の場合，集尿バッグ等の装着・清掃管理が自立している．
	5	部分介助	ときどき失敗がある．トイレに行くことや尿器の準備が間にあわなかったり，集尿バッグの操作に介助が必要．

（Mahoney FI, 文献11, 1965より引用）

● Functional Independence Measure (FIM)

レベル	7. 完全自立（時間，安全性含めて） 6. 修正自立（補助具使用）	介助なし
	部分介助 　5. 監　視 　4. 最小介助（患者自身で75%以上） 　3. 中等度介助（50%以上） 完全介助 　2. 最大介助（25%以上） 　1. 全介助（25%未満）	介助あり

	入院時	退院時	フォローアップ時

セルフケア
　A. 食　事　　箸／スプーンなど
　B. 整　容
　C. 清　拭
　D. 更衣（上半身）
　E. 更衣（下半身）
　F. トイレ動作

排泄コントロール
　G. 排尿コントロール
　H. 排便コントロール

移　乗
　I. ベッド，椅子，車いす
　J. トイレ
　K. 浴槽，シャワー　　浴槽／シャワー

移　動
　L. 歩行，車いす　　歩行／車いす
　M. 階　段

コミュニケーション
　N. 理　解　　聴覚／視覚
　O. 表　出　　音声／非音声

社会的認知
　P. 社会的交流
　Q. 問題解決
　R. 記　憶

　　合　計

注意：空欄は残さないこと．リスクのために検査不能の場合はレベル1とする．

（慶應義塾大学医学部リハビリテーション科，文献12，1991より引用）

● Instrumental Activities of Daily Living（IADL）スケール

項　　目	得点
A．電話の使用 　1．自分から積極的に電話をかける 　　（番号を調べてかけるなど） 　2．知っている2〜3の番号へ電話をかける 　3．電話を受けるが，自分からはかけない 　4．電話をまったく使用しない	1 1 1 0
B．買　物 　1．すべての買い物を一人で行う 　2．小さな買い物は一人で行う 　3．すべての買い物に付き添いを要する 　4．買い物はまったくできない	1 0 0 0
C．食事の支度 　1．献立，調理，配膳を適切に一人で行う 　2．材料があれば適切に調理を行う 　3．調理済み食品を温めて配膳する，または調理するが栄養的配慮が不十分 　4．調理，配膳を他者にしてもらう必要がある	1 0 0 0
D．家屋維持 　1．自分で家屋を維持する，または重度作業のみときどき援助を要する 　2．皿洗い，ベッドメーキング程度の軽い作業を行う 　3．軽い作業を行うが十分な清潔さを維持できない 　4．すべての家屋維持作業に援助を要する 　5．すべて他人にしてもらう	1 1 1 1 0
E．洗　濯 　1．自分の洗濯は自分で行う 　2．靴下程度の小さなものは自分で洗う 　3．すべて他人にしてもらう	1 1 0
F．外出時の移動 　1．一人で公共交通機関を利用する，または自動車を運転する 　2．タクシーを利用し，他の公共交通機関を使用しない 　3．介護人または付き添いがいるときに公共交通機関を利用する 　4．介護人つきでのタクシーまたは自動車の利用に限られる	1 1 1 0
G．服　薬 　1．適正量，適正時間の服薬を責任をもって行う 　2．前もって分包して与えられれば正しく服薬する 　3．自分の服薬の責任をとれない	1 0 0
H．家計管理 　1．家計管理を自立して行う（予算，小切手書き，借金返済，請求書支払い，銀行へいくこと） 　2．日用品の購入はするが，銀行関連，大きなものの購入に関しては援助を要する 　3．貨幣を扱うことができない	1 1 0

（Lawton MP et al, 文献13, 1969 より引用）

● 老研式活動能力指標

1.	バスや電車を使って1人で外出できますか	1. はい	0. いいえ
2.	日用品の買い物ができますか	1. はい	0. いいえ
3.	自分で食事の用意ができますか	1. はい	0. いいえ
4.	請求書の支払いができますか	1. はい	0. いいえ
5.	銀行預金・郵便預金の出し入れが自分でできますか	1. はい	0. いいえ
6.	年金などの書類が書けますか	1. はい	0. いいえ
7.	新聞を読んでいますか	1. はい	0. いいえ
8.	本や雑誌を読んでいますか	1. はい	0. いいえ
9.	健康についての記事や番組に関心がありますか	1. はい	0. いいえ
10.	友だちの家を訪ねることがありますか	1. はい	0. いいえ
11.	家族や友だちの相談にのることがありますか	1. はい	0. いいえ
12.	病人を見舞うことができますか	1. はい	0. いいえ
13.	若い人に自分から話しかけることがありますか	1. はい	0. いいえ

(古谷野・他, 文献14, 1987 より引用)

● ADL-20

Ⅰ．基本的 ADL 一起居動作（BADLm）
1．（ベッド上）寝返り
　3：腹臥位から背臥位へ，およびその逆ができる
　2：柵などにつかまれば自分でできる
　1：介護者が手伝えばできる（監視を含む）
　0：全介助または介助してもできない
2．床からの立ち上がり，腰下ろし
　3：補助なしにつかまらずにできる
　2：机，柱などにつかまればできる（安全のためしばしばつかまるものを含む）
　1：介護者が手伝えばできる（監視を含む）
　0：全介助または介助してもできない
3．室内歩行（10m を目安とする）
　3：補助なしにできる（10m を目安とする）
　2：手すり，杖，歩行器などを利用して自分でできる
　1：介護者が手伝えばできる（監視を含む）
　0：全介助または介助してもできない
　　　＊2'移乗を含めて車いすで移動できる
　　　＊1'移乗を介助すれば車いすで移動できる
4．階段昇降（1 階分を目安とする）
　3：補助なしにできる
　2：手すりなどを利用して自分でできる（座ったままでの昇降を含む）
　1：介護者が手伝えばできる（監視を含む）
　0：全介助または介助してもできない
5．戸外歩行
　3：雨天，傘をさして歩行できる
　2：補助具（杖，補装具など）により歩行できる
　1：介護者が手伝えばできる（監視を含む）
　0：全介助または介助してもできない

Ⅱ．基本的 ADL 一身のまわり動作（BADLs）
6．食　事
　3：箸（あるいはナイフ，フォーク，スプーンなど）を使用して，通常の食べ物はすべて自分で食べられる
　2：食事の工夫，自助具の利用により軽食は自分で食べられる
　1：介護者が手伝えばできる（監視を含む）
　0：全介助または介助してもできない
7．更　衣
　3：自分一人でできる
　2：ボタンやファスナーなどの変更，自助具を利用して日常的な衣服は自分でできる
　1：介護者が手伝えばできる（監視を含む）
　0：全介助または介助してもできない
8．トイレ
　3：自分一人でできる
　2：自助具を利用して，あるいは集尿器使用者も自分で処理できる
　1：介護者が手助けを必要とする（排泄後の処理，下着の着脱などで）
　0：全介助または常時失禁する
9．入　浴　※入浴用具の準備は問わない
　3：浴槽の出入りが一人でできて，身体を洗いタオルを絞れる
　2：浴室内に手すりを必要とし，自助具などを利用して自分ひとりでできる
　1：浴槽の出入りや洗髪や背中を洗うために介助を必要とする
　0：全介助またはシャワー浴もできない
10．整　容
　3：化粧または髭剃りが自分一人でできる
　2：促されて，かつ用具が定まった場所に準備されていれば自分でやれる
　1：いつも誰か立ち会うか，一部手伝ってもらいながらやる
　0：全介助または介助してもできない

（つづく）

● ADL-20 つづき

11. 口腔衛生
    3：歯みがき，口腔衛生の管理が自分一人でできる
    2：促されて，かつ用具が定まった場所に準備されていれば自分でやれる
    1：いつも誰か立ち会うか，一部手伝ってもらいながらやる
    0：全介助または介助してもできない
12. 食事の準備
    3：自分で献立を考え準備し，給仕できる
    2：材料があれば簡単な食事を準備し，給仕できる
    1：準備された食事を温めて給仕できるが，自分では調理できない
    0：すべて準備と給仕をしてもらう
13. 熱源の取り扱い
    3：外出のさい，ガス栓を止め，テレビや電灯を消す
    2：湯沸かしや冷暖房は自宅にいるかぎり一人で任せられる
    1：監督者がいれば，お茶の湯沸かしは自分でできる
    0：火気，熱源は取り扱えない（調節できず，つけ放したりする）
14. 財産管理
    3：経済的問題を自分で管理し，維持できる
    2：日々の小銭は管理するが，預金や大金などは手助けを必要とする
    1：現金を持つとあればあるだけ，クレジットカードなら際限なく使ってしまう
    0：お金の取り扱いが全くできない
15. 電　話
    3：自分から電話をかける（電話帳を調べたり，ダイアル番号を回すなど）
    2：2～3のよく知っている番号にのみかけることができる
    1：かかってきた電話に出るが，自分からかけることはできない
    0：全く電話を使用できない
    ※施設や病院にいて，その機会のないものは推定により判定する
16. 自分の薬の管理
    3：決められた時間に正しい量の薬を飲むことができる．あるいは内服薬なし
    2：時々内服を忘れたり，飲みすぎたりする
    1：その日毎に予め量を分けて準備されていれば飲むことに責任がもてる
    0：その都度指示されなければ内服しない
17. 買い物
    3：すべての買い物は高額のものも含め自分でできる
    2：近所で購入できる生活用品は自分で買い物できる
    1：買い物に行くときは常に付き添いを必要とする
    0：全く買い物はできない
18. 外　出
    3：電車やバスを利用したり，自動車を運転して自分一人で旅行できる
    2：付き添いや知人と一緒なら，電車やバスを利用して旅行できる
    1：付き添いや家族と一緒ならタクシーや自家用車に乗って外出できる
    0：介助を必要とするだけでなく，外出や旅行の機会が全くない
Ⅲ．コミュニケーションADL（CADL）
19. 意思の伝達
    3：話し言葉により，日常身近な人以外にも意思を伝達できる
    2：ジェスチャーを含めて，限られた（常時交流のある）人にのみ伝えられる
    1：基本的要求（空腹，疼痛，排泄など）のみ伝えられる
    0：意思を他者に伝達できない
20. 情報の理解
    3：話し言葉により，日常身近な人以外からの用件も理解できる
    2：ジェスチャーを含めて，限られた（常時交流のある）人の言葉のみ理解できる
    1：基本的要求（空腹，疼痛，排泄など）に関する言葉のみ理解できる
    0：他者の意思や言葉を理解できない

(江藤・他，文献15，1992より引用)

● Frenchay Activities Index（FAI）自己評価表

ライフ・スタイル調査表（FAI）

氏名：＿＿＿＿＿＿＿＿＿＿，年齢：＿＿＿歳，性別：（ ）男，（ ）女
現在，日常生活に支障をきたす程の病気や障害がありますか？ （ ）あり，（ ）なし
誰と住んでいますか（重複可）？ （ ）独り住まい，
　　　　　　　　　　　　　　（ ）妻，（ ）夫，（ ）息子，（ ）娘，
　　　　　　　　　　　　　　（ ）孫，（ ）その他

ライフ・スタイルに関する15の質問に対して，最も近い回答を選びその番号を〔 〕の中に記入して下さい．
最近の3カ月間の状態（問1〜10）

| 0：していない | 2：週1〜2回程度している |
| 1：週1回未満であるがしている | 3：ほとんど毎日している |

1. 〔　〕食事の用意：実際に献立，準備，調理をすること．おやつの用意は含めない
2. 〔　〕食事の後片付け：自分でまたは分担して食器類を選び，洗い，拭き，しまう

| 0：していない | 2：週1〜3回程度している |
| 1：月に1回未満であるがしている | 3：週1回以上している |

3. 〔　〕洗濯：手洗い，コインランドリーなど洗濯方法は問わないが，洗い乾かすこと
4. 〔　〕掃除や整頓：モップや掃除器を使った清掃，衣類や身の回りの整理・整頓などのこと．重い物を動かすなどの力仕事は「5」に含める
5. 〔　〕力仕事：布団の上げ下ろし，雑巾で床をふく，家具の移動や荷物の運搬など
6. 〔　〕買物：品物の数や金額は問わないが，自分で選んだり購入したりすること．単についていくだけや，売場のカートを押すだけの場合は外出に含める
7. 〔　〕外出：映画，観劇，食事，酒飲み，会合などに出かけること．交通手段は問わない
8. 〔　〕屋外歩行：途中で立ち止まってもよいが，少なくとも15分以上歩くこと．買い物や外出のために歩くことも含める
9. 〔　〕趣味：園芸，編物，スポーツなどを行う．テレビでスポーツを見るだけでは趣味には含めない．自分で何かをすることが必要である
10. 〔　〕交通手段の利用：自転車，車，バス，電車，飛行機などを利用すること

| 0：していない | 2：月1〜3回程度している |
| 1：月に1回未満であるがしている | 3：少なくとも毎週している |

11. 〔　〕旅行：車，バス，電車，飛行機などに乗って楽しみのために旅行すること．出張など仕事のための旅行は含めない

| 0：していない | 2：定期的にしている |
| 1：時々，草抜き，芝刈り，水撒き，庭掃除などをしている | 3：定期的にしている．必要があれば，掘り起こし，植えかえなどもしている |

12. 〔　〕庭仕事

| 0：していない | 2：ペンキ塗り，室内の模様替え，車の点検・車洗などをしている |
| 1：電球その他の部品の取り替え，ネジ止めなどをしている | 3：家の修理や車の整備をしている |

13. 〔　〕家や車の手入れ

| 0：していない | 2：月1回程度読んでいる |
| 1：半年に1回程度読んでいる | 3：月に2回以上読んでいる |

14. 〔　〕読書：通常の本を対象とし，新聞，週刊誌，パンフレット類はこれに含めない

| 0：していない | 2：週に10〜30時間働いている |
| 1：週に10時間未満であるが働いている | 3：週に30時間以上働いている |

15. 〔　〕仕事：常勤，非常勤，パートを問わないが，収入を得るもの，奉仕活動は含めない

（蜂須賀，文献16，2001より引用）

● SF-36 8つの下位尺度と各質問項目

下位尺度名（項目数） （原版名：略号）	質問項目の内容	回答選択肢（version 1.2）
身体機能（10） (physical functioning：PF)	問3ア：激しい活動をする 問3イ：適度の活動をする 問3ウ：少し重いものを持ち上げる，運ぶ 問3エ：階段を数階上までのぼる 問3オ：階段を1階上までのぼる 問3カ：ひざまずく，かがむ 問3キ：1キロメートル以上歩く 問3ク：数百メートルくらい歩く 問3ケ：百メートルくらい歩く 問3コ：自分で入浴・着替えをする	1 とてもむずかしい 2 すこしむずかしい 3 ぜんぜんむずかしくない
心の健康（5） (mental health：MH)	問9イ：かなり神経質であった 問9ウ：どうにもならないくらい，気分が落ち込んでいた 問9エ：落ち着いていておだやかな気分だった 問9カ：落ち込んで，ゆううつな気分だった 問9ク：楽しい気分だった	1 いつも　　2 ほとんどいつも 3 たびたび　4 ときどき 5 まれに　　6 ぜんぜんない
日常役割機能（身体）（4） (role-physical：RP)	問4ア：仕事・ふだんの活動時間を減らした 問4イ：仕事・ふだんの活動ができなかった 問4ウ：仕事・ふだんの活動の内容によってはできないものがあった 問4エ：仕事やふだんの活動をすることが難しかった	1 はい 2 いいえ
日常役割機能（精神）（3） (role-emotional：RE)	問5ア：仕事・ふだんの活動時間を減らした 問5イ：仕事・ふだんの活動が思ったほどできなかった 問5ウ：仕事・ふだんの活動が集中してできなかった	1 はい 2 いいえ
体の痛み（2） (bodily pain：BP)	問7：体の痛みの程度	1 ぜんぜんなかった　2 かすかな痛み 3 軽い痛み　4 中くらいの痛み 5 強い痛み　6 非常に激しい痛み
	問8：痛みによっていつもの仕事がさまたげられた	1 ぜんぜん，さまたげられなかった 2 わずかに，さまたげられた 3 すこし，さまたげられた 4 かなり，さまたげられた 5 非常に，さまたげられた
全体的健康感（5） (general health perception：GH)	問1：現在の健康状態の評価	1 最高に良い　　2 とても良い 3 良い　　　　　4 あまり良くない 5 良くない
	問11ア：病気になりやすい 問11イ：人並みに健康である 問11ウ：私の健康は悪くなるような気がする 問11エ：私の健康状態は非常に良い	1 まったくそのとおり 2 ほぼあてはまる 3 何とも言えない 4 ほとんどあてはまらない 5 ぜんぜんあてはまらない
活力（4） (vitality：VT)	問9ア：元気いっぱいだった 問9オ：活力にあふれていた 問9キ：疲れはてていた 問9ケ：疲れを感じた	1 いつも　　2 ほとんどいつも 3 たびたび　4 ときどき 5 まれに　　6 ぜんぜんない
社会生活機能（2） (social functioning：SF)	問6：家族・友人などとのつきあいが身体的あるいは心理的な理由でさまたげられた	1 ぜんぜん，さまたげられなかった 2 わずかに，さまたげられた 3 すこし，さまたげられた 4 かなり，さまたげられた 5 非常に，さまたげられた
	問10：人とのつきあいをする時間が身体的あるいは心理的な理由でさまたげられた	1 いつも　　2 ほとんどいつも 3 ときどき　4 まれに 5 ぜんぜんない

（池上・他，文献17，2001より引用）

付章 文献

1) 牧迫飛雄馬・他：要介護者のためのBedside Mobility Scaleの開発―信頼性および妥当性の検討―．理学療法学 35（3）：81-88, 2008.
2) Tanaka T, et al：Revised version of the ability for basic movement scale（ABMS II）as an early predictor of functioning related to activities of daily living in patients. after stroke. *J Rehabil Med* 42（2）：179-81, 2010.
3) 臼田 滋：脳卒中片麻痺患者における機能的動作尺度Functional Movement Scale（FMS）の信頼性と妥当性の検討．理学療法学 31（6）：375-382, 2004.
4) Holden MK, Gill KM, et al：Clinical gait assesssment in the neurologically impaired. Reliability and meaningfulness. *Phys Ther* 64（1）：35-40, 1984.
5) Powell LE, Myers AM：The Activities-specific Balance Confidence（ABC）scale. *J Gerontol A Biol Sci Med Sci* 50A（1）：M28-M34, 1995.
6) Tinetti ME, Richman D, et al：Falls efficacy as a measure of fear of falling. *J Gerontol Physiol Sci* 45：239-243, 1990.
7) Berg K：Measuring balance in the elderly：validation of an instrument. Dissertation. McGill University, 1993.
8) Horak FB, Wrisley DM, et al：The Balance Evaluation Systems Test（BESTest）to differentiate balance deficits. *Phys Ther* 89（5）：484-498, 2009.
9) Shumway-Cook A, et al：モーターコントロール（田中 繁・他編），第4版，医歯薬出版，2013.
10) 遠城寺宗徳：遠城寺式・乳幼児分析的発達検査法，九州大学小児科改訂版，慶應義塾大学出版会，2009.
11) Mahoney FI, Barthel DW：Functional evaluation：The Barthel Index. *Md State Med J* 14：61-65, 1965.
12) 慶應義塾大学医学部リハビリテーション科訳：FIM：医学的リハビリテーションのための統一データセット利用の手引き，1991.
13) Lawton, MP, Brody EM：Assessment of older people：Self-maintaining and instructional activities of daily living. *Gerontologist* 9：179-186, 1969.
14) 古谷野亘・他：地域老人における活動能力の測定―老研式活動能力指標の開発―．日本公衆衛生誌 34：109-114, 1987.
15) 江藤文夫・他：老年者のADL評価法に関する研究．日老医誌 29：84-848, 1992.
16) 蜂須賀研二・他：応用的日常生活動作と無作為抽出法を用いて定めた在宅中高年齢者のFrenchay Activities Indexの標準値，リハ医学 38：287-295, 2001.
17) 池上直己・他編：臨床のためのQOL評価ハンドブック，医学書院，2001.

（臼田 滋）

索引

和文

あ

アキレス腱反射　133
胡座位　176
遊び　142
圧痛　122
アネロイド型血圧計　37
歩き始めのメカニズム　220
アルバータ乳幼児運動発達検査法（AIMS）　150
アンクルロッカー　217
安定性限界　169
安定戦略　211

い

椅座位　210
意識　32
　──の評価　34
意識型深部感覚　111
異常感覚　115, 117
　──の感じ方　117
位置覚　117
逸脱運動　200
移乗動作　196, 230
移動動作　196, 230
医療面接　20
　──の実際　23
　──の聴取項目　27
　──の手順　27
　──の方法　24

う

ウェスト周径　57
促し　26
内がえし　84, 86
運動覚　117
運動覚検査　118
運動学習　141
運動課題　170
　──の分類　170
運動時振戦　159
運動失調　154, 156
運動制御　141
運動戦略　172

運動耐容能　238
　──の評価　238, 240
運動痛　122
運動パターン　199
運動発達　141, 206
　──の評価　146
　──のマイルストーン　146, 147
運動負荷試験　240
　──の禁忌事項　240, 241
　──の中止基準　240, 241
運動分解　154, 159
運動麻痺　97
運動量ゼロ戦略　211
運動量戦略　211

え

遠位指節間関節　81
遠位指節間関節伸展　81
鉛管現象　128, 135
嚥下障害　228
遠城寺式・乳幼児分析的発達検査法　145, 258
炎症の4徴候（5徴候）　120
エンドフィール　74

お

応答的姿勢制御　168
起き上がり動作　205
折りたたみナイフ現象　135
音叉　118
温痛覚　113
温度覚　116
温度覚検査　117

か

下位運動ニューロン障害　127, 128
解釈モデル　28
回転力　94
回内筋反射　132
介入　10
介入計画　8
解剖学的肢位　63
開放型質問　25
開放環境での歩行　193

外乱負荷応答　168
解離性感覚障害　114
家屋評価　15
下顎反射　131
踵歩き　192
踵膝試験　160, 161
顎関節計測　71
学習　140
拡大ADL（EADL）　233
拡大ADL尺度　233
角度計　72, 73
下肢実用長　57, 58
下肢測定　68
下肢長　52
下肢の運動機能検査　165
下制　75
下腿周径　55, 56
下腿断端周径　59
下腿断端長　58
下腿長　53
仮説形成　10
荷重痛　122
肩関節　74
肩関節外旋　76
肩関節外転　76, 101
肩関節屈曲　75, 101, 103
肩関節伸展　75
肩関節水平屈曲　77
肩関節水平伸展　77
肩関節内旋　76
肩関節内転　76
片麻痺患者の寝返り動作　204
活動　3
活動―特異性バランス信頼性スケール　252
活動制限　3
合併症　3
感覚　110
　──の分類　111
感覚解離　114
感覚検査　110
　──の実際　115
感覚障害　111
感覚神経伝導路　113, 114
感覚神経分布図　119
感覚性運動失調　111

環境　170, 174
　　──の調整　210
　　──の分類　171
環境因子　4
観察の展開　208
患者立脚型アウトカム　226
関節覚　117
関節可動域（ROM）　62
関節可動域制限　62
関節可動域測定（ROM-T）　62
　　──の実際　72
　　──の方法　74
関節可動域表示ならびに測定法　64
完全自立　228
感度　250
カンファレンス　15
関連痛　122

き

起居動作　196, 197, 230
帰結　226
帰結評価　10
基準関連妥当性　250
期待　16
企図振戦　159
機能障害　3
機能的帰結　224
機能的制限　4, 197
希望（ホープ）　16
基本的 ADL（BADL）　17, 224, 232
基本動作　196
　　──の遂行能力　199
　　──の評価　196
　　──の評価尺度　221
　　──の評価の実際　201
基本面　63
客観的評価　5, 6, 122
急性疼痛　122
吸啜反射　133
胸囲　56
教育目標　20
共感　27
胸筋反射　132
強剛　128, 135
強剛痙縮　135
協調運動機能　154
協調運動機能検査　154
　　──の実際　158

強直　62
共同運動　163
胸腰部回旋　90
胸腰部屈曲　90
胸腰部伸展　90
胸腰部側屈　90
棘果長　52
局在識別覚　117
筋　97
近位指節間関節　81
近位指節間関節伸展　81
筋緊張検査　126, 134
筋緊張亢進　135
筋緊張低下　136
筋緊張の異常　129
筋群　97
筋持久力　94
緊張性反射　148
緊張性迷路反射　148
筋張力　94
筋力　94
筋力測定　94
　　──の実際　98
　　──の目的　96
筋力低下の分布　96
筋力トレーニングマシン　95, 105, 106

く

口尖らし反射　133
屈曲　80, 81
屈筋共同運動　164
クローヌス　135

け

経過記録の項目　10
傾斜反応　150
痙縮　128, 135
形態計測　46
　　──の実際　48
　　──の方法　49
経皮的動脈血酸素飽和度　41
頸部回旋　89
頸部屈曲　89
頸部伸展　89
頸部側屈　89
ゲーゲンハルテン　135
血圧　32
　　──の分類　42
血圧測定　37

嫌気性代謝閾値　245
健康関連 QOL　226
肩甲帯　74
肩甲帯挙上　75
肩甲帯屈曲　75
肩甲帯伸展　75
肩甲帯引き下げ　75
言語的コミュニケーション　24
検査　8
検査所見　16
検査・測定　2
原始反射　146, 148
検者間信頼性　250
検者内信頼性　250

こ

更衣動作　229
後屈　89
後索　113
抗重力運動　196
拘縮　62
構成概念妥当性　250
効率性　199
股関節外旋　84
股関節外転　83, 84, 102, 103
股関節屈曲　82, 83, 102, 103
股関節伸展　82, 83, 102
股関節戦略　171, 186
股関節内旋　84
股関節内転　83, 84
呼吸　32
　　──の評価　40, 42
国際生活機能分類（ICF）　3, 12
固縮　128, 135
個人因子　4
固定　99
コミュニケーション　24, 27
　　──の種類　25
コロトコフ音　39

さ

座位姿勢　177
最終目標（FG）　4, 10
最大酸素摂取量　245
座位バランス　176
参加　3
参加制約　3
酸素摂取量　247

269

し

自覚症状　16
自覚的運動強度　240
時間測定障害　159
識別性触覚　111
指極長　51
支持基底面　168, 169, 174, 185
四肢長　47
姿勢安定性　168
姿勢時振戦　159
姿勢の傾き　178
姿勢反射　146, 148, 149
　──の出現時期　149
姿勢変換　197, 207
指極長　51
指鼻試験　160
指節間関節　80
指節間関節屈曲　80
指節間関節伸展　80
趾節間関節伸展　87, 88
趾節間関節屈曲　87, 88
肢節長　47
下顎反射　131
疾患特異的尺度　226
膝蓋腱反射　132
膝クローヌス　135
実行可能性　250
実行状況　225
質問のコツ　26, 28
自動的関節可動域　62
自発痛　122
自立度　228
周径　47
周径計測　57
収集すべき情報　15
重心　168
重心位置の推定　183, 184
重心動揺計　193
重錘バンド　106
修正自立　228
修正版 Borg スケール　240
愁訴　16
柔軟性　199
主観的評価　5, 122
手指外転　81
手指測定　67
手指内転　81
手指の運動機能検査　164
主訴　15, 16

手段的 ADL（IADL）　17, 224, 225, 231, 233
手長　50, 51
準言語的コミュニケーション　24
上位運動ニューロン障害　96, 127, 128
障害モデル　3
上肢実用長　57, 58
上肢測定　66
上肢長　50
上肢の運動機能検査　164
症状　16
小脳障害　155
小脳性運動失調　155
情報収集　7, 12
　──の実際　14
情報の記録方法　18
上腕三頭筋反射　131
上腕周径　53, 54
上腕断端周径　58
上腕断端長　57, 58
上腕長　50
上腕二頭筋反射　131
初回面接　23
初期評価　2, 4
食事動作　228
触診法　39
所見　16
書字　162
触覚　113, 116
触覚検査　116
ジョンソン運動年齢テスト　151
心因性疼痛　121
侵害受容性疼痛　121
伸筋共同運動　164
神経因性疼痛　122
心身機能　3
振戦　154, 159
身体各部の周径　47
身体構造　3
身長　46
振動覚　118
振動覚検査　118
心肺運動負荷試験　245
深部感覚　110, 113, 117
深部腱反射　126, 130, 131
深部痛　122
信頼性　250

す

随意運動　169, 180
随意的な重心移動　181
水銀血圧計　37
髄節　121
錐体外路障害　129
錐体路障害　129
推論　10
スクリーニング　7
ステッピング戦略　171
ステッピング反応　186
ステップ　189, 190

せ

生活の質（QOL）　225
正座　176
静止時（安静時）振戦　159
成熟　140
正常パターン　200
成長　140
静的姿勢制御　168
生命徴候　32
生命の質（QOL）　225
整容動作　228
切断肢　47, 57
前屈　89
先行随伴性姿勢調節　186
前脊髄視床路　113
漸増シャトルウォーキングテスト　243, 244
線引き試験　159, 162
前腕　77
前腕回外　78
前腕回内　78
前腕周径　54
前腕断端周径　58
前腕断端長　57, 58
前腕長　50, 51

そ

足関節戦略　171, 186
足関節底屈　85
足関節背屈　85
足クローヌス　135
足長　53
測定　8
測定異常　154, 158
測定過小　159
測定過大　159

足部内がえし 86
足部外がえし 86
足部外転 86, 87
足部内転 86, 87
粗大運動能力尺度（GMFM） 151
外がえし 84, 86

た

体位の選択 99
退院時目標 10
体温 32
　——の測定 43
　——の測定手順 43
体格指数 50
体幹測定 70
体軸内回旋 202
体脂肪率 59
体重 47
代償運動 99, 103, 200
対称性緊張性頸反射 148
体性感覚 110, 111, 113
体性感覚受容器 110
体性痛 122
大腿周径 55
大腿断端周径 59
大腿断端長 58
大腿長 52
大脳基底核障害 155
体密度 59
対立 80
他覚症状 16
多項目型質問 26
立ち上がり動作 191, 210
たちかえり 26
立ち直り反応 148, 172, 178, 186, 202
達成度 199
妥当性 250
他動的関節可動域 62
単関節運動 95
短期目標（STG） 10
端周径 47
断端 47
断端長 47

ち

知覚 110
力制御戦略 211
着座動作 191
中間評価 4

中手指関節伸展 80
中手指節関節 80
中手指節関節伸展 80
中枢神経障害 113
中枢性疼痛 120, 122
中足趾節関節屈曲 87, 88
中足趾節関節伸展 87, 88
中立型質問 25
長期目標（LTG） 10
徴候 16
長座位 176
聴診器 38
直線歩行 192
沈黙 27

つ

痛覚 116
痛覚検査 116
継ぎ足歩行 192
つま先歩き 192

て

抵抗の与え方 101
手回内・回外試験 160, 161
手関節 77
手関節尺側内転 79
手関節尺屈 79
手関節掌屈 78
手関節橈屈 79
手関節背屈 78
適応 140
適応性 199
テスト—再テスト信頼性 250
殿囲 56, 57
転子果長 52
電子血圧計 37
天井効果 250
転倒 231
転倒状況の把握 231
転倒対応性スケール 252
デンバー発達判定法 146

と

統合と解釈 8
等速性マシン 95
疼痛 120, 123
　——の評価 120
　——の分類 121
登はん性起立 214
動脈血酸素分圧 41

動脈血酸素飽和度 41
特異度 250
特殊感覚 110
徒手筋力検査（MMT） 94, 98, 100
トルク 95

な

内臓感覚 110
内臓痛 122
内容的妥当性 250
ナッジテスト 178

に

ニーズ 16
二酸化炭素排出量 247
二重課題 174, 193
日常生活活動（ADL） 224
日常生活活動の評価尺度 221
入浴 230
入浴動作 230
尿量 32

ね

寝返り動作 202, 203, 204

の

能力 225

は

排泄 230
排泄動作 229
バイタルサイン 32
バイタルサイン測定 32
　——の実際 34
排尿・排便障害 230
歯車現象 128, 135
発育 140
パッセンジャー 216
発達 140
　——の推移 142
発達検査 140
発達指数 143
発達年齢 143
発達プロフィール 143, 145
鼻指鼻試験 159
跳ね返り現象 162
パフォーマンス測定 193
パラシュート反応 150, 179

バランス　168
　──の分類　169
バランス検査　167, 168
　──の実際　175
パルスオキシメーター　41
反射　126
反射検査のコツ　127
反射弓　126, 127, 129
反射・筋緊張検査　126
　──の実際　130
ハンドヘルドダイナモメーター
　（HHD）　94
反応性　250
反復拮抗運動不能　154, 159
反復最大可能重量　105
ハンマーの使い方　130

ひ

非意識型深部感覚　111
ヒールロッカー　217
皮下脂肪厚　47, 59
非言語的コミュニケーション　24
膝打ち試験　160
膝関節屈曲　85, 102
膝関節伸展　85, 102
肘関節屈曲　78, 101
肘関節伸展　78, 102
非識別性触覚　111
皮脂厚　47, 59
非対称性緊張性頸反射　148
ヒップ周径　57
皮膚書字覚　120
表在感覚　110, 115, 116
表在反射　126, 132
病的反射　126, 133
表面痛　122

ふ

フィードバック制御　170, 171
フィードフォワード制御　170, 171
フォアフットロッカー　217
フォーカスをあてた質問　25
腹囲　56, 57
複合感覚　110, 119
腹壁反射　132, 133
プッシュテスト　178, 185
フリーウェイト　105
振子様運動　136
分節的回旋運動　202

へ

平衡機能障害　168
平衡反応　172, 179, 186
閉鎖型質問　26
併存疾患　3
片側脈拍測定　37

ほ

包括的QOL尺度　234
包括的尺度　226
膀胱直腸障害　230
方向転換　192
歩行　215
　──の加速と減速　220
　──の観察　217
　──の評価尺度　221
歩行周期　215
　──の定義　216
歩行速度　218, 219
歩行パターンの変化　216
歩行パラメーター　219
歩行率　218, 219
保護伸展反応　150, 179
母指　77
母指掌側外転　79
母指掌側内転　79
母指橈側外転　79
母指橈側内転　79
ホッピング反応　186
歩幅　218, 219

ま

末梢神経　97, 121
末梢神経障害　113
末梢神経障害性疼痛　122
慢性疼痛　122

み

右回旋　89, 90
右側屈　89, 90
脈拍　32
脈拍測定　36
脈拍測定結果の解釈　38

む

向こう脛叩打試験　161

め

メジャー　48
　──の調節　56
メタボリックシンドローム　57
面接　7
面接者の態度　24

も

モーメント　95
目標設定　8
目標の5要素　9
目標のSMARTの法則　9
問診　21

ゆ

遊脚相　216
誘発痛　122
床効果　250

よ

要求（デマンド）　16
要約　26
横座り位　176
予測的姿勢調節　186

ら

ラポール　22
ランドー反応　146
ランドマーク　48

り

リーチング　162, 182, 187, 188
理学療法診断　4, 5
理学療法評価　2
立位バランス　182
立位バランステスト　194
立脚相　216
立体認知　120
里程標　146
両側脈拍測定　37
臨床意思決定過程　2, 7
臨床推論　2
臨床評価指標の役割　250

れ

連合反応　163
連続動作　201

ろ

老研式活動能力指標 233, 262
ロコモーター 216
ロッカーファンクション 217
ロンベルグ徴候 112

わ

割り座 176
腕橈骨筋反射 131

数字

1RM 105
2点識別覚 119
2点識別覚検査 119
2点同時刺激識別覚 120
6MWD 240
6MWT 240
6分間歩行距離 240
6分間歩行試験 240, 242

欧文

A

ABC Scale（Activity-Specific Balance Confidence Scale） 193, 252
ABCスケール 193, 252
ABMS（Ability for Basic Movement Scale） 221, 251
activities of daily living（ADL） 224
activity 3
activity limitations 3
ADL（日常生活活動） 224, 227
ADL-20 233, 263
ADL・QOL評価の実際 227
ADLの分類 224
AIMS（アルバータ乳幼児運動発達検査法） 150
AIMS2（Arthritis Impact Measurement Scales version 2） 234
AIMSのスコアリング 150
APA（anticipatory postural adjustments） 186
AT 245, 247
ATNR（asymmetric tonic neck reflex） 148

B

Babinski反射 134
BADL（基本的ADL） 224
Barthel Index 221, 232, 259
basic ADL（BADL） 224
BBS（Berg Balance Scale） 194, 253
BESTest（Balance Evaluation Systems Test） 194, 255
BI（Barthel Index） 221, 232, 259
BMS（Bedside Mobility Scale） 221, 251
BOB（boy-on-body righting reaction） 148
body functions 3
body structures 3
Bohannonによる立位バランステスト 193
BOH（body-on-head righting reaction） 148
Borgスケール 240, 242
break test 101
Brunnstrom stage 163

C

ceiling effect 250
Chaddock反射 134
clinical decision making 2
clinical reasoning 2
complaints 16
construct validity 250
content validity 250
CPX 245
criterion related validity 250
CRQ（Chronic Respiratory Disease Questionnaire） 235
CRT（criterion-referenced test） 143

D

decomposition of movement 159
DENVER II 146
DGI 256
DGI（Dynamic Gait Index） 194
DQ（developmental quotient） 143
DTR（deep tendon reflex） 126

Dynamic Gait Index 256
dyschronometria 159
dysdiadochokinesis 159
dysmetria 158

E

EADL（拡大ADL） 233
environmental factors 4
explanatory model 28
Extended ADL（EADL） 233
extension lag 103

F

FAC（Functional Ambulation Category） 221, 251
FAI（Frenchay Activities Index） 233, 265
FAI自己評価表 231, 265
FBS（Functional Balance Scale） 194
feasibility 250
FES（Falls Efficacy Scale） 193, 252
FG（最終目標） 10
FIM（Functional Independence Measure） 221, 232, 260
final goal（FG） 10
finger nose test 160
floor effect 250
FMS（Functional Movement Scale） 221, 251
focused question 25
foot pat 162
FRT（Functional Reach Test） 193
full arc test 101
functional limitation 4
functional outcome 224

G

GCS（Glasgow Coma Scale） 34
Gegenhalten 135
GMFM（粗大運動能力尺度） 151
gross motor function measure（GMFM） 151

H

Hand-Held Dynamometer（HHD） 94, 104

heel-knee test　160
HHD（ハンドヘルドダイナモメーター）　94, 104
Hoffman 反射　133, 134
HRQOL（health related QOL）　226
hypermetria　159
hypometria　159

I

IADL（手段的 ADL）　224, 225, 261
IADL スケール　233, 261
ICF（国際生活機能分類）　3
impairments　3
Instrumental ADL（IADL）　224
intention tremor　159
International Classification of Functioning, Disability and Health（ICF）　3
inter-rater reliability　250
intra-rater reliability　250
ISWT　243, 244

J

JCS（Japan Coma Scale）　34
JKOM（Japanese Knee Osteoarthritis Measure）　235
JLEQ（Japan Low back pain Evaluation Questionnaire）　235

K

Katz Index　232
kinetic tremor　159
knee pat test　160
Korotkoff 音　39

L

long term goal（LTG）　10
LRR（labyrinthine righting reaction）　148
LTG（長期目標）　10

M

Mann 肢位　184
Manual Muscle Testing（MMT）　94, 98, 100
MAS（modified Ashworth scale）　137

MDRT（Multi-Directional Reach Test）　193
measurement　8
METs　247
MFRT（Modified Functional Reach Test）　193
MMT（徒手筋力検査）　94, 98, 100
MOS Short-Form 36-Item Health Survey　234
motor age test　151
motor coordination　154

N

neutral question　25
NOB（neck-on-body righting reaction）　148
nose-finger-nose test　159
NRS（Numeric Rating Scale）　123
NRT（norm-referenced test）　143

O

open-ended question　25
ORR　148

P

PaO_2　41
participation　3
participation restrictions　3
PEDI（Pediatric Evaluation of Disability Inventory）　233
personal factors　4
postural tremor　159
pronation-supination test　160
PULSES プロファイル　232

Q

QOL（生命の質，生活の質）　224, 225
quality of life（QOL）　224

R

range of motion（ROM）　62
range of motion test（ROM-T）　62
RDQ（Roland-Morris Disability Questionnaire）　234
reflex　126

reliability　250
responsiveness　250
resting tremor　159
RM（repetition maximum）　105
ROM（関節可動域）　62
Romberg 肢位　184
Romberg 徴候　184
ROM-T（関節可動域測定）　62

S

SaO_2　41
SEIQoL-DW（Schedule for the Evaluation of Individual Quality of Life-Direct Weighting）　234
sensitivity　250
SF-36　234, 266
SGRQ（St. George's Respiratory Questionnaire）　235
shin-tapping test　161
short term goal（STG）　10
sign　16
SIP（Sickness Impact Profile）　234
SIS-v3.0　235
SOAP　10
specificity　250
SpO_2　41
SS-QOL（Stroke Specific Quality of Life Scale）　235
Stewart-Holmes rebound phenomenon　162
STG（短期目標）　10
STNR（symmetric tonic neck reflex）　148
Stroke Impact Scale　235
SWM（Semmes-Weinstein monofilament）　116
SWWT（Stops Walking When Talking）　194
symptom　16

T

tandem gait　192
test　8
test and measurement　2
test-retest reliability　250
tilting reaction　150
TLR（tonic labyrinthine reflex）　148
tremor　159

Trömner 反射　133, 134
TUG（Timed Up and Go Test）　193

V

validity　250
VAS（Visual Analogue Scale）　122

$\dot{V}O_2max$　245

W

Wartenberg 反射　133, 134
WeeFIM　233
WHOQOL（World Health Organization Quality of Life Assessment Instrument）　234
WOMAC（Western Ontario and McMaster Universities Osteoarthritis Index）　234

【編者略歴】

臼田　滋

1982 年	立教大学理学部卒業
1985 年	国立療養所東京病院附属リハビリテーション学院理学療法学科卒業
1985 年	筑波大学附属病院勤務
1992 年	群馬大学医療技術短期大学部理学療法学科講師
1996 年	群馬大学医学部保健学科理学療法学専攻講師
2000 年	筑波大学大学院教育研究科カウンセリング専攻リハビリテーションコース修了
2001 年	群馬大学医学部保健学科理学療法学専攻助教授
2007 年	群馬大学医学部保健学科理学療法学専攻准教授
2007 年	群馬大学医学部保健学科理学療法学専攻教授
2011 年	群馬大学大学院保健学研究科保健学専攻リハビリテーション学講座教授

ビジュアルレクチャー
理学療法基礎評価学　　　　ISBN978-4-263-21810-5

2014 年 9 月 25 日　第 1 版第 1 刷発行
2020 年 1 月 10 日　第 1 版第 5 刷発行

編　者　臼　田　　　滋
発行者　白　石　泰　夫
発行所　医歯薬出版株式会社

〒113-8612　東京都文京区本駒込 1-7-10
TEL．(03)5395-7628（編集）・7616（販売）
FAX．(03)5395-7609（編集）・8563（販売）
https://www.ishiyaku.co.jp/
郵便振替番号 00190-5-13816

乱丁，落丁の際はお取り替えいたします　　印刷・木元省美堂／製本・明光社
© Ishiyaku Publishers, Inc., 2014. Printed in Japan

本書の複製権・翻訳権・翻案権・上映権・譲渡権・貸与権・公衆送信権（送信可能化権を含む）・口述権は，医歯薬出版㈱が保有します．

本書を無断で複製する行為（コピー，スキャン，デジタルデータ化など）は，「私的使用のための複製」などの著作権法上の限られた例外を除き禁じられています．また私的使用に該当する場合であっても，請負業者等の第三者に依頼し上記の行為を行うことは違法となります．

JCOPY ＜出版者著作権管理機構　委託出版物＞
本書をコピーやスキャン等により複製される場合は，そのつど事前に出版者著作権管理機構（電話 03-5244-5088，FAX 03-5244-5089，e-mail：info@jcopy.or.jp）の許諾を得てください．